Paroles de soignantes
en période de COVID-19

Récits de vie. Santé et maladie

Cette collection regroupe des récits de vie et témoignages divers concernant la santé, la maladie et aussi la guérison.

Dernières parutions

Maryse Stiernon, *Et maintenant, on fait comment ?*, 2023.
Micheline Thomas-Desplebin, Éléonore Sabarots, *Léo, lumineuse à jamais*, 2023.
Vincent Passerat-Palmbach, *Le petit patient*, 2023.
Marie-Christine Doux, *Fleur profane. Mes amours mystiques*, 2022.
Katouchka Van Ditzhuyzen, *La face cachée de l'inceste. De l'emprise à la femme libre*, 2022.
Gwenaël Bernard, *Charcot ou la vie, il faut choisir, Ligoté au diable*, 2020.
Catherine Klein, *Vivre avec la sclérose en plaques. Le sepien est un être humain comme tout le monde, ou presque,* 2018.
Patricia Zinte, *Vilaine Douleur, Chroniques d'une patiente très patiente,* 2018.
Bernadette Dathie et Galatée Dominique Hirigoyen, *Le destin de Pierre. Autour d'Alzheimer*, 2018.
Guillaume Alemany, *Les aventures de Kawi. Parcours d'un jeune Asperger*, 2017.
Michèle Bertone-Véronèse, *Huit mois en pyjama. Témoignage autour d'un lymphome*, 2017.
Denise Morel-Ferla, *« Maître Alzheimer » et les trous de mémoire*, 2017.
Virginie Burner-Lehner, *La dame en bleu, Le syndrome d'Elhers-Danlos à travers quatre générations d'une famille*, 2016.
Jérome Rivkine, *Les cinq saisons. Sortir du cancer : parcours initiatique d'un malade bien-portant,* 2016.
Michel Basler, *L'Alcool, moi et le bonnet rouge*, 2015.
Cécile Rebillard, *À l'épreuve du handicap, nouveau regard sur la vie*, 2014.
Marie-Noëlle de Vaulx, *L'inattendue. Le handicap ou la vie par les chemins de traverses,* 2014.

Élizabeth Bougeois

Paroles de soignantes en période de COVID-19

Les effets loupe de la crise sanitaire sur des pratiques et des ressentis

L'Harmattan

Correction, mise en page et illustration :
Co.écrit - www.coecrit.com

5-7, rue de l'Ecole-Polytechnique, 75005 Paris
http://www.editions-harmattan.fr
ISBN : 978-2-14-032926-5
EAN : 9782140329265

Je dédie cet ouvrage à tous les personnels soignants
du pôle de gériatrie et de réadaptation de l'hôpital de Jonzac.

Avant-propos

Le 16 mars 2020, en raison de la propagation de ce que l'on appelait alors le Coronavirus et du risque de surcharge des services de réanimation des établissements de santé, le chef de l'État annonçait le confinement[1] du pays, *pour quinze jours au moins*[2]. Cette décision s'accompagnait de l'instauration du chômage partiel et de la possibilité d'un prêt de trésorerie garanti par l'État pour les entreprises, d'un report d'échéances d'emprunts et de cotisations fiscales et sociales, de la mise en place d'aides exceptionnelles et immédiates pour les travailleurs indépendants. La vie économique du pays était provisoirement placée sous perfusion.

En dehors des commerces alimentaires et de la grande distribution, tous les lieux publics ont soudain été fermés, y compris les parcs et jardins. Chaque déplacement était soumis à la signature d'une attestation dérogatoire par le requérant, laquelle permettait de réaliser des achats de denrées de première nécessité et de produits pharmaceutiques. Rendre visite à une personne vulnérable était possible, si justifié, la justification en question étant laissée à l'appréciation de l'agent qui contrôlait les preuves que l'on pouvait lui présenter. Une heure d'activité physique, dans un rayon d'un kilomètre autour du domicile, était autorisée. Il était également permis de sortir un animal de compagnie. Les actes libres essentiels de la vie quotidienne faisaient l'objet de fortes restrictions, le flou dominait leur déclinaison.

La vie sociale en présence était provisoirement mise en coma artificiel. On veillait à la *distanciation sociale*, pour enrayer la propagation du virus. Un langage a progressivement émergé, pour pallier les carences d'un autre, devenu impropre à exprimer à la fois l'inconnu, l'incompréhensible, le terrifiant, et toutes les situations qu'ils génèrent. La simple relation de présence à l'autre

---

1 Lorsque le vocable "confinement" est utilisé dans cet ouvrage, il réfère à cette période de confinement strict.

2 Les termes en italique sont ici ceux qu'ont employés le président de la République, les membres du Gouvernement, les autorités de santé, et qui ont très vite constitué les éléments de langage repris par les médias, puis par nous tous.

est devenue le *présentiel*, opposé au *distanciel,* érigé en nouveau mode d'emploi des aspects grégaires de nos vies, en l'insuffisance des gestes barrières. Les nombreux échanges dématérialisés qui ont caractérisé cette période portaient souvent la mention *prenez soin de vous*.

Cette situation, inédite en temps de paix, a généré une sidération dans le pays.

Deux rituels vespéraux quotidiens ont vu le jour : le décompte macabre des personnes ayant succombé à la maladie, par Jérôme Salomon, directeur général de la Santé ; et les applaudissements des anonymes, à 20 heures, destinés à remercier et encourager les *soignants.* Les soignants furent les premiers héros de cette période.

Dans les discours politiques et médiatiques, les soignants ont tout à coup constitué une entité, aussi indéterminée qu'essentielle.

Il m'a semblé important de conserver une trace de cet événement, de cette période de crise sanitaire aiguë, et de ce qu'il s'est ensuivi lorsqu'elle est devenue un phénomène avec lequel il fallait vivre.

Je remercie très sincèrement POMMINE[1], FLEUR, LINK, LOUISE, MADATI, ROSE, GLYCINE, AZULEJO, TUNIS, COQUELICOT, ORCHIDÉE, K., RANI, NATURE, JEANNE, MATSYA, JOSÉPHINE, MAYA, COQCYGRUE, ONAGRE, JOE et MOTRICE, pour leur confiance, la disponibilité et l'engagement dont elles ont fait preuve en acceptant de me parler. Pour elles, leurs consœurs et leurs confrères, j'éprouve un profond respect. J'espère seulement avoir été à la hauteur, dans cette transmission d'une partie de tout ce à quoi elles m'ont donné accès.

Merci également aux personnes qui m'ont mise en relation avec ces soignantes.

J'adresse de vifs remerciements à Corinne et Jenny, relectrices attentives et aidantes.

---

1 Mes interlocutrices ont choisi leur pseudonyme.

PRÉSENTATION DU TRAVAIL

Une phase de documentation académique conduite sur les soignants, les structures de soins, les pratiques professionnelles, l'histoire et l'évolution des considérations du soin, les approches philosophique, économique et sociologique du métier a fait apparaître un manque de travaux centrés sur la parole des principaux concernés dans une acception large, et sur le territoire national[1]. Habituée à travailler avec des outils qualitatifs de recueil et d'analyse de données[2], j'ai mis en œuvre un protocole méthodologique qualitatif et inductif, qui repose essentiellement sur la conduite et l'analyse d'entretiens de type compréhensif[3] avec des soignantes : des infirmières, des aides-soignantes, des médecins généralistes et spécialistes, des internes, une kinésithérapeute, une puéricultrice, une aide médico-psychologique, une psychomotricienne, une psychologue, une responsable de structure médico-sociale, une cadre de santé. Ces personnes exercent dans des structures publiques ou privées, ou en libéral, dans différentes régions de France, peu, moyennement ou très touchées par la crise sanitaire, en milieu urbain et en milieu rural.

Le recrutement des participantes

J'ai commencé, en février 2021, par solliciter quelques personnes de mon entourage et des connaissances par téléphone. Puis, si cela les intéressait, leur ai fait parvenir un document de présentation du projet, très succinct. Quelques-unes de ces personnes, directement concernées, m'ont répondu. D'autres ont transféré mon appel à leurs connaissances, dont certaines m'ont

1 Ce manque a très vite été comblé, la bibliographie en fin d'ouvrage l'atteste.

2 L'essentiel de mon travail de recherche s'effectue en théorisation ancrée. À la fois théorie et méthode de travail, la théorisation ancrée autorise des allers et retours entre un corpus en construction et des éléments d'analyse. Cette dimension très créative du travail permet une analyse au plus près des personnes enquêtées, par un focus permanent sur ce qui fait leur singularité. Voir : PAILLÉ, P., 2017. Chapitre 3. « L'analyse par théorisation ancrée ». Dans : Les méthodes qualitatives en psychologie et sciences humaines de la santé. Psycho Sup. *Dunod.*

3 KAUFMANN, J.C., 1996. « L'Entretien compréhensif ». *Armand Colin.*

contactée. Également, il m'est arrivé de déposer une lettre manuscrite de sollicitation dans un cabinet médical. J'ai adressé par mail à des contacts fournis par certaines de mes connaissances, un message présentant ma démarche et portant mention de mon rattachement institutionnel à l'Université de Toulouse Jean Jaurès et au Lerass[1]. Ces personnes m'ont parfois mise en contact avec des collègues, des amis[2]. Le recrutement ne comprenait qu'un critère d'inclusion : être soignant, et aucun critère d'exclusion. Pour ce travail, l'essentiel était de recueillir la parole de personnes y trouvant un intérêt, qui avaient une motivation à participer ; car accepter un entretien de deux heures environ rime avec engagement et, partant, intérêt personnel. J'ai sollicité trois structures hospitalières : deux par des courriels envoyés aux amicales professionnelles ou associations de salariés ; la troisième par une demande formelle adressée à la direction de l'établissement. Ces démarches n'ont pas abouti. La réponse émise par une représentante de l'amicale professionnelle précisait qu'en tant qu'ancienne secrétaire médicale en cardiologie, elle répondrait avec plaisir à mes questions. Mais par la suite, je ne suis pas parvenue à joindre cette personne.

Procéder ainsi permet, d'une part, d'approcher une partie de la grande diversité des métiers du soin via une forme de guidage exercé par les participants eux-mêmes ; et d'autre part, de construire de façon très située, très inductive, un panel de soignants. Par ailleurs, faire ainsi varier les modalités de recrutement induit une variation des caractéristiques des répondants et de certaines motivations d'engagement dans une démarche d'enquête qualitative : on n'est pas sensible de la même manière ni pour les mêmes raisons à une mise en contact par des amis, par une sollicitation directe, par mail, par lettre manuscrite… Et si cette étude, résolument qualitative, n'ambitionne pas la représentativité statistique, approcher la variété reste intéressant.

Seules des femmes ont répondu à ma sollicitation[3].

1 Laboratoire d'études et de recherches appliquées en sciences sociales (https://www.lerass.com/).

2 Voir chapitre : La présentation des participantes (p. 13)

3 Les femmes sont surreprésentées dans les professions paramédicales : en 2019, sur 722 572 infirmiers recensés, 82 % étaient des femmes. Source : Direction de la recherche, des études, de l'évaluation et des statistiques (Dress).

Le déroulement des entretiens

Les entretiens se sont déroulés entre mars 2021 et janvier 2022 à mon domicile, à celui des personnes interrogées, en visioconférence ou au téléphone, en fonction de leurs souhaits, de leurs disponibilités et de ce qu'il était possible de faire au fil des différentes contraintes de déplacement liées à la pandémie. Le même guide d'entretien était utilisé avec toutes les participantes, des adaptations ont été faites en fonction des spécificités professionnelles. En début d'entretien, après les remerciements, j'ai demandé à chacune si elle m'autorisait l'enregistrement audio, à des fins de transcription et dans un souci d'exactitude. Toutes ont accepté. J'ai indiqué que les enregistrements seraient retranscrits, puis détruits à la fin du travail, et que les données ne me serviraient à aucune autre étude ni ne seraient partagées. J'ai également précisé que ces données seraient aussi anonymisées que possible : pas de mention des structures ni des lieux d'exercice professionnel, recours systématique aux pseudonymes choisis par les participantes elles-mêmes y compris dans la suite de nos échanges, demande d'accord de la personne concernée en cas de doute sur une citation qui permettrait de l'identifier…

Au fil des entretiens, certaines thématiques, telle l'énumération des tâches infirmières, pouvaient être considérées comme documentées[1]. Également, une plus grande aisance dans la conduite des entretiens me permettait d'ouvrir davantage mes questions, et de nouvelles thématiques sont apparues. Cette manière de procéder, bien connue des chercheurs ayant recours à des méthodologies de travail qualitatives, est expressive de la souplesse et de l'adaptabilité qu'un tel travail nécessite en même temps qu'il lui donne un fort ancrage dans des situations uniques. Il s'agissait en effet d'entrer, par la parole, et via la reconsidération de contextes, d'actes, de pensées et de ressentis, dans un environnement ainsi rendu partageable, avec chaque personne qui me rapportait cet environnement.

Au cours des échanges avec des personnes qui m'étaient inconnues, à plusieurs reprises, un tutoiement est apparu. Le plus

1 En vertu du principe de saturation des données, c'est-à-dire lorsque les données recueillies et leur analyse ne fournissent plus d'éléments nouveaux à la recherche en cours.

souvent, ce tutoiement concernait la description très projective d'une situation ou d'un ressenti, il avait une valeur performative. Parfois, cependant, il résultait d'une installation dans l'entretien par laquelle la personne interviewée abolissait une frontière symbolique à l'intérieur de ce dispositif.

Les entretiens ont parfois été très marqués émotionnellement. Plusieurs enquêtées ont pleuré à l'évocation de souvenirs douloureux éprouvés au cours de leur carrière, de leur vie personnelle, ou relatifs à la période spécifique dans laquelle nous nous situions. Ma proposition d'une pause ou d'un arrêt de l'entretien n'a jamais été retenue.

Le suivi du projet et l'information aux participantes

J'ai régulièrement envoyé par mail aux participantes des informations succinctes sur l'avancée de mon travail : état d'avancement des transcriptions, présentation des différentes personnes enquêtées… Ceci avait pour but, d'une part, d'exprimer ma gratitude à celles m'ayant accordé leur confiance ; et d'autre part de conserver un contact, même ténu, avec ce qui me semblait constituer l'ébauche d'un réseau, afin d'en étudier une potentielle évolution. Plusieurs soignantes ont régulièrement répondu à ces mails et m'ont exprimé de la satisfaction.

Les soignantes rencontrées ont également été destinataires du support de présentation de mon travail au colloque de Tours[1], en mars 2022.

Les limites de l'étude

Le travail ici présenté n'est pas une enquête sociologique. Il s'agit d'une analyse détaillée d'entretiens avec des professionnelles du soin qui ne vise ni la représentativité ni l'exhaustivité mais l'exploration approfondie de discours singuliers.

Les soignantes rencontrées exercent diverses professions, dans des structures différentes : ce n'est pas le lissage qui est quêté ici mais, *a contrario*, des éclairages distincts.

1 Voir : https://inpecCovid19.wordpress.com/2022/01/20/reorganisation-activite-professionnelle-paroles-soignantes/

Les entretiens se sont déroulés sur une période de dix mois. En ce qui concerne la crise sanitaire, l'actualité de ces dix mois n'est pas homogène, les préoccupations de mes interlocutrices pouvaient donc varier.

Les contraintes d'anonymisation des participantes peuvent parfois retirer un peu d'épaisseur à leurs propos.

La présentation des participantes

Cette présentation succincte a été validée par les personnes concernées. Elle vise à fournir au lecteur une approche synthétique de quelques traits spécifiques des différentes personnes rencontrées et à lui permettre de mieux contextualiser les nombreux extraits[1] de leurs propos qui figurent dans cet ouvrage. La présentation fait mention du statut professionnel des personnes au moment où je les ai rencontrées ; ou si un changement de situation est advenu, de la situation sur laquelle l'entretien a essentiellement porté. L'omission des modalités de mise en relation et de rencontre a parfois été rendue nécessaire à des fins d'anonymisation.

POMMINE est infirmière anesthésiste diplômée d'État (IADE) en clinique. À l'arrivée du COVID-19, elle était étudiante en seconde année de diplôme d'État d'infirmier anesthésiste, formation entreprise après quinze ans d'exercice en tant qu'infirmière. POMMINE est membre de la réserve sanitaire. En novembre 2020, elle est partie en Martinique, en renfort des personnels atteints de la dengue. Nous nous sommes rencontrées à mon domicile le 17 mars 2021.

FLEUR est infirmière depuis une dizaine d'années. Au moment de notre rencontre, elle était contractuelle au service infirmier de compensation et de suppléance (SICS) d'un CHU depuis un an. Auparavant, elle a fait beaucoup d'intérim et travaillé au bloc opératoire. FLEUR est venue chez moi l'après-midi du 18 mars 2021, après sa journée de travail. Depuis le début de la crise, elle

---

1 J'ai délibérément accordé une grande place aux verbatims croisés : les propos des soignantes sont le cœur de cet ouvrage, ils fourmillent d'informations sur cette période particulière et, de manière plus large, sur les différentes formes que peuvent revêtir l'exercice soignant et les représentations qui le sous-tendent.

travaille, surtout à sa demande, en réanimation et auprès de patients COVID-19.

LINK est infirmière en Ehpad, dans un établissement privé. Elle a auparavant exercé différents métiers : enseignante, agent de services hospitaliers, aide à domicile. LINK a découvert les soins palliatifs, les soins aux personnes âgées, ce qui l'a décidée de suivre une formation d'infirmière dans l'objectif de travailler auprès de ces personnes. Nous nous sommes rencontrées à mon domicile le 23 mars 2021. LINK m'a mise en relation avec COQUELICOT et ORCHIDÉE.

LOUISE est aide-soignante hospitalière dans un service de réanimation depuis dix ans, mais elle est en fin de carrière. Elle a auparavant exercé différents métiers dont celui de secrétaire. Nous nous sommes entretenues par téléphone, en raison d'un dysfonctionnement du dispositif de visioconférence, le 13 avril 2021. À ce moment-là, LOUISE, qui était en arrêt maladie depuis six semaines, précisait que le COVID-19 avait été « la goutte d'eau qui a fait déborder le vase ». C'est MADATI qui m'a mise en relation avec LOUISE.

MADATI est infirmière hospitalière en fin de carrière, dans un service de chirurgie digestive. Jeune grand-mère, elle est très impliquée dans la vie sociale locale et adjointe au maire de son village. L'entretien avec MADATI s'est tenu le 14 avril 2021 en visioconférence. Nous avons été mises en contact par un membre de la famille d'une de mes amies. MADATI m'a mise en relation avec LOUISE, aide-soignante dans la même structure, puis, quelques mois plus tard, avec une infirmière d'une autre région qui n'a pas donné suite à ma sollicitation.

ROSE est interne en réanimation dans un centre hospitalier universitaire. Au moment où la crise sanitaire est arrivée, ROSE préparait un Master 2 en biologie et conduisait un travail d'expérimentation animale. Elle a été « récupérée par le pool d'internes mobilisés pour la réanimation ». À ce titre, elle a apporté son aide à différents hôpitaux de sa région. ROSE m'a contactée suite à la diffusion de mon appel par la fille médecin d'une amie. Notre entretien s'est déroulé en visioconférence le 14 avril 2021.

GLYCINE terminait son troisième stage d'internat en médecine générale à l'arrivée du COVID-19. Ce stage se partageait entre une activité libérale dans un cabinet familial en secteur rural et un travail hospitalier en service de gynécologie. Elle a été sollicitée pour renforcer les équipes d'internes hospitaliers, ce qui s'est notamment traduit par des gardes aux urgences et en secteur COVID-19, en plus de ses activités de stage. L'entretien a eu lieu à mon domicile, le 16 avril 2021.

AZULEJO est psychiatre hospitalière, en retraite depuis août 2020. La décision institutionnelle de fermer la structure qu'elle dirigeait a précédé de quelques jours l'annonce du confinement. AZULEJO, sidérée par cette fermeture et par la manière dont elle a été mise en œuvre, précise qu'elle n'a pas pu mobiliser de ressources personnelles, d'équipe ou médiatiques, pour lutter contre cette décision dont les motifs annoncés lui semblent tout à fait fallacieux, et dans un contexte où la lutte contre la pandémie primait sur tout : « Voilà un exemple typique de comment le COVID-19 a pu être utilisé à certains endroits pour liquider les choses ». AZULEJO est partie en arrêt maladie avant de faire valoir ses droits à la retraite. La brutalité et l'injustice ressenties dans cette situation ont donné à notre entretien une tonalité empreinte de beaucoup d'émotion. L'entretien a eu lieu en visioconférence le 22 avril 2021.

TUNIS est médecin généraliste en fin de carrière, dans un quartier populaire d'une métropole. Impliquée dans des groupes de pairs et dans des actions de formation, TUNIS est également membre du Conseil d'administration d'une association gestionnaire de plusieurs lieux d'accueil dans le secteur médico-social. Elle a travaillé pendant quinze ans en Afrique du Nord, notamment dans un orphelinat pour enfants abandonnés. TUNIS m'a mise en relation avec MATSYA.

COQUELICOT est aide-soignante en début de carrière dans un Ehpad privé au sein duquel elle était alternante en 2019-2020. Elle est très proche d'ORCHIDÉE, « faisant fonction » d'aide-soignante dans le même établissement et qui est, elle, en fin de carrière. La rencontre a eu lieu le 4 mai 2021 chez ORCHIDÉE, où se trouvait une troisième aide-soignante de cet Ehpad, allongée sur le canapé car elle venait de subir une intervention en ambulatoire. LINK, infirmière dans cet établissement, était également présente. Elle procédait, pendant l'entretien, à des travaux extérieurs en compagnie d'une autre personne. L'entretien avec ORCHIDÉE et COQUELICOT s'est déroulé de manière croisée : les propos de l'une étaient très souvent complétés par l'autre. Parfois, je m'adressais successivement à l'une puis à l'autre pour approfondir l'expression d'un ressenti, mais la posture de parole à deux voix revenait très vite.

K. est kinésithérapeute et ostéopathe en libéral. Son cabinet jouxte son domicile où elle s'occupe parallèlement de sa mère souffrante. K. a longtemps vécu en Amérique latine où elle a exercé différents métiers. J'ai rencontré K. le 5 mai 2021 à son cabinet, entre midi et 14 heures. Nous avons été mises en relation par une de mes amies, qu'elle soigne.

RANI est infirmière depuis 18 ans. Elle a toujours travaillé au bloc opératoire, d'abord en CHU. Devenue infirmière anesthésiste en 2012, elle travaille dans une clinique, membre d'un grand groupe, et est salariée par la société des médecins anesthésistes. Dès l'âge de 16 ans, RANI, passionnée par l'urgence, a été pompier volontaire. L'accentuation de la dégradation des relations humaines et des conditions de travail que la crise du COVID-19 a générée l'amène cependant à dire : « Clairement, je suis à la recherche d'autre chose ». Nous nous sommes rencontrées le 28 mai 2021, chez l'amie qui nous a mises en relation.

NATURE était cadre de santé dans un Ehpad municipal à l'arrivée du COVID-19. Candidate à un emploi d'infirmière dans un service municipal de santé au travail, elle avait reçu une réponse positive en décembre 2019. La crise sanitaire a décalé sa prise de fonction au printemps 2020. Notre entretien a principalement porté sur son expérience de cadre de santé en Ehpad. Nous nous sommes rencontrées à son domicile le 29 mai 2021.

JEANNE est « une jeune infirmière de cinquante ans » : elle exerce sa profession depuis 14 ans. À l'arrivée du COVID-19, JEANNE était infirmière de nuit dans le service d'hématologie stérile d'un institut de cancérologie. C'est une petite structure « qui va se faire manger par le CHU », ce que JEANNE déplore en raison de la dégradation de ses conditions de travail, qu'elle anticipe. Nous nous sommes rencontrées à son domicile le 1er juin 2021.

Éducatrice spécialisée de formation initiale, MATSYA était, à l'arrivée du COVID-19, directrice générale d'une association qui gère trois établissements dans le secteur médico-social et sanitaire : une pouponnière en soins de suite et de réadaptation, un Institut médico-éducatif et une Maison d'accueil spécialisée (MAS). Elle occupait ce poste depuis 2017, après une reprise d'études suivie d'un stage dans cet établissement. Après le confinement de mars à mai 2020, MATSYA a décidé de chercher un autre emploi (« Ça a exacerbé quelque chose, il y a eu une fracture »). Elle a rejoint une autre structure le 1er juillet 2021. Nous nous sommes rencontrées à mon domicile le 21 juin 2021. C'est TUNIS qui m'a mise en relation avec MATSYA.

JOSÉPHINE est psychologue clinicienne depuis 14 ans dans un service de médecine du travail d'une collectivité territoriale. Une équipe pluridisciplinaire compose ce service (médecins, infirmières, psychologues du travail, assistants sociaux...) qui accueille les salariés municipaux, à leur demande ou suite à une orientation par des responsables de service. Elle travaille également auprès d'enfants en surpoids, dans le service promotion de la santé, en collaboration avec un médecin nutritionniste et une diététicienne. Une autre de ses missions concerne, au sein d'un Dispositif de réussite éducative (DRE), une aide technique aux travailleurs sociaux et une consultation individuelle pour les enfants et les parents suivis par ces professionnels. JOSÉPHINE prendra sa retraite dans deux ans. Au début de l'entretien, elle précise : « Je ne suis pas soignante au sens où on l'entend, enfin, j'apporte du soin psychologique ». Notre entretien s'est déroulé par téléphone le 22 juin 2021 en soirée. NATURE a récemment intégré ce service de médecine du travail, c'est JOSÉPHINE qui m'a mise en contact avec elle.

MAYA est puéricultrice en clinique depuis une dizaine d'années. Comme toutes ses collègues en CDI, elle travaille dans trois services : néonatologie, chirurgie pédiatrique et maternité. Également, elle alterne les jours et les nuits, et travaille un week-end sur trois. Sa fonction est très polyvalente : « Entre puéricultrices, on est toutes remplaçables par toutes ». Maman de deux enfants en bas âge, MAYA envisage un changement professionnel, peut-être plus ancré dans le secteur social, car sa situation actuelle en horaires décalés est incompatible avec sa vie de famille. Nous nous sommes rencontrées le 26 juillet 2021 à son domicile. MAYA avait son bébé d'un mois dans les bras pendant l'entretien.

ONAGRE était aide médico-psychologique à domicile à l'arrivée du COVID-19. Elle s'occupait de deux enfants autistes, à raison d'une dizaine d'heures par semaine pour chacun. Maman d'une petite fille, elle vit et exerce en milieu rural. Pendant quatre ans, ONAGRE a travaillé en institution, situation qu'elle a quittée parce qu'elle avait « l'impression de gérer l'urgence et de faire de la garderie », mais pas d'exercer son métier. À titre non professionnel, ONAGRE est aidante familiale auprès de son père, en situation de handicap après un AVC. Notre entretien s'est déroulé le 28 juillet 2021 en visioconférence.

À l'arrivée du COVID-19, COQCYGRUE, pédopsychiatre, était chef de service en pédopsychiatrie, dans un hôpital qui propose à la fois de la prise en charge psychiatrique et des soins généraux. Ses responsabilités l'ont amenée à travailler à 80 % du temps alors que de manière contractuelle, elle exerce à 60 %. COQCYGRUE exprime de la colère au sujet de la dégradation prégnante de la dimension organisationnelle dans les établissements publics. Elle évoque les « mercenaires », médecins remplaçants rémunérés trois à quatre fois plus que leurs collègues titulaires afin de pallier les manques sur certains territoires, et la loi de 2008 par laquelle la marge de manœuvre des responsables de services s'est étiolée au profit de décisionnaires éloignés du terrain. Notre entretien s'est déroulé à mon domicile le 30 juillet 2021.

JOE est psychomotricienne dans un Centre médico-psycho-pédagogique (CMPP) depuis 20 ans. Elle souligne une évolution de son travail en termes de normalisation et codification accrues des échanges interprofessionnels et de culture du chiffre de la part des Agences régionales de santé (ARS). En travail par téléphone pendant le confinement, elle parle du « fossé qui s'est creusé entre ceux qui pouvaient et ceux qui pouvaient pas ». JOE s'irrite de la soumission qu'elle observe chez ses concitoyens. Nous nous sommes rencontrées le 29 octobre 2021, dans un café proche de son lieu de travail, en fin de journée.

MOTRICE est généraliste libérale en zone semi-rurale. Diplômée en novembre 2019, elle n'a exercé « que dans le COVID-19 ! Je ne connais pas la tête de mes patients. Et eux non plus, ils connaissent pas ma tête ! ». Le cabinet au sein duquel elle exerce compte quatre praticiens. JOE m'a mise en relation avec MOTRICE, qui m'a mise en contact avec ROSE. Notre entretien s'est déroulé le 10 janvier 2022 par téléphone.

PREMIÈRE PARTIE
Qu'est-ce qu'un soignant ?

1. Définitions objectivantes et définitions soignantes

« Soignant » est un adjectif signifiant : « qui donne des soins, qui soigne une personne » ; un substantif : « celui qui donne des soins, qui soigne » ; et, combiné à « aide », un substantif désignant : « celui, celle qui assiste les médecins et les infirmiers ».

Un soin, c'est s'occuper de la santé, du bien-être moral ou matériel de quelqu'un. Au pluriel, les soins concernent « les actes de sollicitude, de prévenance envers quelqu'un, les actions par lesquelles on s'occupe de la santé, du bien-être physique, matériel et moral d'une personne »[1].

Il existe de nombreuses définitions du terme soignant. Des plus générales – celles des dictionnaires – aux plus spécifiques, que l'on trouve dans les fiches de postes publiées par des établissements de santé.

Il apparaît que les soignants sont, entre autres, des professionnels diplômés qui travaillent généralement en équipe, pour pallier les défaillances physiques ou psychiques d'individus. Les professions centrales du soin semblent être celles d'infirmière et d'aide-soignante.

L'Organisation mondiale de la santé (OMS) définit ainsi le rôle de l'infirmier : « Aider les individus, les familles et les groupes à déterminer et réaliser leur plein potentiel physique, mental et social… Les soins infirmiers englobent également la planification et la mise en œuvre des soins curatifs et de réadaptation et concernent les aspects physiques, mentaux et sociaux de la vie en ce qu'ils affectent la santé, la maladie, le handicap et la mort. Les infirmiers travaillent aussi comme partenaires des membres des autres professions impliquées dans la prestation des services de santé ».

Le Code de la santé publique stipule que « relèvent du rôle propre de l'infirmier ou de l'infirmière les soins liés aux fonctions

1 Dictionnaire du Centre national de ressources textuelles et lexicales (CNRTL).

d'entretien et de continuité de la vie et visant à compenser partiellement ou totalement un manque ou une diminution d'autonomie d'une personne ou d'un groupe de personnes. Dans ce cadre, l'infirmier ou l'infirmière a compétence pour prendre les initiatives et accomplir les soins qu'il juge nécessaires conformément aux dispositions des articles R.4311-5, R.4311-5-1 et R.4311-6. Il identifie les besoins de la personne, pose un diagnostic infirmier, formule des objectifs de soins, met en œuvre les actions appropriées et les évalue. Il peut élaborer, avec la participation des membres de l'équipe soignante, des protocoles de soins infirmiers relevant de son initiative. Il est chargé de la conception, de l'utilisation et de la gestion du dossier de soins infirmiers »[1].

Son rôle est encore d' « évaluer l'état de santé d'une personne et analyser les situations de soins, de concevoir, définir et planifier des projets de soins personnalisés, de dispenser des soins de nature préventive, curative ou palliative visant à promouvoir, maintenir et restaurer la santé, de réaliser l'éducation thérapeutique et l'accompagnement des patients »[2].

L'aide-soignant, quant à lui, « réalise des soins liés aux fonctions d'entretien et de continuité de la vie visant à compenser partiellement ou totalement un manque ou une diminution de l'autonomie de la personne ou d'un groupe de personnes »[3].

Il est encore chargé de « dispenser, en collaboration avec l'infirmier, des soins de prévention, de maintien, de relation et d'éducation à la santé pour préserver et restaurer la continuité de la vie, le bien-être et l'autonomie de la personne »[4]. De manière plus générale, l'aide-soignant assiste l'infirmier dans les activités quotidiennes de soin.

Définir ce que sont les soignants de manière large et complète relève de la gageure. Cela reviendrait à considérer qu'il n'y a, d'une part, qu'une manière d'exercer les métiers du soin et à omettre les spécificités de l'exercice hospitalier, en structure

---

1 Article R.4311-3 du Code de la santé publique.
2 Répertoire des métiers de la santé et de l'autonomie (http://www.metiers-fonctionpubliquehospitaliere.sante.gouv.fr/).
3 Article R.4311-5 du Code de la santé publique.
4 Répertoire des métiers de la santé et de l'autonomie. *Op.cit.*

privée ou en libéral. Cela reviendrait d'autre part, à unifier artificiellement une réalité très dense de professions que des textes encadrent et définissent, et dans lesquelles des humains mettent en œuvre, pratiquent des soins.

Ce qu'expliquent les soignantes que j'ai rencontrées sur leur rôle ou leur fonction professionnelle relève de plusieurs registres expressifs de leurs représentations, valeurs professionnelles et personnelles, et de différentes caractéristiques inhérentes à leur structure d'emploi.

Il émane de leurs propos une sorte d'idéal vers lequel il faudrait tendrc, mais que l'on ne peut pas vraiment atteindre. Dès lors, les préoccupations des unes et des autres s'ancrent dans un entrelacs de pensées, de réflexions, de ressentis et d'actions visant à s'approcher le plus possible de cet idéal. Aborder cet entrelacs par la parole permet d'approcher la manière dont chacune de ces personnes se sait et se sent soignante.

Pour définir les métiers du soin, les personnes que j'ai rencontrées expriment nettement des limites à leur action, définissent des modèles aptes à servir de repère et de référent, et déclinent des fonctions professionnelles multiples et larges.

Des limites à l'exercice soignant

Il peut sembler étonnant de commencer ce chapitre par des limites… La question des limites est cependant abordée d'une manière si nette et tranchée par COQCYGRUE qu'il est difficile – dans un travail en théorisation ancrée – de ne pas la mettre en exergue.

« Pour moi, le soignant, il a quelqu'un en face de lui, il va devoir faire quelque chose, il va devoir se bouger le cul, parce que c'est ça le soignant, c'est quelqu'un qui est dans l'action. Le soignant, c'est celui qui est face à son patient et s'il a pas de moyens, il dit je peux rien faire. Ou s'il a pas de temps de consultation, il dit je peux pas vous soigner, j'ai pas de consultation. C'est celui qui dit je peux ou je peux pas. C'est-à-dire soit je veux bien me fatiguer à vous soigner mais bon, c'est une question de choix personnel, ou je voudrais bien vous soigner mais j'ai pas les moyens. Comme on peut dire en Afrique "bon, ben voilà, on

n'a pas les antibiotiques…" Je suis en capacité ou pas, face à quelqu'un qui est plus ou moins emmerdé… »
COQCYGRUE, PÉDOPSYCHIATRE HOSPITALIÈRE

Le registre des limites à l'action est ainsi convoqué de manière exogène par la soignante, qui est confrontée à ces limites et qui a à charge d'en informer son patient ; et endogène parce que lié à un système, un fonctionnement, une organisation, auxquels elle appartient. D'une manière assez proche, ORCHIDÉE, aide-soignante en Ehpad, précise ce que devraient faire les soignants desquels elle fait partie, et qui selon elle, n'accomplissent pas leur mission : « Pour moi, on doit s'occuper de la personne, mais vraiment bien, être là pour elle, à l'écoute et tout, chose qu'on ne fait pas. »

RANI, infirmière anesthésiste en clinique, explique qu'elle a perdu la dimension soignante de son métier :

« Le milieu de la santé, il faut qu'il soit rentable. C'est un frein dans ce que je pense qui est de bien faire mon métier. Moi j'ai l'impression d'être un technicien, j'ai pas l'impression d'être un soignant, enfin, je vois pas en quoi je soigne… Enfin, si, je soigne parce que j'applique des soins, si c'est ça la définition, mais en tous cas, je prends pas soin ! […] Je fais une différence entre guérir et soigner. Je me trompe peut-être mais je pense que c'est aussi la différence entre médical et paramédical : le médecin, il est plus dans le guérir : à la fin, il faut que le patient ne soit plus malade. Pour moi, prendre soin, c'est de l'accompagnement, c'est des soins techniques mais c'est aussi rassurer. Aujourd'hui, j'aimerais non pas soigner mais prendre soin […] avec une vision plus globale. Soigner, ça devrait être une vision large, mais on l'a pas ! »

Dans les propos de ces trois soignantes apparaît, en termes de limites à l'exercice soignant, la possibilité de soigner et prendre soin, que l'institution ne donne pas.

LINK, infirmière en Ehpad, est très engagée dans la lutte contre la maltraitance dont elle perçoit de nombreuses déclinaisons. Cette lutte est parfois vaine. Alors l'infirmière l'ouvre aux familles de résidents :

« Après le problème, c'est qu'il y a des familles qui se rendent compte qu'il y a des gens maltraitants, et à qui ils le font remonter ?

Ben à nous ! Donc, comment est-ce qu'on peut réagir ? Ben c'est très compliqué. Alors dans ces cas-là, ben j'écoute, et je peux rien leur dire de plus en fait. Alors je leur dis de signaler à la direction. »

En Ehpad, comme dans les autres structures d'accueil et de soin, ce sont les personnels de terrain qui sont au contact des résidents et de leur famille, pas les gestionnaires ni les décideurs. Ce sont donc ces personnels qui observent, repèrent voire subissent des dysfonctionnements sur lesquels ils n'ont pas le pouvoir d'agir.

JOE, psychomotricienne en CMPP, regrette que ce soit la soumission à l'école qui guide les parents vers la structure, ce qui n'implique ces derniers qu'en périphérie et se révèle inefficace :

« Les parents, ils viennent ici parce qu'ils ont envie que leur gamin ait des bonnes notes mais ils savent pas pourquoi, donc ils viennent dans la soumission à l'école et en général, ils se remettent pas en question donc ça sert à rien. Le travail que je fais avec l'enfant, si c'est pas réinvesti, si ça coince, on fait que du superficiel. »

La principale limite à l'action soignante apparaît ainsi non pas en termes d'impossibilités structurelles, inhérentes, par exemple à la nature mortelle des humains, mais en termes d'impossibilités conjoncturelles, liées notamment à des choix politiques, institutionnels et organisationnels, et dont patients comme praticiens sont potentiellement victimes.

Une autre limite à l'action concerne le manque d'implication des parents, des familles de personnes en soin, lorsque ces personnes sont dépendantes (mineurs isolés étrangers, personnes âgées, en situation de handicap…). Dans ce cas, rien n'est vraiment agissant et l'action de la personne soignante reste périphérique.

C'est par un engagement personnel lourd que certaines limites peuvent être dépassées (« Je veux bien me fatiguer à vous soigner »). Ici apparaît, en filigrane, un motif d'insatisfaction des membres des professions soignantes. Pour les plus anciennes qui disent observer de nombreux changements très défavorables dans l'exercice de leur métier, c'est également un motif de souffrance.

Ce que font les bons soignants : les représentations « modèles »

Un repère pour l'action soignante de qualité semble être la considération du patient en tant qu'être humain à part entière, et non seulement en tant que personne malade. Le bon et le mauvais travail – ici, considéré par les pairs, et non en tant qu'outil de gestion du personnel – est ainsi défini par JEANNE, infirmière en hématologie stérile dans un service hospitalier de cancérologie :

« On va pas faire le sketch des inconnus, mais bon, y a vraiment le bon soignant et le mauvais soignant. Celui que je vais considérer comme un bon soignant, c'est celui qui est vraiment capable de prendre en charge son patient du point de vue holistique, il va vraiment le prendre en charge dans son intégralité, se soucier vraiment de quel est son passé, d'où est-ce qu'il vient, quel est son état à l'instant T quand il va rentrer à l'hôpital, qu'est-ce que sera son devenir, et de s'occuper de son bien-être mais constant, quand il va être dans sa chambre. Mais ça va être du détail, à savoir s'il a sa table qui est à côté de lui avec sa bouteille d'eau, s'il a pas mal, savoir évaluer la douleur, etc. Prendre en charge tout, voilà. Et le mauvais soignant, c'est celui qui va chercher à être seulement dans l'acte, ou seulement à répondre à la prescription qu'aura fait le médecin. De la pure technique. Un bon soignant est au-delà, et complètement autre chose qu'un technicien. »

JEANNE, INFIRMIÈRE HOSPITALIÈRE

Même exprimée de bien des manières différentes, c'est la capacité à aller au-delà du geste technique qui fait consensus en termes de bonnes pratiques soignantes. Il s'agit ici d'aider celui qui en a besoin, qui est vulnérable, d'être sa béquille et son repère. C'est un engagement, une grande responsabilité, et cela ne s'arrête pas une fois que les heures de travail sont écoulées…

« Un patient, c'est une personne qui s'en remet totalement au personnel soignant, et ça c'est parfois impressionnant. »

POMMINE, INFIRMIÈRE ANESTHÉSISTE EN CLINIQUE

« J'ai jamais arrêté [pendant le confinement] c'est une évidence, mon engagement de soignante. Je suis à la disposition des personnes qui ont besoin de moi […]. Un soignant, c'est quelqu'un

qui est là, à côté, dans la rencontre et dans l'échange, qui accompagne. C'est un point d'ancrage, de contact pour accompagner la personne à aller vers la guérison. Mais c'est la personne elle-même qui guérit. »
K., KINÉSITHÉRAPEUTE EN LIBÉRAL

« Un soignant, c'est une personne qui prend soin[1] de l'autre. Et pour ça, bien sûr, il faut prendre soin de soi.[2]»
JOSÉPHINE, PSYCHOLOGUE DANS UN SERVICE DE SANTÉ DES SALARIÉS MUNICIPAUX

« Un soignant, ben il fait son métier. La personne elle va pas bien, il l'aide, il la soigne [...]. D'abord, il faut installer l'enfant, ou les enfants, dans un endroit où ils sont confortables. Déjà, il faut qu'ils se rendent compte que c'est relativement confortable et qu'on les entoure, on les rassure. On les met dans un environnement qui est pas si banal, c'est pas si banal que ça d'écouter les gens, c'est pas si banal que ça de les mettre dans un environnement qui leur donne un peu de confort. »
COQCYGRUE, PÉDOPSYCHIATRE HOSPITALIÈRE

« C'est une bouée de sauvetage, une béquille, pour le patient. Je suis la béquille du patient. »
LOUISE, AIDE-SOIGNANTE HOSPITALIÈRE

« Un soignant, c'est quelqu'un qui saura réunir bienveillance et technicité. Un patient, c'est quelqu'un qui n'a pas choisi sa situation et qui se retrouve en état de faiblesse physique et mentale. »
MADATI, INFIRMIÈRE HOSPITALIÈRE

Le bon soignant est encore une personne qui a conscience du lien qui unit le patient à un entourage, un environnement psychosocial, et qui sait en tenir compte. Ainsi, le médecin n'est-il qu'un soignant dans une chaîne entière de personnes qui prennent soin d'autres personnes, de différentes manières.

---

1 VIGIL-RIPOCHE, M.A., 2011. « Prendre soin entre sollicitude et nécessité. » *Recherche en soins infirmiers, n° 107.*

2 STIEFEL, F. & GUEX, P., 2008. « Le stress du soignant ou comment se soigner soi-même ». *Revue médicale suisse, n° 144.*

« Un soignant, c'est quelqu'un qui travaille avec de l'humain, en général, et pas qu'un corps. Le soignant, il doit servir au bien-être de la personne. »
ONAGRE, AIDE MÉDICO-PSYCHOLOGIQUE

« C'est difficile comme question ! Un soignant, il prend soin, mais de qui ? De quoi ? Le métier, c'est de prendre soin, mais ça va au-delà du métier, parce que tu t'impliques tellement en fait… J'aime pas trop le terme de vocation, mais c'est quelque chose qui t'anime. C'est le cas pour beaucoup. C'est difficile quand tu es soignant de laisser tes patients sur le pas de la porte quand tu rentres chez toi […] Un patient, euh… [long silence…], c'est une personne qui a une demande plus ou moins consciente, et qui va venir chercher un soin, une réponse peut-être, ou au moins une aide, auprès d'un soignant. Mais les demandes sont pas toujours conscientes, il y a aussi des choses qu'il faut faire sortir, et la réponse à apporter c'est pas forcément du curatif, c'est pas forcément un médicament… »
GLYCINE, INTERNE EN MÉDECINE GÉNÉRALE

« Ben principalement, c'est prendre soin des résidents, en aidant ou en faisant leur toilette, ça dépend du niveau d'autonomie de la personne, on aide aussi à donner les traitements, après on fait les aides aux repas, les changes… »
ORCHIDÉE, AIDE-SOIGNANTE EN EHPAD

« C'est aussi participer un peu aux activités. »
COQUELICOT, AIDE-SOIGNANTE EN EHPAD

« Voilà on fait un peu de vie sociale. »
ORCHIDÉE

« Un soignant, c'est toute personne qui amène du confort dans la santé d'une personne. Donc c'est l'auxiliaire de vie, même si elle fait pas de soins à proprement parler, ben au niveau psychologique par exemple, en restant avec la personne, elle fait du bien, elle doit être considérée comme un soignant et jusqu'au médecin. »
MOTRICE, MÉDECIN GÉNÉRALISTE EN SECTEUR SEMI-RURAL

Un patient serait ainsi une personne qui a besoin d'une aide, parfois indéfinie et plus ou moins consciente, et qui s'en remettrait au soignant dont la responsabilité se trouve accrue. Ce dernier est chargé des soins techniques et d'une prise en charge plus globale, qu'il doit exercer dans le but de faire du bien et en fonction de la personne dont il s'occupe, dans un contexte particulier dont il doit tenir compte.

La multidimensionnalité de l'activité soignante

Les personnes questionnées décrivent les activités soignantes comme relevant de métiers aux multiples facettes, par lesquelles les actions sont multidimensionnelles, en ce sens qu'elles visent plusieurs objectifs : curatif, préventif, de confort, de bien-être, de développement, et de manière individualisée, en fonction des besoins repérés chez les patients.

Le registre de la multidimensionnalité des actions des soignants est très prégnant dans le discours de mes interlocutrices, qui nomment les différentes modalités de pratique des soins et définissent leurs raisons d'être. Ainsi, il ne s'agit pas seulement de polyvalence dans les actes pratiqués, mais de façons de concevoir l'action et, partant, de lui donner du sens. Pour MATSYA, responsable d'une structure médico-sociale, les dimensions de l'individualité et de l'épanouissement des soignés sont centrales. LINK, infirmière en Ehpad, considère que la prise en charge soignante doit être globale, comme TUNIS, médecin généraliste, qui la définit en termes de physique, mentale et sociale. La vision de ROSE, interne en réanimation, qui englobe dans l'action soignante la relation[1] aux familles de patients[2], constitue un autre aspect de cette multidimensionnalité ; comme celle de FLEUR, infirmière hospitalière en réanimation, qui considère l'environnement de vie des patients. Pour POMMINE, infirmière en réanimation, la polyvalence rend apte à prendre en compte toutes les dimensions dans le soin aux personnes, et MAYA, puéricultrice, centre cette multidimensionnalité de l'action

1 FISCHER, G.N., 1999. « Le concept de relation en psychologie sociale ». *Recherche en soins infirmiers, n° 56.*

2 MAUPETIT, C. & FONDRAS, M., 2011. « Patient, famille, soignant : un vécu commun, une (in)compréhension réciproque ». Médecine palliative : Soins de support - Accompagnement - Éthique. *Elsevier Masson.*

sur les aspects technique et relationnel. Pour ONAGRE, la multidimensionnalité des soins concerne également leur individualisation, en fonction des besoins en termes d'accompagnement.

« Un soignant, c'est beaucoup de choses ! Je dirais que globalement, c'est quelqu'un qui œuvre pour le bien-être de l'autre, donc, les besoins fondamentaux mais aussi et surtout l'épanouissement de l'autre, avec toute sa complexité. C'est, comment vous dire... se mettre pas au niveau de l'autre mais à sa disposition, pas dans le sens du don de soi, mais d'avoir assez d'empathie pour pouvoir accompagner l'autre avec ce qu'il est. »
MATSYA

« Y a plein de sortes différentes de soignants ! C'est une personne qui prend en charge en particulier la santé de quelqu'un et selon l'âge, l'endroit, la dépendance, prend beaucoup plus que la santé de la personne. Ça peut être une prise en charge globale, mais une infirmière de ville peut être un soignant quand elle te fait juste une prise de sang. Là, elle prend en charge qu'une partie de ta santé, alors que l'infirmière en Ehpad, elle va prendre en charge globalement le résident, tous ses aspects. »
LINK

« Moi j'aime beaucoup parler aux familles. Je trouve que ça participe au soin, presque autant que le soin lui-même, et au patient. J'ai tendance à me répéter, parce qu'on a des situations qui sont très anxiogènes, et on n'entend pas ce qu'on nous dit quand on est très anxieux, on le retient pas. »
ROSE, INTERNE EN ANESTHÉSIE RÉANIMATION

« C'est quelqu'un qui apporte du soin aux gens, aux malades. Il faut définir l'autre, en fait, le non soignant ! Le patient peut être une personne malade, mais il y a des soignants qui s'occupent pas de malades, ils s'occupent de résidents. Les résidents, ça peut-être leur domicile, la maison de retraite... Un patient, c'est quelqu'un qui a besoin de soins, quelqu'un qui a une défaillance quelque part, qui peut être due à la maladie, qui peut être due à un trauma... C'est quelqu'un qui a une altération de son état de santé, il n'est plus en bonne santé ou risque de ne plus l'être. »
FLEUR, INFIRMIÈRE HOSPITALIÈRE

« Un soignant, c'est un personnel qualifié qui assiste et qui prend en charge ses patients dans toutes les dimensions physiques et psychiques. Nous les soignants, on est formés à une grande polyvalence. »
POMMINE

« Pour moi, le soignant, c'est quelqu'un qui peut allier les deux faces du métier, c'est-à-dire la technique, avoir une bonne dextérité, ne pas avoir peur d'apprendre, d'y aller quand on ne sait pas, d'agir, et le côté relationnel, vraiment, où il faut être très tolérant, avoir beaucoup d'empathie, se dire que les gens sont pas toujours agréables parce que ce qu'ils vivent n'est pas très agréable, ils ont pas toujours choisi d'être là… »
MAYA, PUÉRICULTRICE EN CLINIQUE

« Ce que je préfère, c'est aussi analyser leur comportement et les accompagner au mieux sur la gestion de ces comportements. Accompagner, c'est tout en fait. C'est être avec eux et essayer de les faire évoluer au maximum. C'est repérer leurs besoins. La petite, ça va être sur la communication, mais l'autre, ça va être sur l'autonomie... qu'il soit autonome dans la vie courante, qu'il puisse s'habiller tout seul, voilà ! »
ONAGRE

La raison de cette multidimensionnalité de la conception des actions soignantes et de leur mise en œuvre semble être leur finalité : le bien-être des personnes soignées. Et ce bien-être n'est pas simple à définir, il revêt de nombreux aspects : bien-être physique, psychique, matériel, bien-être de l'âme[1]…

C'est à la personne soignante qu'il revient de décider, au moment où elle agit, ce qu'il est bon de faire. Ceci suppose d'une part un repérage rapide des situations et d'autre part des modèles, un ensemble de références techniques professionnelles rapidement mobilisables. Ceci suppose enfin une grande disponibilité par laquelle il est possible de s'adapter à chaque situation.

Dans l'exercice en Ehpad, il s'agit également de ruser pour amener des personnes à accepter une meilleure hygiène, pour contourner les difficultés qu'une démence génère. Il faut aussi

1 GUIBET LAFAYE, C., 2007. « Bien-être ». Dans : Dictionnaire du corps, sous la direction de Michela Marzano. Quadrige. *Presses universitaires de France (Puf).*

réserver une part de disponibilité, dans l'accomplissement des tâches quotidiennes, à la personne qui est en train de mourir. Il faut également s'adapter en permanence, et en laissant de côté des acquis de formation destinés à être appliqués dans des situations idéales. Il faut, enfin, considérer la satisfaction de la personne aidée.

« On les prend en cachette les vêtements et on les met au sale. Alors ils [les résidents âgés] sont pas contents parce qu'ils sont d'une époque où ils se douchaient une fois par semaine, les vêtements on les gardait une semaine, malheureusement maintenant, ils vieillissent, ils se salissent plus vite, ils savent pas manger, voilà. Et moi je leur laisse pas le choix, je leur dis "les vêtements ils sont sales. – Ah non non non, mets pas à laver ils sont pas sales !" Et je dis "oui bon, d'accord, avancez, on va faire la toilette et après on verra." Je les prends, je mets dans le linge sale et je dis "ah, ma collègue, elle est passée, elle les a pris [...]. Et après, une fois qu'ils sont propres, ils se regardent dans le miroir, ils sont contents. »
ORCHIDÉE

« Après, la plupart c'est souvent des démences ceux qui font ça alors ils s'en souviennent plus les pauvres. Et c'est pour le bien qu'on fait comme ça, c'est pas pour le mal. De pas les changer, quand même, c'est moyen. »
COQUELICOT

« La fin de vie, au début c'était dur mais après, on prend l'habitude. C'est la réalité. »
ORCHIDÉE

« Ça peut durer un mois, deux mois, dix ans, on les suit donc on les accompagne. »
COQUELICOT

« Y a une dame qui est décédée samedi. Elle, ça faisait dix ans qu'elle était là, on la connaissait, elle a pas de famille, c'est une dame handicapée, on s'est attachées à elle, toutes. Moi j'adore lui faire son brushing, elle est très coquette, et on veut toutes y aller à son enterrement, parce qu'elle a pas de famille. »
ORCHIDÉE

« Elle était en soins palliatifs, on essayait de passer un peu plus souvent, elle était sous surveillance, quoi. »

« À l'école ils nous apprennent des trucs impossibles, des techniques qu'on peut jamais mettre en pratique. »

COQUELICOT

« Ben la formation Montessori, ça on le fait jamais. »

ORCHIDÉE

« Moi j'ai fait la formation pour pas se faire mal au dos, prendre des bonnes postures et tout le tralala, on nous montre comment transférer des personnes, ben ça va si c'est des personnes qui veulent bien écouter et qui ont pas de démences. Les trois quarts du temps, on peut pas le faire. Ou encore la technique d'une toilette au lit, on peut pas faire comme on nous a appris. Le plus gros apprentissage c'est de s'adapter ! Au manque de personnel, au manque de personnel ! »

COQUELICOT

« À l'organisation, à tout, on arrive le matin : on s'organise ! »

« Par exemple, un jour, on avait deux remplaçantes, deux nouvelles en même temps, à l'unité protégée. Ben les résidents, il faut les connaître, on peut pas laisser deux personnes comme ça qui connaissent pas les pathologies. Ben du coup, moi j'ai changé d'étage. »

ORCHIDÉE

Une soignante serait ainsi une personne centrée sur l'humain qui la consulte ou bénéficie de ses soins en institution, qui comprend que le patient n'a pas choisi sa situation et les conséquences de cet état de fait, capable de repérer les enjeux de différentes situations médicales et psycho-sociales, dans un processus immédiat d'individualisation de l'action adaptée à l'instant T, sur la base d'un recours à des connaissances techniques tout en ayant la capacité de s'en détacher, et visant le bien-être aussi complet que possible de la personne soignée…

Une soignante se caractériserait également par sa capacité à penser et à agir en fonction d'un idéal, qui représenterait la finalité la plus aboutie de son travail, mais que les réalités de l'exercice ne permettent pas d'atteindre.

2. Les ressorts de « l'identité soignante »

Il ne s'agit pas ici de procéder à une présentation exhaustive de ce que sont les ressorts de l'identité soignante, ni d'en livrer une définition sociologique[1], psychologique ou philosophique. Il s'agit de rendre compte des éléments les plus saillants du discours de mes interlocutrices sur la manière dont elles considèrent leur travail, dans les différents registres qui le déterminent. Il s'agit également de rendre accessible une partie des expériences, des opinions et des représentations de ces soignantes qui fait sens dans ce qui caractérise une forme d'identité professionnelle. Il s'agit encore de considérer une grande diversité de fonctions professionnelles dans le soin, et le fait qu'elles semblent se répondre, se comprendre, se compléter et se correspondre. Il s'agit enfin d'étudier ce qui, dans leurs propos, caractérise les soignantes en termes de ressorts, c'est-à-dire ce qui fait agir, ce qui meut : les causes agissantes.

Les soignantes que j'ai rencontrées circonscrivent huit viviers de causes agissantes : la dimension publique, privée ou libérale du lieu d'exercice ; la considération humaniste et empathique des patients et du soin ; la place de la passion et du sens de la mission dans l'exercice professionnel ; les modalités de reconnaissance de l'activité soignante ; l'existence d'une forme d'auto-soin peut-être latente dans le choix de la profession ; l'appartenance des soignants à différents types de réseaux ; la manière de devenir soignant ; et les ressources qui permettent de le rester.

Soignantes du public - soignantes du privé

« Au CHU, en milieu hospitalier ou en clinique, dans le privé, les valeurs sont différentes. Moi j'ai des valeurs hospitalières mais je suis allée dans le privé pour plein de raisons et parce qu'à l'hôpital, il y a plein de dérives qui me convenaient pas ; et je suis allée dans le privé même si en salle, quand j'entends le chirurgien qui râle sur ce qu'il gagne pendant une intervention, j'ai envie de

1 COSTALAT-FOUNEAU, A.M., 2019. « Identité professionnelle ». Dans : Psychologie du Travail et des Organisations : 110 notions clés. Psycho Sup. *Dunod* ; SAINSAULIEU, R., 2019. « L'identité au travail. Les effets culturels de l'organisation ». Références. *Presses de Sciences Po.*

lui péter la gueule. Bon, je suis un peu dans un paradoxe à ce niveau-là. C'est sûr, à l'hôpital, on accepte tous les types de patients. Dans le privé, on est obligés de faire de la rentabilité. Tu vas bosser au CHU pendant une semaine, tu comprends pourquoi ils sont déficitaires : ils sont trois millions pour faire deux heures d'intervention sur une journée, y a plein de choses qui ne vont pas, en même temps, nous, dans le privé, on est trois pour faire le boulot de dix personnes. »
POMMINE

Lorsque les soignantes en institution sont questionnées sur les valeurs ou les caractéristiques que les professionnels du soin seraient susceptibles de partager, le clivage public-privé apparaît très nettement. Les soignantes du public semblent plus critiques envers le secteur privé que l'inverse. Elles expriment une identité de vraies soignantes, par rapport à des collègues qui seraient davantage dans le confort, au sein de structures en quête de rentabilité, ce qui signifie la possibilité d'un choix ou d'un tri des patients, et exclut les soins lourds, complexes et urgents. Les soignantes du secteur hospitalier revendiquent clairement une dimension essentielle du soin, que le secteur privé n'offrirait pas selon elles : la prise en charge de la condition sociale des personnes soignées. Ceci est particulièrement saillant dans le secteur psychiatrique : mes deux interlocutrices psychiatres considèrent l'hôpital comme la seule chance d'être soignées, pour des personnes en situation sociale difficile.

« Moi, le monde soignant que je connais, c'est l'hôpital. Il existe un certain nombre de gens qui vivent sur le dos de la Sécurité sociale ou de leurs clients, mais qui sont dans d'autres endroits que moi. Donc moi, je ne fais pas de chirurgie esthétique dans le XVIe, donc ces gens-là, je ne les côtoie pas. L'hôpital c'est particulier, tu vois arriver des gens, si c'est pas toi qui les soignes y aura personne derrière. Si on les prend pas en consultation, ils pourront pas aller payer un psy en libéral. Et puis c'est des situations de "surdifficultés" dans la vie, on a des pathologies complexes [...]. Un service public en santé, c'est la gravité de la pathologie qui est sérieusement prise en compte. On soigne les

gens avec des pathologies graves, on soigne les gens assez rapidement, on sélectionne pas les trucs qui rapportent. »
COQCYGRUE

« Vous savez, les gens qui sont en psychiatrie publique, c'est des pauvres gens, c'est des gens dont on ne veut plus. »
AZULEJO, PSYCHIATRE HOSPITALIÈRE

Dans un propos las et désabusé, AZULEJO présente la psychiatrie publique comme un rempart à l'exclusion, à l'image, peut-être, de ce que fut l'hôpital de l'Hôtel-Dieu de Paris[1].

Si la tonalité du discours est différente et empreinte de colère, c'est cependant sur ce même registre que FLEUR considère le soin hospitalier.

« Bon, y a quand même des gens, on se demande pourquoi ils sont soignants ! On pourrait faire le distinguo entre ceux du privé et ceux du public, on n'est pas les mêmes. C'est pas du tout le même public, à l'hôpital et à la clinique, c'est pas du tout la même qualité de soins, c'est pas la même manière de soigner. Je suis désolée d'être péjorative, mais toutes les croûtes, c'est pour nous ! Toutes les situations de vie difficiles, c'est pour l'hôpital. Tous les trucs dramatiques, c'est pour l'hosto. Le clodo bourré qui s'est battu et qui s'est ouvert le crâne, lui, il va pas à la clinique. Donc, c'est pas les mêmes soignants. Les cas complexes, en clinique, ils dégagent, ils savent pas faire. C'est clairement une des raisons pour lesquelles je suis à l'hosto, tu fais du social à l'hosto, pas que du technique [...]. J'ai fait beaucoup d'intérim, alors beaucoup de cliniques, et petit à petit, j'ai blacklisté les cliniques, parce que c'était plus possible ! Franchement, on est mieux à l'hosto, même s'il y a plein de trucs à redire. »
FLEUR

Une précision de RANI entre peut-être en accord avec le propos de FLEUR : « Dans le privé, nos médecins se forment beaucoup moins que dans le public. »

Ces spécificités du secteur public par rapport au secteur privé, que FLEUR (infirmière hospitalière) souligne en termes de difficultés et responsabilités qui incombent au premier et dont le second peut s'exonérer, sont corroborées par les observations de

1 Voir : https://histoire.inserm.fr/les-lieux/hopital-de-l-hotel-dieu#

RANI et MAYA (exerçant en clinique). Au plus fort de la crise du sanitaire, en 2020 et 2021, les patients COVID-19 étaient orientés vers les hôpitaux et les CHU. Un patient trop lourd pour un établissement privé est, de manière générale, également orienté vers le secteur public.

« Nous, on n'a pas de service réa, on a des soins continus, c'est pour ça qu'on leur donnait notre matériel au CHU, parce que tous les patients détectés COVID-19 avant de rentrer, ils étaient envoyés au CHU, directive de l'ARS. »
MAYA

« Nous, on n'a pas de réanimation, on a des lits de soins intensifs, mais on leur amène toujours des patients qui sont pas intubés, on les extube au réveil, et si c'est des patients lourds qui ont besoin de réanimation, on les envoie sur un autre établissement. »
RANI

Pour ces soignantes, il existe des structures privées dans lesquelles on soigne en faisant de la rentabilité et des actes techniques simples ; et des structures publiques dans lesquelles la valeur ajoutée au soin serait la prise en compte d'une réalité sociale inconnue du privé. Le type de soin, au prisme de l'appartenance au public ou au privé, ne serait donc pas le même, le regard porté sur les personnes soignées ou à soigner différant également. Ce clivage public/privé et les raccourcis qu'il entraîne dans les représentations professionnelles peut s'expliquer par une nécessité d'identification à un idéal, un ensemble de finalités qui font sens, pour une professionnelle du soin, dans l'exécution de son travail. La soignante peut ainsi légitimer son appartenance au secteur public qui fait du social en plus du soin, ou au secteur privé qui ne gaspille ni le matériel ni les ressources humaines, en faisant correspondre ses valeurs personnelles et son expérience professionnelle dans une mise en perspective argumentée, donc pensée et démontrable.

Les dérives gestionnaires ou clientélistes politiques sont nettement dénoncées par les psychiatres qui ont choisi la pratique hospitalière et ont souffert de procédés et de pratiques qu'elles analysent comme des dysfonctionnements du secteur public.

« Praticien hospitalier, on suit une grille, on finit tous au même salaire. C'est pas comme le privé où on peut vouloir être calife à

la place du calife. La chefferie de service dans le public, c'est un piège à cons. T'es pas mieux payé et t'as tous les emmerdements. »
AZULEJO

« Alors si les gens ont besoin de chirurgiens orthopédiques ou d'ophtalmo, et qu'on veut les faire venir pour les électeurs de la zone, ben on les paie très cher, quatre fois plus que dans leur hôpital. Les personnels du service public, ils ont toujours choisi le service public. Donc ça leur pose pas de problème, à eux. »
COQCYGRUE

Des différences sont relevées par les soignantes, au niveau des relations entre les personnels dans le privé et dans le public. Ainsi, RANI trouve-t-elle que « le milieu du privé c'est quand même très égoïste. Ça l'est moins dans le public ». Cette observation s'appuie également sur une expérience difficile, lorsque RANI s'est portée volontaire pour renforcer les équipes hospitalières lors du confinement. Les collègues du public semblaient se préoccuper essentiellement de différences salariales, ce qui a amené RANI à aborder les différences de pratiques qui opposent ces établissements et à justifier des écarts salariaux par les modalités de travail :

« J'ai des collègues qui sont partis une semaine avant moi qui m'ont dit "ouh là là, on est hyper mal reçus ! On n'arrête pas de nous demander : vous êtes payés combien ? Vous êtes payés par qui ?" Parce qu'on est mieux payés dans le privé que dans le public, mais on fait pas la même chose non plus ! […] Et puis on n'a pas eu de prime COVID-19, les privés l'ont eue, mais comme on est salariés par les médecins, qui sont considérés comme cabinets médicaux et pas comme établissements de santé...»

RANI souligne également que « dans le public, on te fait bien comprendre que t'es pas là pour réfléchir, quand même ». Raison pour laquelle son autonomie de pratique en clinique la satisfait.

MAYA perçoit le CHU comme une machine aux rouages inamovibles, dans laquelle la hiérarchie est éloignée du terrain, contrairement à la clinique :

« Après, moi, j'ai la chance d'être dans une clinique où ça marche, pas pareil qu'au CHU, j'ai quand même la chance d'avoir des cadres qui sont à l'écoute. »

Ce constat d'un éloignement entre hiérarchie et terrain est souligné par MADATI et LOUISE, qui travaillent à l'hôpital et qui observent et déplorent que la hiérarchie hospitalière soit prisonnière d'un système qui semble broyer l'humain.

« Avoir des cadres compétents, ça aiderait quand on a des difficultés, et qui fassent remonter aux chefs de service pour qu'on trouve des solutions ! Et des échanges bienveillants, du soutien, de la sollicitude. Il y a un tel fossé entre l'administration et le terrain ! C'est à peine si on connaît le nom du directeur, et je sais pas si on l'a déjà croisé. »
MADATI

« C'est plus possible. En trois ans, on a changé trois fois de cadre, et là, on n'en avait plus du tout. Tout ce que je vous dis, là, j'aurais dû pouvoir le dire, le parler à ma chef, ou au chef de service. J'ai essayé avec le chef de service, mais il était lui-même à la limite du burn out. »
LOUISE

La référence aux secteurs public et privé est également présente dans les propos des soignantes en libéral, mais de manière différente : les ressentis d'appartenance à un groupe, une catégorie sont moins présents. Ces personnes ont généralement choisi l'exercice libéral comme une alternative aux difficultés du travail en institution et en raison d'un souhait d'autonomie.

Un éthos[1] humaniste et empathique

L'identité soignante est nettement définie par les praticiennes en termes d'empathie, de bienveillance et d'humanité. MAYA identifie même une singularité des membres du monde soignant repérable dans un groupe :

« Quand on est dans un groupe de soignants, on a l'impression qu'il y a plein de personnalités différentes, qu'on est toutes différentes, mais si on prend du recul, et qu'on regarde un groupe de soignants et un groupe lambda, je pense qu'il y a des choses caractéristiques qui font qu'on est soignants… Pour être soignant,

1 Le concept d'éthos correspond à l'image de soi qu'un locuteur construit. Il est emprunté à Patrick Charaudeau et Dominique Maingueneau. Voir : « Dictionnaire d'analyse du discours » (2002). *Seuil.*

je pense qu'il faut aimer l'humain, qu'il faut aimer les autres, être tourné vers les autres, on peut pas être soignant si on est pas tourné un minimum vers l'autre, ça c'est sûr. Avoir de l'empathie, être un peu dévoué quand même... Les soignants, c'est souvent des gens qui savent se mettre de côté, c'est pas des gens hyper égocentrés, je pense… Je pense que c'est des gens qui sont globalement doux, enfin moi, les filles que je côtoie, c'est des personnalités qui sont assez généreuses et douces. »
MAYA

Une condition essentielle à l'exercice du soin semble être, pour les personnes questionnées, l'humanité et la considération de l'autre, pour faire du bien, prendre soin, améliorer le quotidien de la personne soignée, son bien-être, être à son service, la rassurer, s'occuper de ceux qui en ont besoin, apporter du positif. Cette capacité à faire preuve d'humanité, d'empathie, revêt parfois, pour les personnes questionnées, un caractère intrinsèque, inné. Elle se régénère par l'action et nourrit en retour la personne qui donne le soin.

« Ce qui nous fait avancer tous ensemble, c'est les valeurs de l'humain, je pense, parce qu'on a tous envie d'être dans une relation d'aide, de soutien, et puis de pouvoir faire avancer les gens, leur permettre d'aller chercher leurs ressources, leurs compétences, les rassurer, leur donner confiance, pour qu'ils puissent avancer dans la vie avec un peu plus d'estime d'eux, j'ai tellement croisé, en trente ans de pratique, des gens qui avaient une estime d'eux tellement faible que ça, ça me donne la force de travailler pour deux. »
JOSÉPHINE

« La plupart des soignants, ils partagent cette envie d'améliorer le quotidien de la personne, que ce soit sur un positionnement, sur une douleur, sur une activité qui passionne vraiment le résident, il y a cette volonté d'apporter du plus, du positif, et du bien-être, voilà, de la santé au sens de l'OMS.[1] »
MATSYA

1 L'OMS définit ainsi la santé : « La santé est un état de complet bien-être physique, mental et social et ne consiste pas seulement en une absence de maladie ou d'infirmité. »

« On reste tous quand même centrés sur la personne, sur le soin, sur l'aide aux personnes, dans l'humanité quand même, tous les soignants ont choisi… Certes, il y a toujours des exceptions qui confirment la règle, mais quand même, j'ai l'impression qu'il y a une volonté globale de faire du bien aux patients et de faire en sorte qu'humainement le patient s'en sorte bien, donc quelque chose de très humain au départ. Après, je pense que les aides-soignantes et les infirmières, qui sont dans l'attention, dans le massage, le toucher, sont encore plus humaines que les médecins, et encore plus dans l'empathie. »
ROSE

« De l'humanité, tout simplement. »
LOUISE

« L'envie d'être au service de l'autre… parce que je suis foncièrement ″public″. Donc il y a cette envie d'être au service des autres, en ayant des compétences pour les mettre au service des autres. »
MADATI

« Y a une forme d'empathie je trouve, quand même, qui est assez générale avec les soignants. C'est des caractères qui sont là pour aider, globalement, et dans tous les sens du terme. »
ONAGRE

Cette dimension humaniste centrale des métiers du soin est cependant mise à mal, parfois impossible à réaliser. Les soignantes en ont une conscience vive, qui les fait souffrir, les met en porte à faux dans leur travail, et qu'elles surmontent, sous peine de ne plus pouvoir exercer[1].

« En Ehpad, j'ai beaucoup entendu le "prendre soin". Et sur les soignants qui étaient à la limite de partir faire autre chose, j'ai beaucoup entendu "j'ai plus le temps, c'est plus le métier que je veux exercer, j'ai plus le temps de discuter avec un résident, il faut aller vite". Et l'aide-soignante qui a choisi ce métier pour

1 CANOUÏ, P., 2003. « La souffrance des soignants : un risque humain, des enjeux éthiques ». *InfoKara, vol. 18.*

prendre soin des gens, on est à l'opposé de ce qu'elle voudrait faire au quotidien. »
NATURE, CADRE HOSPITALIÈRE EN EHPAD

Dans les Ehpad, peut-être plus encore que dans les autres établissements de santé, la disponibilité du soignant envers les résidents et, partant, la qualité du soin dispensé s'expriment dans et par le temps passé avec lui. Il n'existe pas en France, de quotas officiels de soignants pour un nombre donné de patients, à part en réanimation, en néonatologie et dans certains services d'oncologie[1]. Il existe en revanche des usages, des normes que les gestionnaires d'établissements ont définies, et qui sont difficiles à objectiver.

« Après, tu peux pas tenir dans ce métier sans avoir une vraie passion, il faut qu'il y ait une vraie motivation derrière tout ça. Je pense qu'on est quand même tous dans la valeur de l'amour de l'être humain, je pense que l'empathie, c'est vraiment le maître mot. »
POMMINE

« Il y a une bienveillance intrinsèque, qu'on retrouve pas forcément ailleurs, avec le fait que le système te pousse parfois à la maltraitance aussi, je le vois dans les Ehpad. »
GLYCINE

« L'envie de s'occuper des gens, ça rapproche… Donc, sur le milieu du paramédical, les valeurs qui nous restent, c'est ça, c'est l'envie de bien travailler et de bien soigner et pas ce qu'on est en train de faire depuis des années. »
RANI

« Alors, j'aimerais que ce que je vais dire ce soit le cas. Mais c'est pas le cas de tout le monde, c'est la volonté d'apporter quelque chose à autrui. Et je sais qu'il y en a qui ont pas fait médecine pour apporter du bien dans la vie des gens, je sais c'est idéaliste mais il y a des gens qui ont fait médecine parce qu'ils aimaient ça mais pas forcément pour apporter quelque chose de bénéfique aux gens, c'est pas forcément des motivations financières ça peut

---

1 DARIEL, O ., 15 septembre 2021. « Crise des paramédicaux : des hôpitaux « magnétiques » pour attirer et retenir les soignants ? » *The Conversation.*

être intellectuel, parce que ça les intéresse la médecine, mais le but premier c'était peut-être pas de soulager des personnes. Ça supposerait que tout soignant est à l'écoute, que tout soignant se préoccupe de son patient avant ce qu'il voudrait faire lui... » MOTRICE

Si cet éthos humaniste est très souvent souligné par les soignantes, MOTRICE apporte une précision : « C'est lui qui permet d'apporter aux personnes ce dont elles ont besoin et de faire passer ce besoin avant celui du praticien ». MOTRICE énonce ici ce qui, pour elle, constitue une condition *sine qua non* au bon exercice de la médecine : apporter quelque chose de bénéfique aux gens. Et ceci n'est possible que dans le cadre d'une centration du médecin sur son patient.

Les « anciennes » et les « modernes »

Les soignantes observent des différences entre les manières de se comporter, selon que l'on est ancienne, c'est-à-dire expérimentée, voire en fin de carrière, ou moderne, soit en début de carrière. Pour RANI – qui se situe entre les deux – ceci se caractérise par un savoir-vivre qui disparaît chez les jeunes médecins, plus carriéristes et individualistes que leurs aînés :

« Les anciennes générations, on a des médecins qui sont hyper chouettes. Ils savent nous remercier, sur les plus jeunes générations, tant que tu restes à ta place – et ta place elle est un peu là dans le coin – ça va. N'oublie pas où est ta place. »

Les plus jeunes semblent plus optimistes. ROSE trouve ainsi que le paternalisme du médecin tend à disparaître. MOTRICE observe une évolution positive du comportement des médecins en termes de collégialité et de travail pluriprofessionnel.

Les plus expérimentées soulignent nettement les difficiles compréhension et cohabitation entre ces générations de professionnels, qui n'ont pas la même formation, ni les mêmes attentes, et dont la conception du soin et la manière d'exercer diffèrent. L'incompréhension prend la forme d'une dénonciation par les anciennes du manque de culture de service public des modernes, de leur manque de professionnalisme, de leur carence en savoir-être, et de leur méconnaissance des réalités du métier, par exemple dans le choix de travailler en quatre jours de douze heures.

NATURE et MADATI sont sensibles à la dimension de la transmission, et donc de la professionnalisation des soignants, qu'elles estiment déjà obérée. MADATI anticipe une désertion de l'hôpital par les futurs soignants.

« Pour les nouvelles générations qui arrivent, le professionnalisme, j'ai envie de dire, parce que je sais pas si c'est ce nouveau diplôme qui rentre en compte[1], mais vraiment, c'est plus [davantage] universitaire, on est sur du Parcoursup pour entrer, et je trouve qu'on a des jeunes infirmières diplômées qui ne savent pas répondre aux besoins d'un patient. Les nouvelles générations qui arrivent, franchement, sur le relationnel avec les gens… Faut s'accrocher ! Que ce soit infirmières ou aides-soignantes, sur l'équipe que j'avais, là, les vingt-deux / vingt-cinq ans, waouh ! Faut être derrière elles, elles ont le téléphone dans la poche, à la pause elles se relèvent jamais, non mais oh, on est payées quand même, et y a peut-être un résident qui a besoin de toi… On y va, quoi ! On le dit pas comme ça mais à force, on est peut-être plus flic que cadre de santé ! […] Et quand je parlais des plus jeunes, c'est pas du tout la même conception. Pourtant, elles ont que dix ans d'écart avec leurs collègues de trente-trente-cinq ans qui, elles, sont dans le prendre soin. Et sur ces jeunes-là, on a pas le discours du prendre soin, on sent pas cette fibre, c'est mon point de vue, hein, mais je trouve que cette fibre soignante, on la perd de plus en plus. Et moi, honnêtement, j'ai peur de me faire soigner dans quelques années. »
NATURE

« Avec un Bac technologique, un bac général, on entrait à l'école d'infirmières. Aujourd'hui, elles ont souvent au-delà du bac, elles ont fait d'autres études, enfin ça, c'est dans toutes les filières, je le vois, chez mes trois enfants. Aujourd'hui, ils ont une autre réflexion, et je vois que les jeunes, elles se satisfont pas de

---

1 NATURE fait référence à l'universitarisation des formations infirmières, entrée en vigueur en 2019. Par cette réforme, le concours d'entrée en Institut de formation aux soins infirmiers (IFSI) est supprimé et l'entrée se fait via la plateforme Parcoursup. Si les chiffres des départs de personnels soignants sont difficiles à obtenir fin 2021, ceux des inscriptions en Instituts de formation aux soins infirmiers (IFSI) ont bondi de 13 % pour la rentrée 2021. Un renouvellement substantiel des praticiens infirmiers est vraisemblablement en cours. Source : statistiques Parcoursup 2021.

ce que peut leur amener l'hôpital. Alors en plus, à l'hôpital, on nous dit "inscrivez-vous pour vous former", et quand arrive la date de la formation, on annule parce que c'est pas possible de nous remplacer. Alors on peut plus se former, et les jeunes, elles ont pas cette envie-là, et moi je sais que quand j'ai débuté, je trouvais ça génial de pouvoir continuer à progresser [...]. On est dans le stress, on est dans la perte de repères par rapport au travail d'équipe, par rapport à l'image qu'on a du soignant, on est dans le questionnement, moi c'est ce que je ressens par rapport à mes jeunes collègues parce que moi, je suis en fin de carrière mais je sais que dans les jeunes, y en a beaucoup qui se demandent si elles vont rester à l'hôpital, donc ça m'inquiète, parce que moi je suis dans les anciennes, donc je suis dans la transmission. Et je me rends compte que peut-être on est en train de transmettre à des gens qui eux ne transmettront pas parce qu'ils vont pas rester. C'est lié à la situation en général du statut des soignants, c'est-à-dire que maintenant, je pense que les jeunes sont dans une autre optique de vie, ils veulent profiter un petit peu plus, ils ont une vision différente par rapport à nous et du coup, ils ne s'y retrouvent pas. L'organisation en douze heures a été présentée comme une grande amélioration pour les soignants : j'ai voté contre parce que je l'avais connue à Paris. Alors certes, ça dégage du temps parce qu'on vient moins souvent, mais les jours où on est là, c'est affreux ! Je me rends compte de l'épuisement de mes collègues, douze heures... Elles ont trouvé des avantages au début et elles faisaient beaucoup d'heures sup' en fait. Quand la collègue qui prend le relais arrive, celle qui était là avant, elle avait pas eu le temps de remplir les dossiers par exemple, et elle voulait pas le laisser à la collègue, donc elle prenait encore une heure... Il faut tenir la charge de travail et la charge mentale, pendant dix heures ou douze heures, c'est pas pareil. La patience, c'est pas la même [...]. Mais moi ce qui m'inquiète, c'est l'hôpital, parce que les jeunes ne veulent plus travailler à l'hôpital. C'est pareil pour les aides à domicile : là, ils vont avoir beaucoup de départs... »
MADATI

LOUISE insiste sur la méconnaissance du métier et du droit du travail par les nouvelles entrantes dans la profession, et leur vision à court terme la désole, autant qu'elle semble effectivement cliver les jeunes et les plus âgées :

« Et cette décision, ça a été un vote, ça a été mis en place… On attaque la troisième année, là. C'était un vote à la majorité à 60 %. Alors déjà ça, ça avait mis une certaine tension, parce qu'on était plusieurs anciennes à leur rappeler le droit du travail, que les douze heures c'était hors cadre du travail, que normalement les douze heures, ça devait être mis dans un cadre exceptionnel parce qu'ils manquaient de personnel, et petit à petit, ça a commencé par les urgences, alors il y avait des filles qui étaient contentes. Puis ç'a été la chirurgie, ça a fait boule de neige. Alors y a des filles qui étaient à fond, qui ne parlaient que de ça, moi je n'en pouvais plus, on leur expliquait "mais vous faites une erreur, vous allez voir que, au bout d'un ou deux ans, vous allez être fatiguées, pendant vos repos faudra vraiment vous reposer." Même les chefs de service nous l'avaient dit "attention les filles, vous passez en douze heures, quand vous avez des repos, reposez-vous parce qu'il faut reprendre de l'énergie", tout ça… Alors elles ont utilisé des jours de repos pour faire des remplacements dans d'autres services, et elles sont très contentes. Alors c'est vrai, elles sont jeunes, vingt-cinq / trente ans, mais un jour, hein ? Parce qu'un jour, y avait un jeune infirmier, vingt-quatre / vingt-cinq ans, je voyais qu'il faisait des conneries. Il m'a dit "oh oui, pardon, c'est parce que je suis crevé, j'ai eu qu'un repos. – Ah bon, t'as eu un mauvais planning ? – Non, j'ai fait du MedGo". Alors je lui ai dit "OK, alors maintenant tu te tais, tu te plains pas. Et puis un jour, tu vas faire une erreur médicale et là, l'hôpital il sera pas derrière toi, je te le dis tout de suite !" »
LOUISE

La transmission et l'échange sont difficiles, les attentes ne sont pas les mêmes. Les jeunes générations souhaitent travailler sur de longues amplitudes horaires, pour profiter d'une journée de repos ou accumuler les heures supplémentaires et compenser ainsi la faiblesse de leur salaire. Les plus anciennes voient la possibilité d'effectuer des heures supplémentaires via MedGo[1] –

1 Devenu Hublo à la suite d'une fusion au printemps 2020. Voir : https://hublo.com/fr

qu'elles qualifient de Tinder du soin infirmier – comme une dégradation de leurs conditions de travail que l'accumulation d'heures et le surplus salarial ainsi généré masquent, et qui entraîne, outre la mésentente entre générations, des risques de fautes professionnelles accrus dont les auteurs seuls seront comptables.

TUNIS comprend le souhait des jeunes générations de mieux gagner leur vie, et déplore en même temps l'incurie d'un système qui permet cela par la précarisation et le surcroît de travail, en saupoudrant des fonctions et des actions, plutôt que des professionnels, de manière ponctuelle, sans l'installation essentielle dans une équipe :

« Le projet de santé pour un adulte, alors déjà il faut bien le connaître, une fois que les autres personnels de santé t'ont bien expliqué comment il fonctionne et que c'est là, au bout de trois mois, que tu as bien compris, que tu t'en vas parce que le contrat est fini et que c'est plus rentable d'aller ailleurs. C'est insupportable ça ! Bon, je crains que… C'est un facteur important, gagner deux mille au lieu de mille-six-cents… C'est vraiment les jeunes parce que les anciens, ils ont fixé leur résidence, ils essaient de rester là quoi. »

JEANNE est irritée du comportement des jeunes infirmières, qu'elle analyse comme relevant de la plainte et de la victimisation, à l'instar de ce qu'elles semblent observer chez leurs collègues plus âgées, comme s'il s'agissait d'un comportement à imiter pour appartenir à l'équipe, une étape de socialisation professionnelle :

« Bon après, moi je suis jeune, mais même jeune, même des collègues jeunes, elles ont parfois vingt-quatre-vingt-cinq ans, elles ont déjà un discours de vieilles infirmières aigries, ça arrive. Et alors là, je comprends pas ! En fait, c'est très drôle, elles vont reproduire un discours en se disant "ah ! C'est comme ça qu'il faut être". En fait, l'infirmier il est comme ça, il est aigri, il en a bavé, il en peut plus donc il se plaint. Donc si les jeunes ont ce discours-là au bout de trois ans, je me dis mais c'est… Je comprends pas ! Je leur dis "ben non, essaie plutôt de faire ton boulot…" Alors y en a certaines qui sont très enthousiastes. Mais des aigries, y en a qui arrivent et qui se plaignent déjà ! »
JEANNE

Les anciennes se plaignent d'une manière de faire chez les plus jeunes, qui ne s'inscrit pas dans le refus d'une dégradation déjà amorcée des conditions d'exercice et de la relation entre professionnels et patients, et craignent que les luttes qu'elles ont menées ne s'avèrent dérisoires.

Les plus jeunes, du moins certaines d'entre elles, considèrent qu'elles sont aptes à faire évoluer les choses sur deux axes : la sortie des sentiers battus en termes de prise en charge thérapeutique et l'ouverture à de nouvelles connaissances ; la considération et l'écoute du patient en lieu et place d'un rapport de domination.

« Souvent ce qui clash, c'est quand j'arrive avec de vieux éducateurs qui ont tout fait, ont tout vu et sont les meilleurs. Avant je disais "ben non, c'est pas comme ça qu'il faut faire". Maintenant je dis plus ça. Insidieusement, j'amène des choses, j'essaie de montrer ce qu'on peut faire et que ça marche mais c'est difficile ce rapport avec les générations d'éducateurs. Je pense qu'on a pas les mêmes formations, les mêmes orientations… »
ONAGRE

« J'ai l'impression que cette vision ancienne du notable du village, elle a quand même bien disparu, c'est plus dans la défiance parce qu'on voudrait plutôt qu'on nous donne tel médicament plutôt que tel autre parce qu'on a vu sur Internet que ça marche. Mais j'ai l'impression que ça se brise assez vite quand on s'assoit et qu'on discute avec le patient. J'ai l'impression que c'est raisonnable, mais ça nécessite un travail de discussion, plus que ce qui était fait avant, je pense. »
ROSE

« L'ancien paternalisme, moi je suis pas du tout dans ce genre de truc-là, une écoute, une discussion… Vraiment quelque chose à double sens. Moi pour la mise en place d'un traitement, c'est jamais "bon j'écris ça sur l'ordonnance et puis va-t'en". La discussion, c'est vraiment une part importante de mes consultations. Je compare avec l'un de mes maîtres de stage qui me dit "mais qu'est-ce que tu fais ? Tes consultations elles durent toujours vingt-cinq minutes, de quoi tu leur parles ? – Ben de tout en fait". Pour apprendre à connaître les gens, à savoir ce qu'ils viennent

chercher chez toi, pour pouvoir les soigner et finalement, les accompagner au mieux. »
GLYCINE

Les différentes générations de soignantes semblent avoir du mal à se comprendre et à s'entendre, notamment en institution. Leurs valeurs diffèrent, leurs conceptions du soin ne sont pas les mêmes, leur manière de travailler ne s'accorde pas toujours.

La transmission est difficile, notamment pour NATURE, JEANNE, LOUISE, et MADATI, qui s'implique régulièrement dans le suivi d'élèves infirmières. Si les anciennes dénoncent leurs conditions de travail – qu'elles subissent et ont souvent vues se dégrader – elles se résignent en partie à faire avec. Les plus jeunes parviennent à contourner certains inconvénients du métier, notamment le faible salaire, en réalisant des heures supplémentaires par exemple, ou en ayant recours aux missions en intérim plutôt qu'aux contrats à durée indéterminée. C'est précisément ce que les anciennes dénoncent car cela constitue pour elles, exactement ce qui fragilise la profession, le bon travail et, partant, l'inverse de ce qu'il faudrait faire.

Les internes ou les jeunes médecins enquêtées soulignent une amélioration des pratiques, issue, selon elles, d'une évolution positive dans la considération des patients et dans l'abandon de la posture tutélaire du médecin-notable du village.

La passion soignante et le sens de la mission en question

La crise sanitaire dans laquelle la France est entrée à l'hiver 2020 semble avoir fait écho au sens de la mission de certains soignants, les amenant à une mobilisation par laquelle ils et elles pouvaient parer à l'urgence en allant seconder leurs collègues dans les régions les plus touchées. La comparaison entre la lourdeur de la situation dans ces zones en grande tension, par rapport à des zones moins touchées, est le critère de décision d'une mise à disposition, d'une mobilisation immédiate, presque instinctive[1],

1 SAINSAULIEU, I., 25 juin 2020. « Le collectif soignant, un engagement en redéfinition perpétuelle ». *The Conversation.*

chez RANI et POMMINE, qui ne pouvaient pas ne pas participer à ce qui ressemblait à un effort de guerre.

« Moi j'ai un cousin qui est infirmier en réa à l'hôpital à C., et je me disais "mais c'est pas possible d'être chez soi, là"... même si ça fait vraiment du bien de se poser. Bon, je savais que lui il galérait, c'était pas possible de rester comme ça ! J'avais demandé à mes patrons "est-ce que vous êtes d'accord ?" J'avais regardé un peu les textes et sur du chômage partiel, on a le droit d'aller travailler ailleurs. Et je leur ai dit "moi j'aimerais m'inscrire sur la réserve sanitaire et même aller remplacer trois jours sur C." Et on était plusieurs comme ça. »
RANI

POMMINE, en reprise d'études d'infirmière-anesthésiste à l'arrivée du COVID-19 :

« Bon, l'école était arrêtée et je suis partie en renfort à M., volontaire, parce que c'était horrible de rester à la maison à faire du yoga et du pain alors que tout le monde était en galère en réa, alors que nous, c'est notre spécialité, infirmiers-anesthésistes. Donc on a été les premiers sollicités évidemment, et on est allés sur une zone ultra tendue. C'était top : on a pu soulager les équipes, en fait, en leur donnant des repos. On a servi à ça, à leur donner quelques jours en famille […]. J'ai gardé contact avec les infirmières de M., avec qui on a créé des liens. C'est épuisant parce que c'est sur une durée improbable, la réanimation c'est un service ultra lourd, mais quand on fait de la réa on adore. Moi j'ai fait sept ans de réa. C'est vraiment un métier de passion, mais t'as beaucoup de décès, la charge de travail est énorme, voilà, c'est très lourd. »

POMMINE insiste sur la passion, qui permet de surmonter la difficulté, de ne pas se laisser submerger par la lourdeur émotionnelle et de continuer à agir. GLYCINE parle d'amour du métier (« Je dirais aussi… euh… je sais pas si… on peut vraiment parler de vocation… mais euh… l'amour de son métier, tout simplement. »), lequel peut amener à l'abolition des frontières entre vie personnelle et vie professionnelle, par exemple pour effectuer des tâches essentielles mais pour lesquelles il n'y a pas ou plus de temps dévolu. Il s'agit donc bel et bien de donner. Dans la réflexion de ROSE, il en est ainsi pour le corps de métier auquel elle appartient, mais pas seulement :

« Quand il faut, on est tous là. S'il y a le moindre doute, c'est pas difficile pour nous de rester longtemps. On a tendance à se dévouer à notre travail et à le rendre très présent dans nos vies, autant pour les infirmières que pour les médecins. Quand on n'y va pas pendant une semaine, on a tendance à prendre de la distance. Mais quand c'est le travail au quotidien, ça a tendance à disparaître. Beaucoup d'infirmières ont leurs copines dans le service, s'attendent pour les transmissions. Ces transmissions, je sais pas si ça existe beaucoup dans d'autres métiers mais ça fait que les infirmières se retrouvent à travailler sur des horaires beaucoup plus larges ; et pourtant c'est pas comptabilisé. Elle existe cette tendance à beaucoup donner, à être généreux dans le travail. »

Une explication à ce dévouement, ce sens de la mission, semble être d'une part, l'injonction à ne pas se plaindre, apparemment bien intégrée dès la formation ; et d'autre part, l'indécence qu'il y aurait à récriminer lorsque l'on est, comme le sont les soignantes, confrontées de manière quotidienne à la souffrance des patients et aux difficultés de vie qu'expérimentent parfois les personnes rencontrées dans les hôpitaux, et qui leur font relativiser leur propre situation.

« On reste des internes de médecine générale et on nous a appris à pas nous plaindre. Et quand on va pas bien, on a du mal à le dire [...]. On nous apprend à garder les choses pour nous en fait. C'est une espèce de formatage qui débute au moment de l'externat je dirais, de la troisième à la sixième année, où on est à mi-temps en stage hospitalier et à mi-temps en cours. Et le mi-temps hospitalier, ben c'est le CHU, donc la grosse machine, c'est la culture de l'externat. Pour les gens de l'extérieur, c'est un peu compliqué je pense d'imaginer ce que c'est, mais en gros, l'externe, il tient les murs, il fait l'électrocardiogramme, il recopie les bios le matin, il fait le secrétariat, il fait les basses besognes en fait. C'est les petites mains et... pas le souffre-douleur, mais pour passer ses nerfs quoi... donc ça formate un peu. T'es là pour faire ton job et t'es pas là pour te plaindre en gros. Après, moi j'ai eu des stages où c'était plutôt pas mal. Bon les stages de chirurgie sont réputés pour avoir cette ambiance-là et moi je suis

en internat de médecine générale, c'est-à-dire que c'est pas un internat de spécialité. Il y a des spécialités à l'hôpital : c'est vraiment marche ou crève[1]. »
GLYCINE

« On voit plein de jeunes, des étudiants qui en profitent un peu pour prendre un peu soin d'eux pendant toute cette période où ils ont du temps. Ils en profitent pour faire les interventions qu'ils ont pas faites, ils sont retournés chez leurs parents. C'est des situations, ça me fend le cœur. Donc moi, ça n'a pas d'incidence sur ma vie, je vais pas me plaindre. »
POMMINE

Donner, ne pas se plaindre, cela peut paraître particulièrement difficile lorsque l'on a le sentiment d'appartenir à une profession mal aimée. Les représentations de FLEUR sur la façon dont les gens, de manière générale, considèrent le métier d'infirmière sont très négatives. Elle ne s'en plaint pas mais exprime une sorte de colère, ou du moins une déception liée au fait que les gens ne connaissent finalement pas son métier. La considération de cette méconnaissance permet peut-être à FLEUR de ne pas prendre ombrage de pensées, supposées exister, qui relèguent sa corporation à une sphère fort éloignée de la passion soignante ou du sens de la mission :

« Après j'ai l'impression que nous, infirmiers, on a quand même pas très bonne presse, au sens où "c'est bien ce que vous faites"... Mais l'infirmier, c'est pas un métier noble, c'est pas un métier respectable, c'est pas un métier respecté, c'est limite "travaille bien à l'école sinon tu seras infirmier !" Les gens, ils se rendent pas compte de la complexité, de la responsabilité qu'on a. J'ai un patient, la semaine dernière qui me dit "ah ben c'est la première fois que je vois ça !" Parce que je lui ai servi le petit déjeuner. "Ah ! Une infirmière qui sert le petit déjeuner !" Ben infirmière, c'est un éventail de choses ! »

COQCYGRUE analyse un risque très net à définir les métiers du soin en tant qu'ancrés dans le registre de la passion, de la vocation professionnelle. Ce faisant, on leur retire la qualité de

1 AUSLENDER, V., 2017. « Omerta à l'hôpital. Le livre noir des maltraitances faites aux étudiants en santé ». *Michalon.*

profession, donc d'exécution par des personnes compétentes, d'un ensemble de tâches en échange d'un salaire, au prétexte qu'il s'agirait, pour ces personnes, de se contenter d'assouvir leur passion, de réaliser ce qu'elles aiment faire : ce qui ne nécessite aucune contrepartie.

« Parce que quand Sarkozy, à l'époque, te dit "ah mais c'est la passion soignante", c'est pour t'enculer au maximum. Quand on commence à parler pour les gens en disant que leur métier, c'est pas un métier c'est une passion, on se dit "ça va pas être financé pareil", on le voit venir de loin. »

Sens de la mission, amour du métier, passion professionnelle existent, les soignantes l'expriment clairement, ce qui ne les empêche nullement d'avoir une conscience précise des conditions de travail difficiles qui leur sont imposées, au nom peut-être d'un dévouement qui les caractériserait et serait constitutif de leurs compétences professionnelles. Si elles aiment leur métier, les soignantes ne sont cependant pas dupes des enjeux de l'existence de telles représentations qui nuisent à leur reconnaissance professionnelle.

La reconnaissance du travail des soignantes

Les soignantes rencontrées soulignent le fait que ni la rémunération ni les conditions de travail ne rendent leur métier attractif, ni ne leur permettent de continuer à l'aimer. La reconnaissance[1] dont elles ont besoin dans l'exercice de leurs fonctions professionnelles ne repose pas sur les symboles, et les propos dithyrambiques des instances politiques au plus fort de la crise sanitaire, les ont particulièrement irritées. Cette reconnaissance, elles l'obtiennent directement des personnes dont elles ont la charge, et c'est le plus important pour elles car il s'agit d'un gage d'authenticité et de sincérité.

La dimension du remerciement est centrale : il constitue la marque concrète de la reconnaissance de la personne aidée envers la personne aidante, et non un simple signe de courtoisie. Dire merci c'est d'une part, prouver à la personne soignante que son

1 COURTEL, Y., 2008. « La lutte pour la reconnaissance dans la philosophie sociale d'Axel Honneth ». *Revue des sciences religieuses, n° 82/1.*

action a été utile ; et d'autre part, reconnaître le sens de l'engagement de cette personne dans ses actions professionnelles. La proximité physique, voire intime, entre soignantes et personnes soignées ancre le remerciement dans un registre signifiant fort et partageable. Ce degré immédiat de reconnaissance semble être le plus déterminant, le plus reconnu par les soignantes.

La reconnaissance des soignantes par les patients agit comme un révélateur puissant de l'absence de reconnaissance institutionnelle en les mettant en perspective dans un registre d'opposition entre proximité et distance, et entre conscience et impossible compréhension.

« C'est la satisfaction du travail bien fait, le fait d'avoir apporté un mieux-être aux patients ; ça passe par les patients, des patients qui vont bien, ou du moins qui vont mieux grâce à notre action [...]. Qui me donne, à moi ? Ben... les patients ! »
FLEUR

« Et je pense qu'on tient dans un travail comme ça parce qu'on est reconnu, on l'est par les résidents et les familles. »
LINK

« Moi ce que je préfère, c'est quand une personne commence à aller mieux et qu'au bout d'un moment, elle me remercie pour dire que ça l'a aidée [...]. Depuis un an, je trouve qu'on a renforcé notre identité collective de façon positive. On n'est pas considérés autrement malheureusement, ni à l'échelle de la ville ni à l'échelle nationale [...]. J'espère qu'il y a une prise de conscience de ces gens de la haute sphère, mais je suis pas sûre que ces gens, dans leur grand bureau, ils se rendent compte de ce qu'il s'est passé. »
JOSÉPHINE

Le sentiment du travail bien fait, de l'accomplissement d'actions humanistes et la bonne considération des patients prennent davantage de sens lorsqu'ils sont confirmés par ces derniers. Si les remerciements semblent agir comme une confirmation assumée, la confiance que les patients témoignent aux soignantes apparaît, elle, comme une marque tacite de reconnaissance. Elle n'en a pas moins d'importance car elle prouve la valeur du soin.

Cette reconnaissance dépasse parfois ce que les soignantes pouvaient imaginer : pour AZULEJO, l'empathie qui permet de prendre soin de l'autre s'est exprimée des patients vers les soignants.

« Ce que les patients ont dit quand on a fermé la structure, c'était génial ! On a fait une réunion parce qu'ils voyaient les infirmières en pleurs. Ils étaient dans un tel état... Ils voyaient bien qu'il se passait des choses, c'était vraiment instructif. Dommage que j'aie su ça qu'en fin de carrière. Alors on les a réunis pour leur expliquer, et j'ai été époustouflée de leur classe et de leur empathie vis-à-vis des soignants. »

« J'ai l'impression, et c'est ce que m'ont dit certains patients aussi, qu'ils ont confiance. Ils savent qu'ils vont être bien considérés. »
TUNIS

« Les patients, ils sont vraiment adorables parce qu'ils nous font confiance, ils partent du principe qu'on sait, qu'il y aura pas de soucis, qu'on va bien s'occuper d'eux [...]. En général, les familles de patients, c'est des perles ! Les patients, ils nous chouchoutent, ils sont adorables avec nous. »
JEANNE

« Chez les familles, il y a beaucoup de méfiance, mais en réanimation, on arrive après d'autres médecins, qui ont peut-être pas fait les bonnes choses des fois, ou qui ont essayé de faire au mieux et ça n'a pas suffi. Et on apparaît peut-être comme des meilleurs médecins, il y a plus de confiance en nous de manière globale. »
ROSE

« C'est un métier où on n'est pas reconnus au niveau de l'État et au niveau de notre statut, mais par contre, on a une reconnaissance des patients, des parents [...] au quotidien, on a une reconnaissance des parents qui nous remercient, qui nous valorisent. »
MAYA

La reconnaissance dont elle bénéficie, LINK l'exprime par les deux acceptions du terme. Elle ignore le manque de reconnaissance institutionnelle et ne parle que de celle des résidents, la seule qui compte à ses yeux :

« Y en a qui disent que dans notre métier, on est pas du tout reconnus. Je suis pas d'accord, franchement on est reconnus pas les patients. Tous les jours, tous les jours, ils l'expriment de plein de manières différentes. Y a ceux qui ont toute leur tête qui vous le disent clairement, qui le verbalisent ; et les patients déments qui vous l'expriment autrement. Par exemple moi mon signe c'est ça [LINK montre un tatouage sur son avant-bras]. Je suis tatouée, et il y a des gens qui me désignent comme ça. J'ai des dessins sur les mains, ils me regardent, ils regardent mes bras, et ils font comme ça [LINK mime une personne montrant ses mains et ses bras]. Donc ils me reconnaissent comme ça, ils m'appellent, voilà. Et quand on s'occupe bien d'eux, on a la reconnaissance des patients tous les jours. La reconnaissance, on n'en a pas quand on fait pas le travail. »

« Globalement on est bien perçus parce que chaque année aux manifs, y a les gens aux balcons qui nous disent "on vous soutient, hein !" Même si bon, y a jamais rien qui bouge, mais on sait qu'on fait partie des professions qui sont pas détestées quoi. On a cette chance-là, on a quand même des bons retours en général. [POMMINE raconte l'anecdote d'un achat réalisé sur Leboncoin et ses échanges avec le vendeur]. Il me dit je fais tel métier donc je bouge beaucoup mais on peut… Je lui dis, moi je suis infirmière-anesthésiste. Donc quand je travaille, je suis sur une amplitude horaire improbable, mais j'ai des jours de repos et donc, plutôt sur un repos. Et là, il a changé de voix. Il m'a dit "non mais moi, je m'adapte complètement à vous", et il m'a fait un prix. Et il est venu me le déposer chez moi et il m'a dit "non, je fais le détour pour venir vous le déposer parce que j'ai pas applaudi, au premier confinement, j'ai pas applaudi les soignants, et c'est ma manière de vous remercier, pour votre métier et pour…", alors qu'il savait même pas si j'avais fait que du yoga et du pain pendant tout le confinement, il en savait rien, mais j'étais soignante… Alors ça, c'est un truc que j'aurais jamais vécu avant ! Là, tu te dis que le regard des gens il devient improbable. Ils se sentent presque obligés de nous être redevables, alors que pas du tout, je me force pas à faire mon métier en fait. On a tous choisi notre métier. »
POMMINE

Pour POMMINE, la reconnaissance n'est pas l'apanage des seules personnes soignées : elle s'étend à la société civile, par le soutien pendant les manifestations, et s'insinue parfois dans les échanges avec des inconnus, par un respect inconditionnel et un désir de le montrer.

La reconnaissance des soignantes par les personnes soignées est centrale, agissante et fonctionnelle, au sens où elle permet au travail de se dérouler dans des conditions qui correspondent aux valeurs humanistes de ces intervenantes. Cependant, la reconnaissance des soignants par les patients et par les publics est fragile et aléatoire car elle est liée à des situations précises, singulières, et sa stabilité n'est pas assurée.

Soigner, c'est se soigner

La souffrance personnelle que plusieurs soignantes ont expérimentée est analysée en tant qu'elle leur permet d'accéder à l'indispensable humanité et considération de l'autre. Il s'agit, ainsi et aussi, de soigner pour se soigner[1].

« Soigner en psychiatrie c'est assez particulier. Les soignants en psychiatrie sont en général des gens qui ont souffert eux-mêmes. On dit que les psychiatres sont fous. Why not. En réalité, les psychiatres, il faut qu'ils aient souffert un minimum quand même. S'ils ont eu une vie totalement rectiligne, je sais pas comment ils font. Y a une forme de… réparation. C'est la réparation. Réparation de l'injustice basique, injustice parce que tu es malade. Oui, le bricolage pour la réparation, l'accompagnement. Le soignant, c'est celui qui veut guérir et qui veut guérir les autres. »
AZULEJO

« De prime abord, y a un rapport à l'autre, et puis on fait un peu tous ça pour se soigner nous-mêmes, on le sait, on cherche tous à soigner une part de nous-mêmes, que ce soit notre enfance, nos parents... On a un rapport à ça, et chez les collègues, ça se sent, même s'ils l'expriment pas. Alors des fois, ça peut être un truc de famille, y a un rapport à l'autre, à son prochain. »
JEANNE

---

1 DELHAYE, M. & LOTSTRA, F., 2007. « Soignants... soignés, un rapport complexe. Une réflexion « chemin faisant » quant au statut émotionnel du soignant ». Cahiers de psychologie clinique, n° 28. *De Boeck Supérieur.*

La dimension thérapeutique de l'engagement soignant est également présente dans les discours de NATURE, POMMINE et LOUISE :

« Les accompagnements de fin de vie, sur la crise sanitaire, ça te fait réfléchir et puis tu te dis “waouh !”. Quand même, on emmagasine plein de choses qui sont pas très faciles, et c'est peut-être aussi une forme de thérapie. »
NATURE

« Je pense que si on faisait tous une psychothérapie, on en prendrait conscience qu'on a certainement, un besoin, tous, d'aider les autres, de donner un sens à notre vie. »
POMMINE

« Je pense que j'ai fait un genre de réparation, hein, même si je suis pas psy ! J'ai beaucoup fréquenté les hôpitaux avec mon père, qui a eu des problèmes de santé toute sa vie, qui a beaucoup fréquenté les urgences… J'ai été confrontée à titre personnel, quand mes parents ont eu un grave accident de voiture, mon père mort... C'était catastrophique la manière dont on m'a reçue […]. Je l'ai découvert aussi chez tous les collègues que j'estime, qui ont des valeurs de solidarité, de partage, qui sont attentifs à la collègue, ce sont tous des personnes qui ont eu de grosses blessures dans leur vie. »
LOUISE

Pour JOE, psychomotricienne en CMPP, la souffrance infantile éprouvée par le soignant, c'est son moteur, sa réserve, ce qui lui permet d'être à la hauteur de sa tâche :

« Je pense que tous les soignants ont un infantile qui a souffert. Sinon, je pense que ce sont pas de bons soignants. Enfin c'est pas bon ou mauvais, mais je sais pas où ils puisent leurs forces. S'ils ont de la force, ils la puisent là-dedans. »

Cette souffrance, consciente et commune, constituerait une raison d'être soignant. Ressort essentiel de l'identité soignante – si tant est qu'il soit possible de la définir – cette expérience de la souffrance permet l'empathie, donne du sens aux actions soignantes, et unit le collectif autour d'un non-dit partagé parce qu'implicite.

Les réseaux de soignants

Les soignantes questionnées appartiennent à différents types de réseaux. J'en ai observé un, composé de LINK, ORCHIDÉE et COQUELICOT, qui s'exprimait dans un ensemble très structuré de repères, de pensées, de guides à l'action, et dépassait les propos par le fait qu'il se constituait physiquement, dans des quotidiens largement partagés, y compris en dehors du travail.

C'est la première qui m'a mise en relation avec les secondes, qui exercent toutes les deux le métier d'aides-soignantes en Ehpad, dans l'établissement où LINK est infirmière. L'entretien s'est fait de manière croisée[1]. Ces trois femmes prennent leurs jours de repos ensemble et les passent parfois ensemble, comme une petite famille, comptant deux générations.

« On avait un week-end prévu mais à chaque fois, le COVID-19 l'a ruiné » !
COQUELICOT

« On fait des activités ensemble, et puis on se rend des services. Là, je l'ai accompagnée à l'hôpital la collègue, je suis allée chercher les médicaments, et puis j'ai fait manger la petite. »

« Moi j'allais me retrouver au chômage et il me fallait un boulot. Et là-bas, ils cherchaient. Ma copine m'a dit "viens". Alors j'ai déposé un CV, et trois jours après, j'y suis rentrée. »
ORCHIDÉE

« Dans mon travail, y a un réseau qui s'est mis en place pour faire l'école quand l'école était fermée, quand même, il y a tout un réseau solidaire. »
LINK

LINK, COQUELICOT et ORCHIDÉE sont liées par une ambiance de travail lourde, difficile, qu'elles qualifient de dysfonctionnante. Il faut pouvoir s'épauler, se soutenir pour affronter de telles conditions. Elles sont également liées par une vision des choses qu'elles partagent, au sujet de ce qu'est le bon travail que l'autre équipe n'effectue pas, selon elles. Ce partage leur donne la force et le courage d'effectuer un travail au sein d'une structure dans

1 Voir chapitre : La présentation des participantes (p.13)

laquelle les bonnes et les mauvaises pratiques ne sont pas discernées, où il faut savoir convoquer ses propres valeurs de manière permanente, en l'absence de soutien et d'encadrement. Ces femmes le font ensemble. Enfin, elles sont liées dans leur vie personnelle parce qu'elles ont connu la galère, la monoparentalité, disposent de peu de temps de loisirs et ont construit, comme le dit LINK, un réseau de solidarité à partir des ressources de l'environnement professionnel.

Mes interlocutrices ont souvent mentionné la fréquentation des soignants entre eux en dehors du travail, en expliquant qu'ils forment une corporation dont les membres se comprennent, voire se reconnaissent. Le monde soignant semble ainsi fédérer ses membres par un fort sentiment d'appartenance à une corporation non restreinte à la dimension professionnelle. La corporation soignante inclut des traits de caractère, des aptitudes humaines, des accords tacites de pensée, des partages complices d'ambiances singulières, des formes d'intercompréhension desquelles les non soignants ne peuvent qu'être exclus.

ROSE évoque ce fait de manière concise, à la manière d'un allant-de-soi, d'une évidence, qui s'impose tôt : « Je suis très entourée de gens qui sont dans le milieu médical, nos études étant ce qu'elles sont… »

« Les soignants, c'est des caractères qui sont là pour aider, globalement, et dans tous les sens du terme. Genre des infirmiers… Enfin moi, c'est vrai que je vais plus m'entendre, de manière générale, avec des soignants que... enfin ça veut rien dire, mais j'ai beaucoup de personnes autour de moi qui sont soignants ou qui ont été soignants… Bon c'est vrai que ça permet de partager aussi dans le cadre hors professionnel, je pense qu'on a envie… Bon, faudrait que je fasse le compte, mais je pense que c'est à peu près un tiers de mes amis qui sont dans ce milieu. »
ONAGRE

« Après, ça m'a apporté aussi des copines, des amies, c'est des amies, moi, mes collègues, en dix ans, j'ai créé des liens très forts avec certaines de mes collègues, qui sont vraiment des amies aujourd'hui, j'ai plus d'amis qui viennent de mon milieu professionnel que de l'extérieur. Mais c'est normal, les amis on les rencontre pas au supermarché, on rencontre des gens dans les

milieux où on passe du temps, et c'est très marqué chez les soignants. On était à un mariage samedi, et c'était une soignante ; et on sentait que ses copines, c'était ses collègues, c'est sûr. »
MAYA

« Tous nos potes sont des soignants, on se fait un gros cercle d'amis. Moi j'ai toujours eu mes confidentes dans mon métier, parce que c'est sûr que mon copain, c'est pas un soignant, il a pas toujours l'oreille aussi attentive que peuvent avoir mes copines qui sont dans la même galère que moi. Moi c'est clair, j'ai toujours eu mes amis qui faisaient le même métier que moi et auprès de qui je me livrais quand on a eu des soucis. »
POMMINE

« On est dans un monde à part, on se comprend entre nous, d'une certaine manière, et les gens extérieurs ne comprennent pas du tout dans quoi on vit : un autre monde. »
FLEUR

La singularité des milieux soignants, tout ce qu'ils comportent et que, selon mes interlocutrices, l'on ne retrouve pas dans les autres milieux professionnels, relève nettement d'une capacité à comprendre ce que vit l'autre. La soignante doit pouvoir comprendre ce que vit le patient, pour l'aider, le soigner, prendre soin de lui d'une manière adaptée. Ce faisant, elle est également apte à comprendre ce que ses consœurs vivent et que son entourage ne peut peut-être pas comprendre. Ainsi, MATSYA, en grande difficulté professionnelle pendant le confinement, s'est-elle tournée vers des personnes rencontrées au cours d'une récente reprise d'études pour retrouver une ambiance propice aux échanges, à l'ouverture et, partant, à une potentielle amélioration de la situation par une prise de recul grâce à l'aide de semblables :

« Après, je crois qu'on a fait de l'autoformation avec les collègues de la formation qui sont sur des postes similaires au mien, et avec qui on pouvait échanger en toute liberté, en se disant, bon, passez-moi l'expression mais “t'es dans la merde, moi aussi, donc, on va s'aider à prendre du recul, les uns les autres”. Alors des collègues dans divers milieux, une copine directrice d'Ehpad, une plutôt protection de l'enfance, d'autres plutôt dans le médico-social, on a pu quand même échanger pendant cette période-là, on a pu tenir, on a fait ça en cours de premier confinement. Enfin, je sais pas si c'est pertinent, mais ça m'a aidée à passer la crise. »

Sans ces réseaux de semblables, les soignantes se sentent seules, incomprises, vulnérables. La particularité des métiers et du monde soignants est ainsi présentée par MADATI, qui a expérimenté l'impossibilité de la partager avec son mari :

« C'est des métiers où y a jamais la sérénité. On voit des choses horribles et y a pas de groupes de parole. Au début de ma carrière, je rentrais à la maison et je racontais tout à mon ex-mari. Un jour, il m'a dit "écoute, t'es gentille, mais là, non". »

Pour cette soignante, les réseaux de semblables permettent de penser l'impensable et de dire l'indicible :

« Parfois les gens, ils pourraient penser qu'on banalise la mort, mais c'est pas qu'on la banalise. C'est que comme c'est notre quotidien, on la voit d'une autre manière. Je m'imagine que quelqu'un à qui on dit "bon, on les met dans la housse", ben ça peut sembler… Mais avec d'autres soignants, on peut le dire parce qu'on sait qu'ils le comprennent. Je pense que c'est dans tous les milieux professionnels… mais soignants, là, on touche à l'intime, alors dans notre façon d'en parler, on le banalise, mais ces conversations-là, avec d'autres personnes, elles auraient pas le même sens. »
MADATI

AZULEJO et MATSYA ajoutent une dimension familiale aux réseaux de soignants : conjugale et transmise à la descendance pour la première, héritée de ses ascendants et transmise pour la seconde.

« Mes trois enfants ont fait médecine, et y a pas de médecins chez nous, y a que nous deux ! »
AZULEJO

Nous deux réfère à elle et son mari, également médecin.

« Mes enfants ont toujours évolué dans ce milieu-là. Pas parce qu'il y a des situations complexes dans ma famille, mais parce que ma famille a toujours évolué dans ce milieu-là professionnellement. Avec divers publics fragiles, moi je travaillais en

MECS[1] avec des mineurs étrangers. Mes enfants sont régulièrement venus sur mon lieu de travail, connaissent cette problématique-là. Après j'ai été pendant longtemps dans une activité militante et mes enfants ont toujours participé avec moi et ont été sensibilisés à ça. Ma mère travaille en Ehpad, donc ils savent ce que c'est, ils sont déjà allés à la maison de retraite, non pas pour voir des proches mais pour des activités ouvertes au public. Et ils sont venus à plusieurs reprises sur mon lieu de travail, que ce soit les établissements enfants ou adultes, et puis également par le biais de leurs grands-parents paternels, mon ex-belle-mère était aide-médico-psychologique en IME[2], mon ex-beau-père était responsable de ce qu'on appelait à l'époque un CAT[3]. Donc les mercredis après-midi, mes enfants y étaient [...]. Le choix de mon métier, ben je sais pas fondamentalement, mais j'ai toujours été élevée dans l'idée que tout le monde a sa place, que ceux qui arrivent pas à trouver leur place, ben il faut peut-être leur faciliter les choses pour qu'ils en aient une. Bon, j'ai toujours été élevée comme ça, c'est naturel, par rapport à mon éducation et à la façon dont j'ai évolué. »
MATSYA

POMMINE a choisi son métier, aidée par la perspicacité de sa mère et de son grand-père – soignants – qui ont mis des mots sur ses aptitudes repérées à prendre soin de son frère et de sa sœur, plus âgés qu'elle, et l'ont en quelque sorte orientée :

« Moi, j'avais pas forcément pensé être infirmière un jour dans ma vie. Je faisais le deuil des sciences du langage pour être orthophoniste. Bon je voulais quand même travailler avec des êtres humains, mais pas forcément dans le soin, dans la maladie, etc. Et ma mère, elle m'a dit – ma mère était infirmière au début, après elle était instit ; mon grand-père était cadre de santé mais en psychiatrie – et ils m'ont toujours dit “mais toi, mais c'est une évidence”. Bon, je m'occupais toujours de mon grand frère, de ma grande sœur, j'étais toujours aux petits soins avec tout le monde et ils m'ont toujours vue infirmière. Donc c'est un peu ma

1 Maison d'enfants à caractère social.
2 Institut médico-éducatif.
3 Centre d'aide par le travail (aujourd'hui Esat : Établissement et service d'aide par le travail).

mère et mon grand-père qui m'ont orientée vers ça. J'ai passé le concours, je l'ai eu direct et je suis rentrée à l'école, et c'était une révélation magique. J'ai été passionnée par les études. »
POMMINE

Ces différents réseaux auxquels les soignants appartiennent semblent leur apporter avant tout des formes de confirmation, de gage de la justesse d'un choix professionnel, dans lequel ils peuvent se reconnaître et être reconnus. À un niveau plus personnel, ils permettent la compréhension tacite de souffrances et de difficultés partagées.

L'exercice professionnel semble facilité par l'importance de ces réseaux : l'écoute, la compréhension et la reconnaissance que l'on ne reçoit pas forcément au travail existent dans les relations intersoignants, familiales ou amicales. Cet état de fait permet d'exonérer les structures d'exercice d'un important élément de gestion des personnels et de compter, voire de se reposer sur une régulation qui s'effectue ailleurs.

Devenir soignant…

Les raisons du choix d'une activité professionnelle soignante sont diverses. Un dénominateur commun est cependant identifié par les personnes que j'ai rencontrées : la centration sur la relation humaine, le contact avec les humains, comme le dit TUNIS. À cette centralité de la relation humaine dans la profession s'ajoutent le fait d'aider, de prendre soin de l'autre, sur du long terme et de manière chaque fois singulière, et la dimension extra-ordinaire des métiers du soin.

« J'ai jamais fait d'autres métiers mais je crois qu'on a quand même des relations qui sont un peu hors du commun dans le milieu hospitalier, et qu'on est tous animés d'une espèce de joie de vivre, on met toute notre vie perso de côté. »
POMMINE

« C'est le rapport à l'autre qui me plaît, oui, oui, ça me remplit de bonheur de m'occuper de mon prochain, voilà ! »
JEANNE

« Je voulais ce relationnel que l'on peut avoir en tant que médecin traitant. On dit plus médecin de famille maintenant mais ça

reste quand même très très vrai, c'est-à-dire c'est le suivi, sur le long terme, c'est éventuellement d'avoir plusieurs générations. C'est ça qui est intéressant aussi : c'est de suivre et de traiter un patient vraiment dans son environnement. C'est pas facile tous les jours mais la relation aux patients, c'est quelque chose qui est très riche. Il y a des médecins qui ne s'en nourrissent pas forcément, mais c'est pas mon cas. Ce lien, cette relation qui se met en place, c'est ce qui me motive… Cette relation, c'est un respect mutuel, une considération mutuelle, c'est vraiment ça qui est important en fait, que ça soit à double sens. »
GLYCINE

Cette centration sur la relation humaine est nourrissante parce qu'elle est à double sens[1], et c'est un apprentissage très conscient pour GLYCINE, qui note qu'il ne s'agit pas là d'un sentiment nécessairement partagé par ses collègues.

La relation soignante autorise le respect bipartite, l'acceptation réciproque, la considération, la reconnaissance d'un humain par un autre humain, elle permet l'intercompréhension qui caractérise un niveau élevé de la relation. Les soignantes ne se satisfont pas d'interactions : c'est bel et bien de relation[2] qu'elles parlent. Ici réside souvent un nœud de déception dans le travail des soignantes : les conditions matérielles de l'exercice professionnel permettent l'interaction, indispensable, mais pas nécessairement la relation, plus complexe, plus exigeante, plus impliquante aussi.

Il existe également, dans la décision de devenir soignant, une forme d'allant-de-soi comme si l'on était fait pour cela, que la question ne se posait pas vraiment mais que cela s'imposait plutôt. Cet allant-de-soi apparaît en filigrane plus qu'il n'est clairement verbalisé : les mimiques des soignantes sont souvent, à l'évocation de ce sujet, des haussements d'épaules, des yeux ronds, presque interrogateurs, comme si la question était saugrenue, presque incongrue.

---

1 MARMILLOUD, L., 2019. « Donner vie à la relation de soin. Expérience pratique et enjeux éthiques de réciprocité ». *Erès.*

2 VERDON, C., LAVOIE, M. & BLONDEAU, D., 2013. « Relation et communication : une différence conceptuelle pouvant influencer l'exercice infirmier par le lien infirmière/ soigné ». *Recherche en soins infirmiers, n° 114.*

RANI explique cependant : « J'ai pas vraiment choisi en fait, je pense que c'était un faux choix, en étant pompier, c'était ma passion, et voilà, je ne me suis pas vraiment posé la question. »

Le goût pour la découverte occupe une place importante dans les processus d'orientation vers les métiers soignants. Découvrir des textes, des aptitudes personnelles, des appétences particulières, des manières de faire et de penser puis les expérimenter, voilà qui peut faire émerger la passion et constituer un soubassement de l'engagement dans les métiers du soin. La découverte s'accompagne d'une curiosité, d'une envie de savoir et de comprendre, chez COQCYGRUE et JOSÉPHINE

« Il y a plein de métiers que je trouvais bien, et alors médecine c'était ouvert. Alors j'ai d'abord pensé médecine, et dans la médecine, j'aimais bien les matières fondamentales dans la biologie, j'aimais bien l'histologie, l'immuno, j'aimais bien les matières de labo et les histoires de systèmes, et j'avais gardé quand même un regret sur les sciences humaines. Et puis après, je savais que j'avais un bon contact. J'avais un accès facile, et quand j'ai commencé, j'ai fait un stage en pédopsy, mon premier stage indéterminé, je l'ai fait en pédopsy, et là j'ai commencé à lire Winnicot et Mélanie Klein. Et là, j'ai été séduite par la psychose et les machins comme ça, j'ai complètement craqué pour ce truc-là et cette partie de la psy, et voilà, la névrose, ça m'emmerdait un peu, Freud moyen... mais par contre la petite enfance, alors là je suis partie à fond, ça m'a plu et voilà. »
COQCYGRUE

« J'ai eu envie de faire psychologie, ça remonte à la terminale, quand j'ai eu un prof de philo qui était assez chouette, qui nous a aidés à réfléchir et qui était très branché marxisme et psychanalyse. Donc on a fait beaucoup de choses là-dessus et j'ai commencé à être passionnée par tout ce qui concernait l'inconscient, et c'est ce qui m'a amenée à aller chercher la fac de psycho, pour comprendre un petit peu tous ces mécanismes psychiques. Après, les premières années de psycho c'est très large, on fait de la psychologie sociale, de la psycho génétique, on fait de la clinique, et moi c'était la clinique qui me passionnait, voilà. Et j'ai poursuivi mon cursus scolaire, avec mon diplôme au bout, pour comprendre comment les gens fonctionnaient, et comment leur

histoire de vie faisait qu'ils fonctionnaient de telle ou telle manière ; et quand le fonctionnement de la personne la satisfaisait pas, ou la faisait souffrir, voir comment on pouvait aider la personne à dénouer des choses de son histoire et travailler sur sa façon d'être pour à la fois mieux comprendre et aborder un changement nécessaire pour la souffrance. Moi c'était cette dimension-là qui m'intéressait, et qui m'intéresse toujours après trente ans de pratique. Mon métier me satisfait toujours complètement parce que chaque histoire est différente, donc on est toujours au quotidien dans la découverte de l'autre, son histoire, et c'est ça qui est passionnant, y a pas de routine. »
JOSÉPHINE

La découverte du public des personnes âgées, issue de sa socialisation professionnelle, a permis à LINK de trouver sa voie, après avoir expérimenté plusieurs métiers. Il s'agit là d'une construction sur le long terme, de l'élaboration d'une insertion socio-professionnelle incluant la pratique de plusieurs activités et la reprise d'études :

« C'était compliqué. En fait à la base, j'étais pas du tout dans la santé, à la base j'étais dans l'enseignement et la recherche en littérature, c'est ce que je voulais faire, et comme je devais travailler pendant mes études, je suis arrivée à un moment où j'étais complètement épuisée et où j'ai arrêté, en me disant que j'allais reprendre plus tard. Je cherchais un travail alimentaire. Je voulais plus donner des cours de français parce que ça s'était assez mal passé avec les parents d'élèves. J'en avais marre du service aussi, j'en ai fait pendant dix ans. Et donc j'ai un ami qui travaillait en tant qu'agent de services hospitaliers dans une clinique. Il m'a dit "ils cherchent des ASH[1]." Et je me suis dit "ben je vais essayer ça". Et en fait, je me suis retrouvée avec une psycho qui voulait faire du volontariat sur un couloir de soins palliatifs. Du volontariat avec infirmières, médecins, ASH, tout le monde, et moi je me suis dit "je vais essayer", mais je connaissais vraiment rien de rien au monde médical. Donc ASH, je faisais le ménage, je portais les plateaux tout ça... sauf qu'il y a vraiment eu une équipe où tout le monde était important pour le patient qui était en train de mourir, donc c'était quand même assez difficile, mais

1 Agent de services hospitaliers.

y a vraiment eu une équipe hyper forte et vraiment, j'ai beaucoup aimé. J'ai découvert le soin palliatif, j'ai appris plein de choses, j'ai trouvé ça hyper intéressant. J'ai dû partir pour des raisons personnelles, et je me suis dit que j'allais essayer de trouver des soins palliatifs où je pourrais travailler comme ASH. Et fin de non-recevoir complète parce que je n'avais pas un BEP sanitaire et social, donc non. J'ai demandé comment je pouvais faire et on m'a dit "ben essaie à domicile", et je suis devenue aide à domicile. Ça, ça m'a beaucoup plu. J'ai travaillé pendant pas mal d'années comme aide à domicile. Pareil, j'ai vraiment vu l'équipe qu'il pouvait y avoir entre le kiné qui passe, l'infirmier, le médecin de famille et tout... et je me suis spécialisée très rapidement dans les personnes démentes. Soit le très grand âge, plus de quatre-vingt-dix ans, les agonies et les personnes démentes Alzheimer ou assimilé avec troubles psycho-comportementaux. Et le problème, c'est qu'on a pas de vie, pas de conditions de travail, pas de salaire, pas de formation... enfin c'est vraiment le métier qui n'existe pas. Et je me suis dit qu'il y avait des choses à faire, et c'est un métier qui m'intéressait vraiment. Et en plus j'avais une patronne – c'était associatif – qui avait très bien compris que ça m'intéressait, qui m'envoyait chez les nouveaux clients pour voir les besoins, analyser le terrain, ça me plaisait beaucoup, et en cherchant comment avoir un vrai métier là-dedans, je me suis dit ben infirmière. Et j'ai fait l'école d'infirmières en CIF[1]. Et dès le départ, je voulais travailler en gériatrie. J'ai fait mon mémoire sur les troubles psycho-comportementaux, c'était vraiment ce qui m'intéressait, ce qui m'intéresse toujours d'ailleurs. Donc à la fin de mes études, j'ai cherché en maison de retraite parce que c'est là que je voulais travailler. »

JOE est devenue psychomotricienne suite à un entretien avec une conseillère d'orientation qui lui conseillait le métier… d'ergothérapeute, par une expérience qui lui a révélé une partie de ses capacités et par la découverte de la formation :

« Une conseillère d'orientation s'est trompée, qui m'a envoyée là-dedans et puis ça m'allait, alors que c'était pas du tout ce qu'elle m'avait dit. Et dans le même temps, j'ai fait une colo où on m'a bombardée adjointe de direction alors que j'étais en

1 Congé individuel de formation.

formation, tout simplement parce que j'ai dit que je voulais bien m'occuper des enfants handicapés. J'avais des responsabilités alors que j'en avais pas les moyens, j'avais une petite handicapée et je me suis aperçue que j'arrivais à faire des choses. Et ça m'a confortée. Le corporel, je l'ai pas choisi, la conseillère elle m'a dit que la psychomotricité, c'était rééduquer des enfants et des adultes après un accident. En gros, elle m'a décrit l'ergothérapeute. Et ça m'allait, et quand j'ai fait les études, j'ai dit "ah mais ça, c'est beaucoup mieux !" »

Pour JOE, la dimension de la découverte inclut la créativité, par laquelle on peut continuellement innover, l'absence de routine, parce que la relation est un espace unique ; et le système D, qui amène à mobiliser des ressources dont on n'avait pas forcément une conscience très claire :

« Ce que j'aime le plus, c'est la relation avec l'enfant. Se rendre compte qu'on peut se mettre au niveau d'un enfant et aussi loin soit-il, on peut avoir quelque chose en commun. Et puis, j'ai jamais fait deux séances pareilles. Donc je crée tout le temps et ça, ça me va. Pas refaire deux fois la même chose, je crois pas que j'y arriverais sinon [...]. Des fois, c'est du système D, parce que quand je vois un gamin qui butte, qui comprend pas ce qu'est son bras, ben il faut que je me débrouille pour trouver un moyen de lui expliquer ce que c'est qu'un bras. J'ai pas de recettes. »

L'envie, la motivation à devenir soignant, les raisons qui font que l'on se sent destiné à agir professionnellement dans le soin ne semblent pas passagères mais stables. Elles ont donné à ROSE le courage d'entamer un parcours universitaire en médecine, malgré les conseils inverses de son entourage. RANI et ONAGRE, qui ne pensent pas poursuivre leur activité actuelle tout au long de leur carrière envisagent une réorientation, une suite potentielle de laquelle le soin ne sera pas exclu, mais qui pourrait se dérouler en dehors de l'univers paramédical.

« Je crois que c'est comme pour toutes les petites filles, y a très longtemps que je voulais être médecin, et au lycée j'ai plus ou moins changé parce que tout le monde me disait "non, mais c'est très très dur la médecine, fais plutôt ingénieure." Mais je suis allée en médecine et je pense que je ne me suis pas trompée, ça me plaît beaucoup ce que je fais. »
ROSE

« Aide médico-psychologique, je sais pas mais en tous les cas, je voulais travailler avec des enfants autistes, ça c'est sûr. Pourquoi ? C'est difficile à définir… Je pense que j'ai quand même une certaine affinité avec ces enfants, et ils me fascinent un peu donc je me sens bien avec eux […]. Je me vois pas faire autre chose que soignante mais en même temps, je me vois pas faire ça toute ma vie. Donc, je me dis que je prends le temps et on verra. »
ONAGRE

« C'était une continuité et c'est après que je me suis dit que je suis passée à côté de plein de choses, je reviens un peu là-dessus maintenant, alors prendre soin ça me convient, mais y a plein d'autres métiers qui sont pas du soin, où il y a du prendre soin. Et c'est vrai que repartir à l'école, j'ai senti que intellectuellement, je pouvais plus que ça, et ça me manque, alors je me nourris autrement… »
RANI

Ainsi, l'implicite, l'allant-de-soi dans le choix des métiers soignants semble-t-il se conjuguer avec la centralité de la relation humaine et un goût important pour la découverte et l'absence de routine. L'ancrage dans ces métiers s'effectue également par des affinités avec certains publics et par l'utilité sociale des actions conduites.

Les difficultés et les lourdeurs inhérentes aux métiers du soin amènent cependant plusieurs de mes interlocutrices à envisager une réorientation professionnelle, par laquelle les éléments qui relèvent du soin et de la relation pourraient être conservés, mais dans des cadres moins contraignants et moins fermés que ne le sont les institutions sanitaires.

…Et le rester

Les professions soignantes – médecins, infirmières, sages-femmes – sont en crise depuis de nombreuses années. Les dispositions relatives au New Public Management[1] – tarification à

1 Le New Public Management (NPM : Nouvelle gestion publique en français) a émergé à la fin des années 1980 dans les pays de l'OCDE. En France, elle est notamment évoquée dans les propos de Philippe Séguin, ministre des Affaires sociales et de l'Emploi dans le gouvernement de cohabitation de

l'activité[1], loi Hôpital, Santé, Patients et Territoires[2] – visant à mieux contrôler les dépenses de santé ont généré une évolution de l'hôpital vers la rentabilité marchande. Des grèves quasi annuelles se déclenchent, sans générer les effets attendus. La grève des chefs de service[3] n'a pas obtenu le résultat escompté. Le travail soignant est lourd et difficile, les conditions de travail se

---

Jacques Chirac en 1986 : « La santé n'a pas de prix, mais elle a un coût ». Elle s'est déclinée par une longue série de plans de réforme de l'Assurance maladie visant à résorber le trou de la sécu. La nouvelle gestion publique s'illustre par une approche fondée sur les trois E : économie, efficacité, efficience. L'instauration du NPM a ainsi pour objectifs affichés d'accroître la productivité des services publics et d'améliorer le service rendu à l'usager. Les objectifs à atteindre par l'organisation sont quantifiés à travers la mise en place d'un management par les chiffres, avec notamment la mise en œuvre de protocoles visant à automatiser une partie du travail productif et de fixer la manière dont les hommes doivent procéder pour faire le reste. Voir : DUJARIER, M.A., 2015. « Le management désincarné. Enquête sur les nouveaux cadres du travail ». *La Découverte.*

1 T2A, en place en 2004 dans le cadre du plan « Hôpital 2007 ». Voir également : COUTY, E., 2013. « Financer l'hôpital, le professionnel ou le parcours du patient ? » Les tribunes de la santé, n° 40. *Presses de Sciences Po* ; BONASTRE, J., JOURNEAU, F. – IGR, INSTITUT GUSTAVE ROUSSY, CLÉMENT NESTRIGUE, & ZEYNEP OR – IRDES, INSTITUT DE RECHERCHE ET DOCUMENTATION EN ÉCONOMIE DE LA SANTÉ, 2013. « Activité, productivité et qualité des soins des hôpitaux avant et après la T2A ». Questions d'économie de la santé, n° 188. *Institut de recherche et documentation en économie de la santé (Irdes)* ; COUTINER, N. & DOMIN, J.P., 2020. « L'hôpital public à l'épreuve du néolibéralisme. Pourquoi l'hôpital public n'est-il plus en mesure de répondre aux urgences sanitaires ? » *Les économistes atterrés* ; GHEORGHIU, M.D., GUILLEMOT, D. & MOATTY, F., 2012. « Ressources humaines (RH) et tarification à l'activité (T2A) ». Entretiens avec des membres des directions des hôpitaux. Rapport de recherche. Centre d'étude et d'emploi (CEE), n° 121. *Direction de la recherche, des études, de l'évaluation et des statistiques (Dress).*

2 Loi HPST, également dite Loi Bachelot, votée en juillet 2009 pour réorganiser et “moderniser” l'ensemble du système de santé avec la création de l'Agence nationale d'appui à la performance (Anap). Elle instaure une supervision gestionnaire et organisationnelle de l'hôpital. Elle est renforcée par la création des Agences régionales de santé (ARS) chargées d'assurer le pilotage territorial du système de santé dans les hôpitaux publics, les cliniques et les cabinets libéraux.

3 En janvier 2019, 1200 médecins hospitaliers, parmi lesquels 600 chefs de service et 470 responsables d'unité, démissionnaient de leurs responsabilités administratives pour dénoncer le manque de moyens de l'hôpital. Voir : BÉGUIN, F., 14 janvier 2019. « Crise de l'hôpital public : 1200 médecins hospitaliers démissionnent de leur fonction d'encadrement ». *Le Monde.*

détériorent, les soignantes se sentent maltraitées par le système de santé et souffrent d'une absence de reconnaissance institutionnelle[1]. Pour continuer à exercer, dans un contexte qui leur est de plus en plus défavorable, elles font appel à différentes ressources, qui leur sont propres, dans leur exercice professionnel.

Ces ressources concernent tout d'abord, pour MADATI, POMMINE et FLEUR, une force et un équilibre intérieurs, une vie personnelle équilibrée, stable et sans difficultés, afin de pouvoir se concentrer – *à 300 %* comme le dit POMMINE – sur les personnes dont elles ont la charge.

« J'ai une vie riche amicalement et j'ai trois enfants, j'arrive à faire des activités avec des amis, j'aime voyager, bouger, aller à la rencontre des autres, je suis quelqu'un qui est positive, et on me dit souvent que je suis une femme forte parce que j'ai vécu un divorce et c'est pas facile et j'ai pas eu besoin d'aide. Bon, je vois, beaucoup ont besoin d'aide, d'un psychologue, d'un psychiatre. Et même à la mairie, cette semaine, y a quelqu'un qui m'a dit "mais on se demande comment vous arrivez à gérer, comment vous faites", mais ça m'aide aussi, ça. [MADATI est élue au conseil municipal de sa commune depuis sept ans et adjointe depuis un an]. J'ai toujours besoin d'interagir. »
MADATI

« Globalement j'ai une vie très lisse où tout va bien et du coup j'ai pas de mal à gérer et je peux me donner à 300 % au travail et c'est vrai que si t'as des problèmes, c'est quand même extrêmement difficile d'exercer cette profession-là, je pense un peu plus que quand tu bosses dans les assurances... Tu vois, c'est hyper difficile d'occulter tes soucis, il faut être à 300 % pour nos patients, et du coup il faut vraiment avoir une vie ultra stable, ultra posée, ultra positive, parce que sinon je pense que c'est extrêmement difficile à gérer. »
POMMINE

1 RIVIÈRE, A., COMMEIRAS, N. & LOUBÈS, A., 2013. « Tensions de rôle et stratégies d'ajustement : une étude auprès de cadres de santé à l'hôpital ». *Journal de gestion et d'économie médicales, vol. 13.*

« L'essentiel de mon énergie passe dans le boulot quoi. C'est compliqué d'avoir de l'énergie pour autre chose. Je sais pas comment font mes collègues avec des enfants, j'en ai aucune idée parce que ça me semble... non mais avec une famille à gérer ? Ça me semble déjà très compliqué… »
FLEUR

« Après j'ai des proches qui comprennent très bien, mon compagnon fait la même chose donc on en parle très librement. Pour l'instant je touche du bois, j'ai aucun problème perso dans la vie de tous les jours, moi quand je rentre tout va bien et j'arrive à oublier ce qui a été difficile dans la journée. »
ROSE

Cet équilibre, cette vie lisse sont cependant fragiles car ils ne sont pas totalement décidés par les soignantes et un accident de la vie est toujours possible. Il s'agit donc ici d'une ressource susceptible de s'épuiser et qui place les praticiennes dans une situation centrée sur l'activité professionnelle avant tout ; ce qui ne s'accorde pas avec l'évolution des besoins et aspirations tout au long de la vie professionnelle.

La disponibilité dont les soignants ont besoin pour accomplir leur mission a souvent pour corollaire la motivation, le plaisir pris à exécuter cette mission, la satisfaction du travail bien fait ou encore le sentiment d'utilité. Ces différents registres de la satisfaction peuvent être qualifiés d'opérationnels, car ce sont les plus immédiats, les plus tangibles peut-être aussi, et ceux sur lesquels les soignantes peuvent s'appuyer de manière sans cesse renouvelée. Ces registres opérationnels peuvent relever d'un ordre technique, comme la réussite d'une réanimation chez un nourrisson, de l'échange humain, la relation humaine recréée, rétablie ; se situer plus en creux, comme une avancée psychique, un accompagnement de la famille vers la mort d'un proche. Ils convoquent un émotionnel dont les soignantes ont conscience, qu'elles savent gérer et placer dûment dans un registre professionnel partagé avec leurs collègues.

« C'est un métier qu'on ne peut pas faire si on n'est pas vraiment convaincu et engagé parce que sinon, on tient pas ! Parce qu'il y a pas trop de côtés positifs. Faut être dévoué, c'est fort ce mot mais c'est vrai. Soit on est dévoué, soit on est maso, soit… faut vraiment

la motivation parce que ça vaut pas le coup autrement, clairement, faut être sûr de soi. Moi je sais pourquoi je suis infirmière, y a aucun doute possible. Le soin à la personne, je me vois pas faire autre chose. Pas dans le sens que je saurais rien faire d'autre mais parce que c'est ça que je veux faire, y a aucun doute possible. Je suis à ma place, c'est ma fonction d'être sur cette terre, c'est clair, y a pas de doute possible. Puis je trouve ça passionnant la médecine. La COVID-19 c'est pas fascinant, hein, mais je te dis, la gamine de dix-sept ans, on lui a mis un cœur tout neuf, c'est fascinant, on fait des trucs de dingue ! [...] Cette sensation d'avoir apporté un meilleur être aux patients, c'est ça que je préfère. Quand on est content de sa journée de boulot, la satisfaction du travail bien fait, ça passe par les patients, des patients qui vont bien, ou enfin qui vont mieux, grâce à notre action. Et puis le sentiment d'utilité. La première vague, quand j'ai été affectée à la réanimation polyvalente, j'étais comme ça [geste qui montre la peur] parce que nous, on n'y va pas normalement là-bas, hein, y a quand même des exceptions, on n'intervient pas au bloc opératoire, on n'intervient pas à la morgue, mais j'étais contente d'aller bosser parce que j'aurais pas voulu rester chez moi à attendre que ça passe. C'était inconcevable, clairement. Donc oui, le sentiment d'être utile... »
FLEUR

« Faut pas oublier l'importance du rapport entre soignant et patient. Le fait de discuter un peu, “qu'est-ce que vous faisiez comme métier ?”... C'est leur redonner une dimension humaine, qu'ils ne soient pas qu'un numéro et ça, c'est extrêmement important. Redonner sa place à la personne. Et souvent on apprend des trucs super, ils sont passionnés par leur métier par exemple, et ça aide les gens à se polariser sur autre chose que la maladie. Pareil pour les prises de sang, les gens, on parle, ils ont rien senti, on a réussi à dévier leurs pensées. »
MADATI

« On a toujours la patientèle qui nous correspond [...]. Ce que je préfère, c'est la relation, le lien, la découverte de l'autre, l'instantanéité, le moment privilégié où on peut se voir entre quatre z'yeux, et on peut vraiment se confier, se laisser aller à l'essentiel et en profondeur dans le lien. »
K.

« Pouvoir avancer, avec une personne, sur le plan psychique, pour faire en sorte que quand elle repart de mon bureau, elle ait senti qu'elle avait dénoué quelques nœuds, et que son mieux-être commence à se faire sentir... et qu'au bout d'un moment elle me remercie pour dire que ça l'a aidée, voilà. Que la personne ait compris un certain nombre de choses. Quelquefois les gens, ils attendent pas grand-chose, à part une écoute, quelquefois je me disais "mais je fais qu'écouter"... mais c'est déjà énorme d'avoir un espace de parole, sans jugement, où on peut lâcher prise, parce qu'on peut pas le faire ni dans son collectif de travail, ni à la maison, ni avec ses proches. Voilà, c'est complètement le sens de la thérapie. Écouter c'est soigner. Et puis quand les gens me remercient parce que ça les a aidés, je me sens utile, ce sentiment d'utilité dont on a tous besoin, je l'ai pleinement. »
JOSÉPHINE

« Le plus satisfaisant, c'est certainement de voir que malgré les difficultés, les vulnérabilités, les fragilités, les résidents que l'on accompagne ou bien les patients que l'on prend en charge, il y a toujours une évolution possible. Même là où on se dit au début "mais c'est pas possible". Parce que chez quelqu'un qui est alité toute la journée, qui ne parle pas, qui est alimenté par sonde, enfin vous voyez, c'est vraiment des cas extrêmes, mais y en a beaucoup dans nos établissements, et bien il y a toujours à un moment donné une relation qui se crée. Même si c'est juste un œil, si c'est juste un mouvement, voilà, y a toujours quelque chose. Et je suis persuadée que c'est l'accompagnement que l'on fait au quotidien qui permet ça. Et ça, c'est une belle chose. Vous savez, même dans l'accompagnement de fin de vie, même chez les tout-petits, moi j'ai été frappée. D'abord, le premier décès chez un tout-petit, c'est violent, parce que les équipes, l'accompagnement de la famille, comment on fait ? Quels locaux on met à disposition ?... Et au final, on peut quand même arriver à quelque chose de beau. Parce qu'il y a du respect, parce qu'il y a de l'écoute, du soin palliatif pour être le plus confortable possible, y a de la présence, et même ça, y a une forme de satisfaction dans l'accompagnement qui en est fait. Et souvent les familles arrivent à nous dire merci pour ça. C'est très dur, et en même temps il peut y avoir de belles morts. Vraiment, même chez des

tout-petits. L'accompagnement, c'est tellement large ! C'est d'abord une écoute et arriver à comprendre le besoin. Le besoin soit exprimé, soit ressenti. Mais même quand il est exprimé, parfois il faut arriver à déchiffrer parce que la personne, ou sa famille, le verbalisera peut-être avec pudeur ou au contraire avec colère de sorte qu'il faut quand même arriver à lire entre les lignes. Donc c'est d'abord ça, et c'est ensuite arriver à répondre à ce besoin, ça peut être par des choses simples, ça peut être permettre à une famille de rester dans une chambre alors qu'au demeurant, c'est pas ce qu'on fait d'habitude. C'est permettre, au contraire d'être dans un autre lieu, qui n'est pas le lieu de vie de la personne prise en charge, et c'est faire un bout de chemin ensemble. Ça peut être très bref, pour des enfants du SSR[1] ça peut être de l'ordre de quelques jours, et ça peut être toute une vie pour ceux qui sont en MAS[2]. Mais en tout cas, c'est faire un bout de chemin. »
MATSYA

MATSYA livre ici un ensemble d'éléments qui font l'épaisseur et l'humanité de son travail via la prise en compte d'une large palette d'émotions auxquelles la soignante est tenue de répondre, par la compréhension très fine de leur sens, explicite ou non, et par l'adaptation de son comportement *hic et nunc* et la mise en œuvre de ses ressources professionnelles. Elle sait que son action – l'accompagnement notamment – permet de rendre belle une fin de vie, d'apaiser la souffrance, de dénouer en partie, de manière simple, la lourdeur de la relation empêchée ou de celle qui s'achève. Pour parvenir à cela, il faut donc déjà avoir conscience de l'importance de son action auprès de la personne soignée et de son entourage, être en capacité d'accueillir cette intensité émotionnelle, puis la muer en actes professionnels centrés sur la personne.

D'une manière relativement proche, COQCYGRUE sait ce que son action permet. Cette action comprend la préoccupation des progrès d'un enfant, partagée par une équipe tout entière, pour amener cet enfant à jouir de ce qui constitue l'essence de l'humain : se percevoir, percevoir l'autre, penser. Et l'équipe jouit alors, elle aussi, de cette réussite.

---

1 Soins de suite et de réadaptation.

2 Maison d'accueil spécialisée.

« Tu sais pas ce que le gamin va en sortir. Après y a des raisons, y a des fois on peut se dire simplement le gamin est pas construit ou y a des fois où on se dit ben clairement, il a vécu des trucs qui sont pas cool, mais des fois, simplement il est pas organisé, il est pas construit". Donc on essaie de lui installer des régularités, et puis qu'il voie, c'est ça qui est formidable en hôpital de jour, tout le monde est autour à être aux petits oignons pour essayer de voir à quel moment il va commencer à se percevoir, commencer à se voir, commencer à regarder les autres autour et à réaliser que peut-être, il peut y avoir une ressemblance ou une différence entre ce que fait l'autre en face et lui, que ce soit dans l'informel ou dans les temps thérapeutiques. Pour un certain nombre de pédopsychiatres, et moi en particulier, c'est ça qui nous éclate complet. C'est l'émergence de la pensée [...]. Je n'ai jamais eu de goût pour soigner les gens, je n'ai aucune appétence pour les maladies. Par contre, j'ai une appétence pour l'émergence de la pensée. Par exemple, si on reprend Mélanie Klein et tout ça, j'aime beaucoup découvrir qu'il y a d'autres façons d'associer ses pensées et qu'il y a une autre façon de voir les choses, qu'il y a des niveaux de pensée différents. Mais j'en ai discuté avec une autre collègue aussi, qui est dans ces registres-là : c'est quand les enfants prennent conscience qu'ils pensent, et que ce qui sort est intéressant et qu'ils vont en sortir quelque chose. C'est ça l'émergence de la pensée, et puis dans les groupes par exemple, en particulier, tout n'est pas dans le langage. Ça peut être dans le mouvement, pareil dans les synthèses : on se dit "tiens, là, il y a quelque chose qui sc dcssine" et c'est une pensée. »

MAYA trouve un autre registre opérationnel de la satisfaction dans la transmission : l'éducation à la parentalité. Elle donne le mode d'emploi d'un nourrisson en souffrance à des parents inquiets, perdus ; et son action les modifie en profondeur et pour toujours, comme elle permet au nourrisson de bénéficier des soins qui vont satisfaire ses besoins en termes d'attachement. La reconnaissance qu'elle en retire est à la hauteur de la mission opérée, qui bouscule les codes du possible en permettant à des parents de vivre leur parentalité auprès d'un nouveau-né malade, et d'une certaine manière sauvé, en faisant de l'hôpital un lieu où l'on a plaisir à venir.

« Moi j'ai fait ce métier pour le contact avec les gens, avec les enfants, plus le côté social que le côté technique, parce que infirmière, c'est ça : y a un côté très social, accompagnement, relationnel... Et puis après, il y a toute la technique avec les prises de sang, les réanimations, tout ça... et moi, c'est toujours le côté plus social, relationnel qui m'a intéressée. Et après je pense que j'avais un grand besoin de me sentir utile, de reconnaissance je pense aussi [...]. En néonatologie, les parents se retrouvent démunis, avec un tout-petit dont ils ne connaissent rien, ils ont pas le mode d'emploi. C'est des enfants qui sont malades en plus, donc ça complique encore plus les choses. Et nous à côté de ça, ben on sait faire, et on les aide, on les accompagne, et on leur apprend ; et au quotidien, on a une reconnaissance des parents, qui nous remercient, qui nous valorisent, et je pense que je suis allée chercher ça [...]. Et puis je retourne à la reconnaissance, le lien avec les parents, ça vraiment ça nous aide et ça nous tient au quotidien, ça nous aide à tout surmonter vraiment, quand on voit l'émerveillement, la reconnaissance, c'est vraiment ça, des parents, même des enfants... Quand on voit qu'on leur facilite un séjour, qu'ils ont presque envie de retourner à l'hôpital parce que c'est trop bien, parce qu'on leur a donné du coloriage, parce qu'on a passé un moment avec eux à discuter avec leur doudou... enfin les petites choses comme ça. Et puis que finalement, ils veulent même pas partir, ils veulent même pas rentrer à la maison parce que c'est trop bien, ben on se dit "on a réussi", voilà. On fait d'un moment qui n'est pas très sympa, quelque chose qui est agréable, et où finalement, ils retiennent autre chose, et là on se dit "ben finalement c'est bon, là j'ai gagné, un peu" [...]. L'accompagnement, c'est apprendre aux parents à devenir parents, parce que la néonatologie c'est beaucoup ça. Alors je rajouterais, avec l'expérience, ce qui me plaît c'est la maîtrise aussi, c'est-à-dire que maintenant je sais d'emblée ce qu'on va faire à un enfant, les gestes sont presque automatisés, même sur des réanimations. On peut pas dire que ce soit facile parce qu'il y a toujours une part d'émotionnel mais, avec le temps, on prend quand même un petit peu de distance. Et on a une certaine fierté quand on réanime un enfant, on se vide d'énergie mais après on a une certaine satisfaction à se dire "j'ai bien fait mon boulot". »

À la connaissance de son utilité professionnelle et à la reconnaissance que les parents lui témoignent, MAYA mentionne une autre ressource personnelle : la capacité à prendre sur elle pour s'économiser. Savoir puiser dans ses ressources personnelles semble en effet faire partie intégrante des compétences qui permettent de tenir dans les métiers du soin.

« Je pense que j'ai appris à beaucoup prendre sur moi peut-être, à vraiment m'oublier à certains moments, et à me mettre à la place de l'autre, parce qu'il y a des moments où vraiment les gens sont durs, encore plus dans les services adultes. Et faut prendre sur soi et se dire que c'est pas contre nous, c'est toujours parce qu'ils sont dans une situation difficile, qu'ils sont dépassés par leurs propres émotions, parce qu'ils ont peur, souvent aussi, parfois ils sont cons aussi, je sais pas... Et moi, je crois que ça me coûte plus de m'énerver que de rester calme, ça me demande plus d'énergie, même dans ma vie de tous les jours. Je me dis "bon, OK, voilà, je respire, je me re-canalise, je souris, et hop"... Voilà, ça me coute moins que de monter en pression. La sensation d'être énervée, moi elle m'use. J'ai vraiment conscience de ça. J'ai peut-être une capacité à me canaliser qui est plus forte que chez certaines personnes, je sais pas, pour d'autres c'est très difficile d'arriver à se canaliser. Quand je m'énerve, en fait c'est du poison, et je préfère laisser le poison aux autres, j'ai pas envie de m'empoisonner. »

L'individualisation de l'action, son unicité est une source de satisfaction pour ONAGRE, car elles sont le gage d'un bon travail, d'un travail utile très concrètement dans les actes de la vie quotidienne des enfants qu'elle aide :

« Ce que je préfère, c'est les rencontrer, bien les accompagner. C'est vrai que là, c'est quand même royal parce que je fais du un pour un[1] donc je peux vraiment partager de vrais moments. Et ce que je préfère, c'est aussi analyser leur comportement et les accompagner au mieux sur la gestion de leur comportement. Accompagner c'est tout, en fait, c'est être avec eux et essayer de les faire évoluer au maximum. C'est repérer leurs besoins : la petite, ça va être sur la communication mais l'autre ça va être son

1 ONAGRE est auto-entrepreneure. Elle intervient donc en face-à-face avec un seul enfant.

autonomie, qu'il soit autonome dans la vie courante, qu'il puisse s'habiller tout seul, voilà. Et lui aussi, c'était plus l'accompagner sur des sorties extérieures parce qu'il avait du mal avec les autres en fait. Il fallait que je l'aide à vivre en société, avec d'autres personnes, quoi. Donc c'est assez large, et ça dépend des caractéristiques de chaque enfant, c'est jamais la même chose, et ça c'est chouette aussi. »

TUNIS exerce en libéral, dans un cabinet dont l'organisation s'apparente à celle d'un dispensaire. De cette manière, elle satisfait son besoin d'un travail dont la dimension sociale est prégnante (TUNIS voulait être assistante sociale. Son échec au concours l'a menée en faculté de médecine). Son regard vers la salle d'attente est empreint de cet intérêt pour la dimension sociale de son action médicale et de la place de ce cabinet singulier dans un quartier populaire d'une métropole :

« C'est un cabinet libéral mais qui a l'ambition d'un accueil puisque c'est toujours ouvert. On répond au téléphone, les gens tombent pas sur un répondeur... enfin, on répond bien aux besoins du quartier à mon avis, un peu comme un dispensaire, oui [...]. Des fois j'aimerais être dans la salle d'attente parce que j'ai des patients qui terminent la consultation et qui me disent "je vais rester un peu docteur parce que j'ai pas fini ma conversation avec telle personne"... J'ai déjà vu un monsieur tchétchène qui expliquait à un monsieur maghrébin comment fonctionnait son nouveau téléphone. J'ai déjà vu des mamies tout à fait françaises qui s'occupaient à merveille des enfants de la salle d'attente, dans leur rôle de mamie... j'ai vu des choses magnifiques. Des débats bien sûr sur l'islam, des débats sur des choses multiples auxquelles on s'attend pas et qui se passent plutôt bien. »

L'utilité de l'action soignante de ROSE se situe dans la gravité de l'état des patients. Cette gravité génère parfois une impossibilité de curation, la mise en œuvre de la palliation devient alors pour la soignante, la suite logique de son travail qui inclut ce que la gravité entraîne : la prise en charge jusqu'à la mort et l'accompagnement des familles.

« J'aimais beaucoup le concept de soigner des patients graves, parce que soigner des gens qui n'ont pas de maladie mais ont besoin que quelqu'un les écoute, j'ai du mal. J'aime beaucoup le concept d'avoir un patient qui est là parce qu'il nécessite mes soins et pas parce qu'il s'ennuie à la maison. Là, ils ont pas le choix. La réa, c'est des patients qui sont vraiment malades [...]. J'aime beaucoup, contre toute attente, les soins palliatifs, l'accompagnement des patients qui sont très très malades, et qu'il y a plus de possibilités thérapeutiques, je trouve que c'est très très humain. Et même si c'est dur sur le moment, quand je rentre chez moi, j'ai l'impression du travail bien fait, d'avoir pu parler à la famille, d'avoir pu parler au patient, de savoir qu'il a pas souffert. C'est assez antagoniste à ma pratique de réanimateur, qui est un peu l'inverse... Mais en fait, on est les médecins qui faisons le plus de soins palliatifs puisque un patient sur trois va mourir dans notre service [...]. Après, il y a des familles qui sont très très touchantes [...]. C'est très humain en fait l'accompagnement des familles en réa, des fois on met la barrière pour pas subir aussi, mais ça a un côté très gratifiant quand les proches ont compris, qu'ils disent merci, alors que le patient vient de décéder. Mais voilà, c'est un partage d'une situation et c'est dur, donc le soir ça pèse, mais c'est aussi très gratifiant et tant que la vie personnelle va bien, je pense que c'est dur mais c'est gérable. »

FLEUR fait référence à la sédation de la douleur pour exprimer son utilité de soignante, par l'effet qu'elle peut induire chez ses patients, effet qu'elle met en parallèle avec le simple sourire, comme outil de soin :

« Moi, y a des produits, j'adore ! La morphine j'adore, quand t'as un patient qui a super mal, t'arrives, prouuut, il est là, il est perché, il a le sourire, tu lui as fait du bien ! Ou quand on parle trois minutes avec quelqu'un, il va mieux après... ben oui, on est contents, bien sûr ! Ou qu'on voit, un patient il avait ci, il avait ça, on l'a soigné avec nos outils à nous, il va mieux : ben oui on est contents. »

POMMINE et RANI, infirmières-anesthésistes, partagent la satisfaction des patients qui se réveillent comme enchantés de leur sommeil barbiturique. POMMINE évoque son action d'induction comme l'on pourrait parler de la manière dont on berce un bébé pour l'endormir et s'assurer que cette phase se passe au mieux. D'ailleurs, POMMINE parle de ses petits poussins, petits patients, qui semblent redevenir enfants entre ses mains. Le fait que ces patients se livrent ainsi totalement à elle sans la connaître la sidère, la rassure peut-être dans sa fonction, en la légitimant.

« Le patient, c'est une personne qui s'en remet totalement au personnel soignant et ça, c'est parfois impressionnant. Moi je le ressens beaucoup au bloc opératoire, ils s'en remettent à nous. En plus moi je les endors, donc ils s'en remettent totalement à nous c'est impressionnant... et ouais, c'est des gens qui nous donnent toute leur confiance alors qu'ils nous connaissent pas. Et ça c'est vrai que ça me perturbe pas mal, j'ai jamais été patiente, donc, je sais pas mais j'essaie toujours de me mettre à leur place quand même, j'essaie d'être ultra empathique, tous les jours et toute la journée, parce que je trouve ça assez surréaliste qu'ils s'en remettent à nous alors qu'ils ne savent pas qui on est […] et la passion du métier, ça aide, je pense. On fait bien notre travail parce qu'on l'adore, et on a jamais eu besoin d'avoir cette pseudo reconnaissance qu'il y a eue depuis le début du COVID-19… Moi j'ai fait sept ans de réanimation, j'étais pas applaudie le soir et j'allais quand même travailler tous les matins avec l'envie de soigner mes patients et de les prendre en charge le mieux possible ! Je pense que c'est vraiment ça qui nous anime […], on choisit pas ces métiers pour rien. Après, on occulte souvent tout ça et puis on y va et on se dit qu'on fait un métier normal et je pense qu'on fait un métier normal, c'est juste qu'on est… Je pense qu'on a cette espèce de pulsion de vie magique. Et plus on exerce, plus on voit la détresse du monde entier, et plus ça nous anime pour essayer de prendre en charge nos petits poussins à nous qu'on gère chaque jour. Je pense vraiment que voilà, on essaie de donner un peu de nous au quotidien pour aider un peu cette détresse-là qu'on voit […]. Après, quand j'ai mes petits patients qui me remercient à la fin d'une anesthésie, là j'adore, là quand ils disent "oh merci, vraiment vous êtes faite pour ce métier, vous m'avez soulagé, rassuré", ben moi ces mots-là, ils me redonnent 300 % pour le patient suivant, c'est certain ! C'est génial quand j'ai mes patients qui me prennent les mains et qui me disent "merci, c'est top !" »
POMMINE

« Ce que je préfère, c'est quand j'emmène les patients, que je réveille, les patients d'endoscopie, et qu'ils me disent "c'était trop bien !" Ça, ça me fait plaisir. Après, moi j'aime bien l'urgence. On n'en a pas beaucoup dans le privé. Alors c'est terrible pour

les gens ce que je vais dire mais moi, quand il y a des situations qui partent un peu en cacahuète, j'aime bien. J'en ai fait, j'ai commencé à seize ans, c'est un fonctionnement que j'aime bien parce que je sens que j'ai des automatismes qui se mettent en place, c'est très carré, et puis c'est un résultat immédiat. Donc c'est ça, et là en ce moment, je me sens pas du tout utile, franchement je préfèrerais bosser dans l'humanitaire, dans la bande de Gaza... Enfin j'en sais rien mais j'ai besoin de me sentir utile dans ces moments-là, oui. »
RANI

La curiosité, le goût pour des apprentissages renouvelés se conjuguent chez POMMINE, avec la considération de l'univers hostile que l'hôpital représente, d'après elle, pour les personnes qui y sont admises. Dans la réalisation de ses activités professionnelles, POMMINE se donne ainsi pour tâche de compenser en partie la souffrance, comprise, qu'il y a à se faire soigner à l'hôpital, un peu à l'instar de MAYA. Ceci semble donner à son travail une importance centrale de réparation très large, intégrant la dimension psychique, celle du bien-être du patient, et la prise en charge de son potentiel malaise dans sa situation d'hospitalisé. JOE s'appuie sur les apprentissages et l'analyse des expériences pour avancer dans sa pratique. Agir au mieux est synonyme pour elle de réflexion, d'échanges qui permettent la compréhension large et partagée.

« Ce que je préfère, c'est que j'apprends tous les jours, surtout en anesthésie où ça évolue hyper vite et donc faut tout le temps se réajuster, se renseigner sur les dernières études parues parce qu'on progresse vachement au quotidien en réanimation ; donc tu restes jamais sur tes acquis plan-plan, faut tout le temps se documenter. Donc ça, c'est génial, on a nos anesthésistes qui nous disent "oh ben tiens, tu vois là, y a une nouvelle étude qui est sortie et qui est intéressante". On part beaucoup sur la prise en charge globale du patient donc ça j'adore, on met en place des trucs... Tu vois, j'ai fait un mémoire sur la réalité virtuelle sur les anesthésies locorégionales... On essaie vraiment de prendre en charge... Moi je fais un peu d'hypnose, je vais essayer de faire le DU l'an prochain, parce que je fais beaucoup de communication hypnotique quand j'endors mes patients. Donc tout ça, j'adore.

En fait moi, mon but, c'est vraiment qu'ils aient une mémorisation la plus positive de leur passage. J'ai qu'une envie, c'est que les patients, ils soient enchantés, qu'ils aient presque envie de revenir se faire opérer ! Ça c'est vraiment quelque chose qui m'anime et je suis très triste quand j'arrive pas très bien à rentrer en contact, parce qu'il y en a qui mettent un mur entre eux et nous. Mais globalement, j'essaie vraiment de rentrer en communication avec eux pour qu'ils aient vraiment le meilleur souvenir de leur passage chez nous parce que je sais que c'est terrible, en fait, de venir. Même si c'est un canal carpien, c'est dur, voilà, c'est hyper dur d'être là. Et moi, je me mets à leur place et j'essaie vraiment qu'ils aient un souvenir le plus génial et qu'ils puissent dire en rentrant chez eux "ah ben franchement, l'équipe était super, ça s'est hyper bien passé, j'ai senti une prise en charge globale, pas que de la douleur, mais pluridisciplinaire et tout". »

« La théorie, j'aime y revenir. Moi je me forme, j'aime bien dès que je peux me former. La théorie, les groupes d'analyse des pratiques, la supervision, et le partage entre collègues. Les choses qui aident à réfléchir, c'est important. »
JOE

Sur un registre issu de la compréhension de la situation des résidents, COQUELICOT voit en ces derniers des personnes comme augmentées par ce qu'elles ont vécu, et que la jeune aide-soignante juge immensément plus riche et plus intense que ce que vit sa génération :

« Des fois, ils ont pas vécu ici, ils ont vécu à l'étranger, ils nous le racontent. Des fois, ils nous racontent la guerre qu'ils ont vécue, ils ont quand même une histoire. C'est pas comme nous, hein, on va raconter le coronavirus ? Eux, ils ont vraiment vécu la misère, et ils nous racontent. Et c'est vrai que des fois, ils refusent certaines choses parce qu'ils ont toujours connu la misère... donc ceux qui ont connu qu'une douche par semaine, ben ils veulent pas plus ! »

Les personnes âgées conservent, dans ce registre-là, le rôle de passeurs d'histoire que l'on assigne généralement aux grands-parents. Le fait d'avoir expérimenté la misère semble imposer le respect, lequel s'étend à la prise en compte d'habitudes ancrées, même si ces dernières ne correspondent plus aux représentations socialement admises aujourd'hui.

Si la dimension relationnelle, humaine, des métiers soignants semble centrale dans le choix du métier, elle constitue également un moteur pour continuer à l'exercer, comme l'absence de routine. Les deux permettent de conserver une satisfaction dans le travail. Cette satisfaction opérationnelle se double cependant pour JEANNE d'une insatisfaction intérieure, liée à son désir inassouvi d'aller plus loin :

« Après quatorze ans d'exercice, ben moi je suis toujours aussi satisfaite, j'aime toujours ce que je fais, je touche du bois pour que ça continue, et j'aurais vraiment aimé être dans l'expertise, être super balèze dans mon truc, je suis pas satisfaite de moi. »

L'addition de compétences différentes, être associées à un travail technique difficile sont également des moteurs à l'action parce qu'ils permettent à des personnes déjà très orientées vers la relation et enclines au partage de s'installer pleinement dans ce qui caractérise ces relations et ces partages.

« En fait j'aime tout, qu'est-ce que je pourrais préférer ? J'aime bien la toilette, j'aime bien les toilettes mortuaires, j'aime bien les soins techniques, quand il faut servir l'infirmière, le médecin, des fois ça m'arrive de servir le médecin : quand il pose une voie centrale, j'aime bien être là. »
LOUISE

« J'aime le travail d'équipe, le fait qu'on ait chacun des compétences, le fait qu'il faille s'adapter à des personnes, la personne âgée, je trouve que c'est hyper riche, c'est un métier où on s'ennuie jamais, il faut toujours s'adapter, y a pas de routine. Je m'ennuie jamais et ça m'intéresse toujours autant de travailler avec l'humain et de travailler avec une équipe. »
LINK

Le rire et la plaisanterie, la dérision – très présents dans les ambiances soignantes, dès les études – permettent d'alléger les émotions négatives vives et la pression que recèle la charge de trouver des solutions aux souffrances des humains. Ils soustendent également des émotions partagées et facilitent le dialogue et la relation médecin-patient.

« Je ris beaucoup dans mon travail, j'ai une vraie relation avec le reste de l'équipe et avec le résident. Ce qui m'intéresse, c'est d'être avec les personnes dans leur vie vraiment, donc j'ai vraiment une relation avec eux, je m'ennuie pas du tout et vraiment, y a plein de choses qui sont drôles dans la vie d'un Ehpad, on rigole beaucoup, beaucoup, beaucoup, beaucoup ! C'est ça qui me permet de tenir. La relation et l'humour. Y a plein de sketches toute la journée et on n'arrête pas de dire qu'il faudrait qu'on fasse un truc genre scène de ménage mais à l'Ehpad. »
LINK

« Je me permets de plaisanter avec mes patients, c'est bête mais je crois que ça aide beaucoup. Je me permets de plaisanter avec mes patients ou des fois, de parler. Les vieux qui m'écoutent, ils doivent se dire "mais celle-là, elle est vraiment mal élevée". Des fois je parle comme là je te parle à toi, je me mets pas au niveau du médecin… Enfin certes, ils viennent me voir pour mes compétences, mais j'essaie d'être le plus naturelle possible, je suis avec eux comme dans la vie, et ça permet de plaisanter avec eux et de prendre du bon temps avec eux, de pas les voir que dans la maladie. Quand ils rentrent dans le bureau, je commence par leur demander "comment ça va ? Comment se sont passées les fêtes, en ce moment...", avant de leur demander "pourquoi vous venez ?". Et du coup, j'en ai qui me disent "oh ben moi tout va bien, je viens juste pour discuter". Et comme ça, on a commencé la consult par un point positif […]. Et quand ils me disent "c'est agréable d'être avec vous, vous avez toujours le sourire", ça m'aide aussi, c'est des choses… je souris pas pour entendre ça, je souris parce que j'aime mon métier. Mais cette communication un peu franche, pas cachée derrière plein de politesse et tout, elle me fait du bien à moi, je sais qu'elle fait du bien au patient mais elle me fait du bien à moi aussi. »
MOTRICE

La jeune praticienne se prépare à exercer dans la durée, en repérant ce qui est important pour elle et en le mettant en œuvre. Elle sait qu'elle pourra ainsi surmonter les difficultés inhérentes à sa pratique. La marge de manœuvre, la liberté d'action sont centrales pour elle :

« J'aime beaucoup le fait de pouvoir maitriser ce que je fais, c'est un peu être son propre patron, de pouvoir gérer et faire ce que je veux. Que ce soit dans le planning, que ce soit dans le type de patients que je veux voir, j'ai la possibilité d'orienter ma pratique, en faisant des formations, en fonction des horaires que tu fais, tu orientes ta pratique. Genre si tu travailles pas tard le soir, tu vois moins de jeunes... pouvoir orienter et pouvoir maitriser en fait. Moi, j'ai fui l'hôpital à cause de la hiérarchie et du fait de devoir rendre des comptes à tout le monde, tout le temps ; devoir des comptes au patient, c'est déjà tellement dur que si en plus il faut en devoir à tes collègues, c'est compliqué. Et y a aussi le temps qu'on passe avec les patients. Si tu veux t'asseoir et passer quarante-cinq minutes avec ton patient, ben tu passes quarante-cinq minutes. Bon, il faut en faire d'autres où tu passes moins de temps mais par exemple, moi dès que quelqu'un vient me voir pour un motif psychologique, je prends le temps de le faire et j'aime beaucoup le faire. »
MOTRICE

Choisir est un vocable qui s'accorde mal avec la sphère professionnelle médicale. L'activité libérale autorise cependant des choix que des aiguillages stratégiques simples permettent de satisfaire. Il semble également que, d'une manière ou d'une autre, il faille opérer des choix. Ces derniers sont peut-être plus ou moins conscients, mais pour MOTRICE, ils sont déterminés et déterminants :

« Ce qui aide, c'est la variété dans les consultations, et le fait que j'oriente aussi un peu ma patientèle, parce que j'ai repris la patientèle d'un médecin qui partait à la retraite, donc quand même pas mal âgée, et j'oriente de plus en plus. Par exemple, j'ai beaucoup de nourrissons, et le bouche à oreille marche bien. Et avec les nourrissons, je prends plus de temps. Donc ce qui facilite aussi, c'est d'exercer la médecine que tu veux. Et pour diversifier, ben t'essaies d'être compétente dans ton domaine pour que les gens fassent du bouche à oreille. Et par exemple, moi je prends pas de nouveaux patients, sauf les bébés et les gens qui veulent venir pour des consultations gynéco. Bon après, je me fais avoir parce que quand je prends les bébés, les parents ils me demandent ensuite est-ce que je peux venir et je dis oui. Bon, c'est pas le but de choisir 100 %, et j'ai dit que j'aimais la diversité, mais de toute façon faut choisir un peu parce que si j'oriente pas, je vais avoir trop de boulot et trop de délai... Par exemple récemment, j'avais dix jours de délai, ce qui est juste pas possible pour un médecin généraliste, et donc j'avais bloqué, et pour avoir un peu plus de gynéco – y a pas de gynéco sur notre secteur – je bloque pour pas que les femmes soient freinées. Et puis j'estime que tu peux pas laisser un bébé qui sort de la maternité sans médecin, voilà, sans pédiatre, donc je bloque pas non plus les bébés. »

Les ressources qui permettent aux soignantes de tenir dans leurs fonctions professionnelles apparaissent ainsi conditionnées à la stabilité de leur vie personnelle, à la disponibilité dont elles sont capables, laquelle est nourrie par le besoin d'être socialement utiles, de contribuer à réparer des humains, aptes à exprimer leur reconnaissance.

Le renouvellement, l'absence de routine, les apprentissages donnent de l'énergie aux personnes et du sens à leur travail. Les lourdeurs et difficultés peuvent en partie être compensées par la légèreté qu'apportent le rire et la satisfaction de relations authentiques vécues entre collègues et avec les personnes soignées, et par l'orientation partielle d'une patientèle vers le type de médecine que l'on souhaite pratiquer.

Pour terminer cette partie, il est important de rappeler que l'approche de différents ressorts de l'identité soignante vise à mieux comprendre, par l'analyse du discours de praticiennes, leurs représentations sur le métier qu'elles exercent, leurs réflexions sur le travail et ce qui sous-tend leurs différentes façons de pratiquer le soin. Certaines de ces représentations et pratiques professionnelles sont partagées, mais c'est surtout la préoccupation commune des soignantes pour ces différents éléments qui est à souligner. Chacune a une manière propre de considérer des représentations modèles, des limites à l'exercice soignant, le sens de l'appartenance au public ou au privé, ce que sont les anciennes et les modernes, ce qui fait que l'on se sent reconnue, que l'on est encline à la relation, ou encore les raisons pour lesquelles l'on est devenue et l'on reste soignante.

S'il est possible de réaliser des portraits professionnels de soignantes, il ne me semble ni possible, ni pertinent d'en dresser un, global et synthétique ; de la même manière que ces personnes ne considèrent pas *les* patients, mais *des* patients. Ainsi existe-t-il des ressorts de l'identité soignante, mais la dimension individualisée de cette identité et de la manière dont elle s'est construite est centrale pour plusieurs raisons.

Le fait de convoquer des valeurs individuelles dans et pour l'exercice professionnel est prégnant chez les soignantes, et c'est l'une des raisons d'existence des réseaux de soignants, tels que nous les avons présentés. Être soignant comme on est dans la vie, avoir une patientèle qui nous ressemble sont d'autres indicateurs forts d'un lissage entre valeurs personnelles et valeurs professionnelles et, partant, d'une individualisation de cette construction identitaire.

L'importance de la dimension relationnelle dans l'exercice soignant et l'unicité de chacune des expériences qu'elle permet constituent une autre manière d'approcher l'individualité dans les professions de soin.

Enfin, pour s'accommoder des spécificités inhérentes aux métiers qu'exercent les soignantes, ces dernières mettent en œuvre des procédures individualisées par lesquelles vie personnelle et vie professionnelle sont configurées de manières singulières. C'est l'objet de la seconde partie de cet ouvrage.

DEUXIÈME PARTIE
De la singularité des métiers soignants

Pour aborder les spécificités de l'exercice professionnel soignant, il est nécessaire de rappeler qu'il s'effectue vingt-quatre heures sur vingt-quatre et qu'il est souvent mis en œuvre au sein de collectifs comprenant des métiers différents, dans des types d'organisations également différents.

Tous les métiers du soin ont pour essence des formes de curation et de prévention, leur contexte d'exercice est celui d'un dysfonctionnement de la santé d'une personne, à laquelle il faut apporter palliation et/ou réparation. La confrontation à la mort est omniprésente dans ces métiers.

L'analyse des propos que des soignantes m'ont livrés se concentre ici sur les conséquences personnelles et professionnelles de conditions de travail difficiles. Les rôles et les places des uns et des autres constituent une préoccupation pour les soignantes. Les modalités d'exercice dans un collectif méritent une attention particulière : le collectif peut être équilibré, il peut dysfonctionner voire éclater. Les soignantes observent une évolution plutôt négative de leur travail, ce qui les amène parfois à résister et se rebeller.

Les conditions de travail[1]

« Y a beaucoup de choses qui sont très compliquées à l'hôpital… Je sais pas par où commencer… Le soignant à l'hôpital, il est maltraité, il est maltraité par l'institution, c'est sûr. »
FLEUR

« Chacun fait avec ses armes et sa personnalité, mais le plus gros sacrifice des soignants, et c'est pas glorieux, c'est les horaires, et je l'avais pas vu quand je me suis engagée dans ce métier-là. On passe à côté, on n'est pas les seuls. Y a des gens qui rentrent

1 GOLLAC, M. & BODIER, M., 2011. « Mesurer les facteurs psychosociaux de risque au travail pour les maîtriser ». Rapport du Collège d'expertise sur le suivi des risques psychosociaux au travail, faisant suite à la demande du ministre du Travail, de l'emploi et de la santé.

à vingt heures du bureau et ils sont toute la journée derrière un ordinateur, mais le fait de faire des nuits, des week-ends… ben on l'oublie, les soignants sont valorisés par ce qu'ils font au quotidien, auprès des patients, et pas tant… Moi on m'a jamais dit "oh là là, tu fais des nuits, des week-ends, mais comment tu fais ?" Et pourtant, oui, un week-end sur trois, je passe à côté de ma vie, et ça veut dire qu'on est pas là pour le coucher des enfants, que nos hommes, ils doivent assurer un week-end sur trois… C'est pas ce que je fais au boulot qui est compliqué, c'est quand je suis pas là le week-end, ou la nuit ! On a des gardes de douze heures, on fait entre douze et quatorze gardes, nuit, jour, par mois… et les enfants, on les voit pas le matin parce qu'on part trop tôt et on rentre le soir, ils sont couchés. Donc quand on enchaîne deux trois gardes de jour, on peut ne pas voir les enfants pendant trois jours en fait. Le dévouement auprès des patients, ça c'est notre travail, mais ne pas voir nos enfants le soir… »
MAYA

Il n'y a pas de solution ni de remède pour endurer les conditions de travail qui font dire à MAYA qu'elle *passe à côté de sa vie un week-end sur trois*, sacrifice qui n'est pas auréolé de gloire et qui impacte la vie de la famille tout entière. C'est ainsi, c'est compris dans la profession, et on s'en accommode avec ses armes et sa personnalité.

Infirmière et aide-soignante sont des métiers qui se déclinent très majoritairement au féminin, s'exercent de jour comme de nuit et ne connaissent ni les week-ends ni les jours fériés. En d'autres termes, ils compliquent considérablement la vie personnelle, familiale et sociale. JEANNE, MADATI et ORCHIDÉE sont cependant parvenues à faire de cette difficulté un atout : en invisibilisant leur travail de nuit, elles pouvaient être mamans le jour.

« Moi, je travaille de nuit pour de multiples raisons, et notamment pour quand elle était petite [sa fille], c'était bien plus pratique et nous, en stérile ou en conventionnel, on tourne sur les deux. »
JEANNE

« Je travaillais la nuit, je rentrais le matin, je les réveillais, faisais prendre le petit déj et les emmenais à l'école. Eux ils avaient l'impression que j'étais pas partie, et ils se couchaient le soir quand

je partais travailler… et pour eux, ils avaient pas l'impression d'avoir une maman qui travaillait ! »
MADATI

« Après j'ai choisi la nuit par rapport à mes jumelles parce que quand elles étaient petites, y avait pas de place en crèche pour les deux. Alors comme ça, le jour je les gardais et la nuit je travaillais. Je dormais un peu dans le salon, quand elles étaient en train de jouer et quand elles faisaient la sieste. »
ORCHIDÉE

Le travail de nuit a cependant des conséquences sur la santé. MAYA, ORCHIDÉE et COQUELICOT en ont expérimenté les effets néfastes, dans leurs collectifs de travail respectifs, sur la santé des soignants et sur l'organisation de ces collectifs.

« Les nuits, ça fracasse, on sait que ça provoque du diabète, de l'hypertension, que ça favorise le surpoids, on sait qu'il y a plein de dérèglements hormonaux… toutes les filles qui galèrent à avoir des enfants, et y en a de plus en plus, toutes on leur dit "arrêtez de faire des nuits". Et toutes elles répondent "mais je peux pas, c'est mon métier !" »
MAYA

« Il y a trop d'accidents de travail, y a trop de maladies. Là, il y en a dix en arrêt, et on est cinquante. »
ORCHIDÉE

« Et dans l'autre équipe, ils arrivent pas à remplacer parce qu'il y a deux longs arrêts, et deux congés parentaux, donc quatre absentes. »
COQUELICOT

« Donc, c'est toujours des nouvelles têtes qu'il faut former, former, former… au bout d'un moment, on en a marre. Bon, nous on veut bien leur montrer […]. Moi quand j'étais de nuit, j'ai eu mes deux binômes qui ont démissionné. Et tous les soirs, chaque fois que j'allais travailler, j'avais une nouvelle remplaçante. Tous les soirs, il fallait tout réexpliquer. On a pas de fiche de poste, c'est moi qui devais la faire… la nuit y en a pas, ils estiment qu'on peut se débrouiller. Et les nouvelles, elles restaient pas, elles trouvaient que la charge de travail, la nuit, c'était trop par rapport

à ailleurs. Et les chefs, ils nous appelaient le matin "pourquoi elle reste pas ? Qu'est-ce que vous lui avez fait ? – Ben, je lui ai rien fait, c'est la charge de travail qui fait qu'elle veut pas rester, tout simplement ! Formez-les, donnez-leur une fiche de poste !" À force j'en avais marre, je suis passée de jour. »
ORCHIDÉE

Si les effets du travail de nuit sur la santé sont connus et documentés[1], la responsabilité de transmission et de formation de nouvelles personnes laissée aux professionnels en place, de manière informelle en raison d'un turnover important l'est moins. ORCHIDÉE ajoute une dimension à cette difficulté : celle d'être tenue pour responsable du départ, en raison de la lourdeur de la tâche, de personnes récemment recrutées. L'encadrement la suspecte, ce qui a pour effet son abandon du travail de nuit.

COQUELICOT et ORCHIDÉE coordonnent leur planning pour éviter la contre-équipe, avec laquelle un conflit s'est installé. Elles doivent pourtant travailler ensemble une journée par semaine. Leurs actions sont minutées le matin car il faut assurer les toilettes, et restreintes en raison de l'inadéquation du matériel, de la non adaptation des locaux et de l'économie sur les équipements techniques d'aide au nursing. Ces aides-soignantes estiment qu'elles n'ont ni le temps ni les équipements nécessaires à la réalisation de leur travail. La gestion financière de l'établissement génère des accidents du travail, des douleurs et maladies professionnelles, et les turnovers dans les équipes sont très fréquents.

« Les aides-soignantes travaillent toujours par deux. Dans notre équipe, ça va, il y a pas trop d'absence. Mais dans l'autre, si. Et le jour où on se croise, ben faut rattraper les toilettes, parce que les résidents, les pauvres, on va pas les laisser comme ça. On a fait un calcul y a pas si longtemps que ça, pour prouver qu'on

1 CORDINA-DUVERGER, E. ET COLL., 2018. « Night shift work and breast cancer : a pooled analysis of population-based case-control studies with complete work history ». *European Journal of Epidemiology ;* DE PAEPE, A., 2019. « Quelles sont les répercussions du travail de nuit sur la santé du personnel infirmier ? Existe-t-il un lien entre leur état de santé et les conditions de travail de nuit ? » Faculté de santé publique. *Université catholique de Louvain ;* NAFIAA, H. & OUANASS, A., 2015. « Qualité de vie chez les travailleurs de nuit ». European Psychiatry, vol. 30, issue S2 : HS1. *Congrès français de psychiatrie.*

n'était pas assez. Même quand il y a pas d'absente, on a dix minutes par résident pour tout[1] : sa toilette, le lit, le change, et sans compter le petit déjeuner [...]. Mais après, c'est la même merde partout : l'absentéisme, les accidents du travail... mais les douze heures, ici, je pense que ça accentue les accidents du travail, la fatigue et tout ce qui va avec. Dernièrement, chute et coccyx cassé... après, souvent, c'est dans la salle de bains aussi, avec le carrelage parce qu'ils ont pas mis d'antidérapant. C'est pour nous comme pour le résident. Alors on met une serviette pour pas qu'il glisse... après c'est des maux de dos... »
COQUELICOT

« Mais maintenant, y a les rails au plafond, c'est bien mieux, c'est très bien les lève-personnes, tout ça. Avant, on a eu un monsieur, il pesait cent-quarante kilos. Il est tombé, il a cassé le lit... on était six avec les pompiers pour le relever... C'est à force d'avoir des accidents du travail qu'ils ont compris qu'il fallait mettre des rails, investir ! Mais ça change le quotidien, on se fait beaucoup moins mal au dos et aux bras. Parce que quand on fait les trois jours, on a mal partout, le troisième jour ! »
ORCHIDÉE

En reconsidérant la période particulière de la pandémie, MAYA s'aperçoit que de toute manière, les situations d'exception dans son métier, sont susceptibles de devenir la norme, en vertu d'un système par lequel ce qui est possible un jour peut se généraliser. C'est un système qui repose sur la polyvalence des personnels et leur nécessaire adhésion à ce fonctionnement – même si le contrat peut sembler léonin, favorable à l'organisation – grâce au sens de l'engagement des personnels :

« Après, il y a la pression de la hiérarchie : il faut toujours aller plus vite, il faut toujours prendre plus de patients, faut que ça fonctionne... des fois, on a l'impression... enfin avec le recul, au départ je me disais toujours que c'était assez exceptionnel les

1 LINK m'a fait parvenir ce tableau après notre entretien. Le document présente une étude très complète des rotations des personnels, mises en perspectives avec les tâches à accomplir, et met en évidence une impossibilité structurelle à faire correspondre les deux. Dans ce document, les soignantes font des propositions pour améliorer la situation. Ces dernières n'ont pas été prises en compte par l'établissement.

situations où ça débordait. Et quand c'est exceptionnel, on donne tout en fait, parce qu'on se dit “c'est exceptionnel et il faut que ça marche”. On peut pas se permettre de délaisser qui que ce soit, donc on y va, on est à fond, on mange à quinze heures, on pisse pas de la journée, c'est pas grave, on y est, on est dedans... Sauf qu'en fait, quand ça devient quotidien, parce qu'ils ont vu que ça fonctionnait, parce que oui, il y en a une en arrêt maladie, on a pas pu la remplacer, et puis finalement les filles, elles ont réussi... Donc peut-être que le lendemain, on va pas trop faire en sorte de la remplacer, parce que ça a fonctionné alors pourquoi pas continuer. Alors l'exception, elle se lisse et là, on a moins envie de donner... voilà, parce que c'est plus de l'exception et du coup c'est épuisant. Et au bout d'un moment, on se dit “la hiérarchie nous a lâchées en fait” [...]. On tourne toutes sur tous les services, jour, nuit... la polyvalence chez nous, c'est la clef. Si on veut pas être polyvalente, on s'en va. On est toutes remplaçables par toutes, pour faciliter les choses. »

L'adaptabilité des soignants à des horaires et à des rythmes changeants facilite la vie des organisations. Elle permet également à des femmes élevant leurs enfants seules de concilier – au prix de leur santé – vie professionnelle et familiale. Cette adaptabilité repose également sur l'instabilité chronique des plannings de travail, instabilité intégrée par les professionnelles du soin :

« À trente ans, on traîne la patte, on se dit comment “on va faire à soixante ?” Là, j'en ai quarante, ben je traîne la patte, l'essentiel de mon énergie passe dans le boulot quoi. C'est compliqué d'avoir de l'énergie pour autre chose [...]. J'aime bien qu'on s'intéresse à nos conditions, les gens ils connaissent pas ! Parfois, les gens ils me demandent “tu fais le pont ?” ou “tu peux pas faire ça demain, entre midi-deux ?” [...]. Et les soignants, à l'hôpital, ont tout le temps le nez fourré dans les plannings, tout le temps, parce que leur planning change tout le temps ! On est à flux tendu. S'il y a quelqu'un de malade, tout change. »
FLEUR

« Être soignant, c'est travailler souvent un week-end sur deux, c'est faire des jours, des nuits... au niveau vie sociale, c'est assez compliqué. Y a beaucoup d'ailleurs de séparations, et c'est mon cas aussi. Y a beaucoup de couples qui ne résistent pas à cet état

de fait. Je connais beaucoup de couples de ma génération, y a une majorité de gens qui ne sont plus en couple. La vie en société est compliquée, quand vous travaillez un week-end sur deux… »
MADATI

MADATI souligne ici une autre conséquence des conditions de travail des soignants, sur la vie de couple. Ces sacrifices en termes de vie personnelle, sociale et familiale ne sont guère compensés d'un point de vue comptable :

« Si je retenais quelque chose par rapport à ma carrière ce serait ça : l'isolement social et le désamour des gens pour ces métiers de la filière médico-sociale parce que franchement, c'est beaucoup de temps, beaucoup d'énergie, et très mal payé, faut être réaliste. »

« Les soignants sont pas valorisés. Bon, historiquement, c'étaient les bonnes sœurs[1] qui faisaient ça bénévolement et qui dévouaient leur temps aux malades… bon, ben quelque part, je pense qu'il y a des traces encore de ça ! On a des salaires un peu merdiques pour ce qu'on fait, les nuits, les week-ends… on est pas toujours là pour aller chercher les enfants à l'école, pour passer les week-ends avec eux, et on gagne mille-huit-cents euros. OK, mille-huit-cents euros, pour certains, c'est beaucoup… mais par rapport à l'investissement… »
MAYA

La référence aux bonnes sœurs est loin d'être neutre. La bonne sœur est une nonne qui travaille dans le soin, l'aide ou l'assistance, et qui a fait vœu de chasteté, d'obéissance et de pauvreté… MAYA se prépare à quitter son métier, en raison des trop lourds impacts qu'il a sur sa vie familiale : « Maintenant, j'ai plus envie de le vivre et c'est peut-être même ça qui va m'en faire partir…»

POMMINE souscrit au constat de MAYA sur le niveau de rémunération des infirmières, mis en perspective avec la disponibilité dont elles font preuve :

---

1 SUCHIER, M. & MICHEL, L., 2021. « Pratiques paramédicales en soins primaires. Étude qualitative auprès d'infirmières, d'aides-soignantes et d'aides à domicile. » Les rapports de l'Irdes. *Institut de recherche et documentation en économie de la santé (Irdes).*

« On a jamais été reconnus financièrement, en tant qu'infirmiers en tous cas. On a des salaires… Bon, ça a été dénoncé mais nous, tous les ans, on fait une manifestation. Depuis toujours, les soignants se sont toujours plaints, alors on parle beaucoup des infirmiers et pas beaucoup de ceux qui sont dans l'ombre, les aides-soignants[1] et les agents de services hospitaliers, pour qui c'est encore pire. Mais nous on a quand même un diplôme, on a un Bac plus trois. Moi maintenant, j'ai un Bac plus cinq. Mon frère a découvert justement au début du COVID-19 qu'un infirmier ça gagnait mille-sept-cents balles par mois, en faisant des jours, des nuits, des week-ends. "Vous gagnez pas beaucoup"… et je lui ai dit "putain, mais t'es sûr que t'es mon frère ?" Ça fait quinze ans que je suis infirmière, que je n'ai jamais gagné d'argent. Alors ça c'est vrai que je me suis toujours demandé comment c'était possible qu'on continue à faire cette école alors qu'on commence à mille-quatre-cents balles, et qu'on fait un métier improbable. On en revient toujours à ça, nous on éponge tout… on trouve. Dans notre activité quotidienne, je pense qu'on absorbe, je sais pas comment dire, on doit se sentir valorisés à faire ça en fait, parce qu'il y a absolument aucune autre motivation, à part que c'est hyper intéressant, c'est ultra intéressant. Tous les jours, on apprend des choses, tous les jours on forme des gens aussi. Donc c'est hyper intéressant comme métier, mais c'est vrai que la reconnaissance, on l'a pas et c'est vrai qu'on la recherche pas puisque je te dis, nous, ça nous a tous un peu choqués qu'à la télé, on montre les services de réanimation en disant "c'est un service très difficile, des patients instables…" Bon, chacun fait son métier, on applaudit pas les éboueurs… et tout le monde fait un métier galère. Voilà, on va pas tous s'applaudir, c'est comme ça, on a tous choisi notre boulot, ça nous apporte ce que ça nous apporte… »

La difficulté du travail infirmier – notamment en période de pandémie – est observée par ROSE, interne en réanimation, sur les plans physiques et du risque de contamination :

« On a les paramédicaux, donc une infirmière pour deux patients, et une aide-soignante pour quatre patients, dans notre

1 ARBORIO, A.M., 2001, rééd. 2012. « Un personnel invisible. Les aides-soignantes à l'hôpital. » Coll. Sociologiques. *Anthropos-Economica.*

service. Et on interagit beaucoup avec eux. Ce sont probablement les plus fatigués de l'équipe, parce que finalement l'équipe médicale, c'est une fatigue plus psychologique que physique. Nous, internes, on n'a pas une grande responsabilité parce que même si on fait des prescriptions, elles sont tout le temps vérifiées par nos supérieurs ; mais eux ont beaucoup de responsabilités. Je pense que c'est ça qui pèse, alors que les paramédicaux eux, ont beaucoup de fatigue physique : s'habiller pour chaque chambre, se déshabiller, si on a oublié un médicament, on peut pas aller le chercher, il faut se déshabiller, ou demander à une collègue en espérant qu'elle n'est pas avec ses patients… c'est très lourd… et surtout, c'est eux qui sont en contact avec tous les phlegmes des patients. Donc, c'est eux qui sont bien plus à risque que nous sur la contamination. Donc y a eu une peur bien plus importante chez les paramédicaux que chez les médecins. Et d'ailleurs, on a eu beaucoup de contaminations au départ chez les infirmiers. Les médecins, on est quand même moins souvent dans les chambres que les infirmiers, qui sont tout le temps en contact avec les patients. »

L'exposition au risque de contamination est partie intégrante des conditions de travail des personnels soignants, notamment ceux qui agissent au plus près du corps des patients, la crise sanitaire l'a rappelé. Et aux moments les plus vifs de cette crise, les consignes aux personnels ont été énoncées parfois sur un plan informel, verbal ; la considération du risque de contamination semble être devenue élastique :

« C'était comme ça, et dans tous les cas, même malades, on était censées venir travailler. Faut pas oublier ça, c'est-à-dire que nous, on n'était pas épargnées, COVID-19 ou pas COVID-19, tant qu'on tenait debout, on nous avait clairement dit qu'on venait travailler ! Parce qu'ils avaient tellement peur de manquer de personnel, on devait y être. Malade ou pas malade, de toute façon, on transmettait pas parce qu'on avait des protections. Bon, au début, on en a manqué énormément quand même, alors les masques, on les utilisait pendant douze heures. On avait droit à un masque par garde. C'était à l'époque où ils avaient pas encore réapprovisionné… Après, on avait le droit de changer notre masque entre midi et deux, on avait deux masques pour une garde de douze heures. Et après, ça s'est un peu amélioré quand on a

reçu le matériel. Après, on considérait qu'on pouvait pas transmettre parce qu'on avait les masques, les gants, etc. et que si on était en contact avec une personne malade, on était intégralement habillées… »
MAYA

Permettre au service de continuer à fonctionner est devenu un impératif supérieur à la santé des soignants et au nom duquel il était possible d'avérer – en dehors d'études le certifiant à une époque où l'on ne savait que peu de choses sur le virus – qu'une protection vestimentaire suffisait à garantir la non contamination des personnels.

En d'autres termes, en cas de situation sanitaire qui se dégrade, les conditions de travail des soignants peuvent également se dégrader, jusqu'à la négligence de leur santé. Cette négligence s'observe également dans la réticence à l'arrêt maladie, lequel ne va pas de soi car l'absence d'une infirmière ou d'une aide-soignante pèse sur les autres :

« Les personnes qui travaillent en Ehpad, elles veulent pas s'arrêter parce que sinon elles laissent les collègues dans la merde. »
LINK

« En général, on est assez gênées de s'arrêter parce qu'ils remplacent pas le personnel. C'est les collègues, c'est le personnel qui prend sur ses repos… donc c'est pas un truc qu'on fait comme ça. »
LOUISE

Le manque de personnel souvent souligné par les soignantes, génère de la fatigue, des accidents du travail, de l'absentéisme et donc, une charge de travail accrue pour ces soignantes amenées à pallier les manques en endossant souvent, purement et simplement, la tâche des personnels absents. En Ehpad, où le turnover des aides-soignantes est très important, l'instabilité d'une équipe de direction complique un travail déjà lourd en faisant reposer sur les soignantes une grande partie de l'organisation de l'activité :

« Alors nous, la direction a changé pendant le COVID-19. Elle est en train de changer complètement à nouveau… enfin, on a tout le comité directeur qui change actuellement, encore une

fois. En novembre-décembre, la directrice a changé et la cadre a changé. Et là, on a la cadre qui rechange, la médecin, comme l'adjointe de direction… C'est pas d'une grande stabilité ! »
LINK

Une autre conséquence du manque de personnel est observable dans le CMPP où JOE est psychomotricienne :

« On a deux médecins et on est douze personnes dans l'équipe. Un des médecins n'est même pas à mi-temps. Il faudrait que les deux voient la totalité des enfants vus par dix personnes ! Y a des orthophonistes, des psychologues, des psychomotriciens… les assistantes sociales, c'est différent, ça fait pas du chiffre en plus. Et le médecin, s'il les voit une fois par an [les enfants pris en charge], c'est bien ! Donc, les prérogatives des uns et des autres, elles sont où on peut ! ».

Ce qui serait nécessaire faisant défaut, c'est l'informel qui domine, le système D, chacun faisant ce qu'il peut, dans un mode de fonctionnement dégradé.

Les soignantes n'ont pas d'autre choix que de s'adapter à ce mode de fonctionnement dégradé. Cette adaptation génère des comportements réflexes que l'expérience permet d'élaborer. MADATI explique ainsi la manière dont elle priorise les appels des patients, en fonction d'une analyse des situations basée sur le comportement habituel de ces patients, et qui lui permet de discerner la gravité potentielle des appels :

« La nuit, j'ai trois sonnettes. Alors je réfléchis aux priorités. Alors j'en ai un qui vient de se faire opérer, le second, c'est une petite mamie qui s'ennuie et qui veut voir quelqu'un, et on le sait parce qu'elle a déjà appelé dix fois avant… et le troisième, ben on sait pas parce qu'il appelle jamais. Donc, je dois choisir qui je vais voir en premier parce que je suis toute seule. Bon, le premier, j'ai géré en sortie de bloc, les constantes, la douleur, j'ai bien vérifié. La deuxième, la mamie, elle va papoter. Et le troisième, il appelle jamais, donc c'est pas normal, y a un truc. Et donc je vais aller répondre à cette sonnette-là, pour vérifier. »
MADATI

Ce mode de fonctionnement dégradé concerne également l'inadaptation des outils informatiques, ou leur manque de fiabilité, alors que la lourdeur du travail administratif des soignants s'accroît :

« L'administratif, c'est plus de 50 % du temps de travail d'une infirmière en Ehpad. On a un travail de traçabilité qui est énorme, qui nous prend un temps infini et qui nous empêche de soigner les gens, clairement. La traçabilité, sachant que tout ce qui est informatisé, ça fonctionne pas, faut dire ce qui est, c'est pas du tout adapté au travail. C'est des personnes qui sont pas du tout sur le terrain qui choisissent les fonctionnalités de chaque programme et ça nous correspond pas, donc on perd un temps fou là-dessus. La traçabilité, à chaque fois qu'on donne un médicament, on le trace. Si la personne refuse, il faut qu'on le trace ; si on a donné du paracétamol en "si besoin", il faut qu'on le trace ; quand on fait une piqûre, on le trace ; quand on fait un pansement, on le trace. Après, il y a tout ce qui est les rendez-vous en fait, par exemple les médecins traitants, on travaille avec des médecins libéraux [...]. Alors, nous on passe notre temps à appeler les médecins, à leur demander de venir, à les rappeler quand ils viennent pas, c'est très très lourd [...]. Si on a un patient qui a une mycose, c'est pas d'une gravité exceptionnelle, mais quand même, il faut que la personne elle soit soignée. Ben là, c'est une galère absolue. Va faire venir un médecin pour une mycose ! Là, ça devient très compliqué. La plupart du temps, c'est pas de la mauvaise volonté non plus... c'est qu'après, lui, il a pas forcément le temps de se déplacer. Donc, si après il y a quelqu'un qui a quelque chose de grave, il va se déplacer. Mais une mycose, évidemment que ça peut attendre... sauf que la personne âgée, compliqué pour elle... et de notre côté, on va appeler les médecins et ils vont nous dire "bon, vous pouvez passer telle chose pendant dix jours". Bon, là c'est par téléphone. On n'a absolument pas le droit de faire ça. Mais si on le fait pas, combien de temps ça met pour que la personne soit soignée ? »
LINK

Cette lourdeur administrative, qui l'empêche de travailler auprès des résidents, LINK la gère par le contournement, même si elle n'en a pas le droit, dans un souci d'efficacité pour les personnes dont elle a la charge. FLEUR, elle, ironise sur des situations qui lui semblent aussi caricaturales que quotidiennes, et en vertu desquelles rien ne peut bouger, il est donc inutile d'espérer la moindre amélioration.

« Déjà, y a toute la lourdeur administrative ! Un service qui est lourd – ça veut dire que chaque patient demande une grosse charge de travail – on se rend compte que les patients qui sont rentrés, d'habitude on s'en sort et ben là, on s'en sort pas, c'est trop lourd, on a trop de boulot, on réussit pas à faire ce qu'on voudrait dans les temps, avec une prise en charge… On peut pas dire "ah c'est lourd, et ben demain, y a une infirmière de plus". C'est impossible, il faudrait qu'ils évaluent la charge de travail ; donc qu'ils mettent en place une commission qui va compter des points : "alors, vous avez posé combien de perfs ce matin ?". Oui, deux avec une surveillance, ça fait deux et demi… donc si nous avons un total de deux-cent-cinquante, sur quatre-cents, lissés sur quatorze jours glissants, peut-être qu'on pourra demander un poste à la prochaine commission, dans trois mois… ! Mais d'ici là, les patients ils sont partis ! On peut pas agir ! Et parfois, on a l'impression qu'entre ce qu'on vit nous et au-dessus, ben c'est pas les mêmes planètes ! On n'a pas du tout les mêmes préoccupations, pas les mêmes besoins… C'est vachement pyramidal et ceux qui sont au-dessus, ils ont une vision de ce qui se passe en dessous… [FLEUR mime un regard posé par ceux d'en haut vers ceux d'en bas]. Parfois, y a des choses qui remontent, ça dit bien ce que ça veut dire, remonter, faire remonter l'info, c'est hallucinant ! »

La lourdeur des tâches administratives irrite les soignantes rencontrées. Ces tâches sont souvent vues au prisme de la disponibilité qu'elles requièrent et qui s'exerce au détriment de la disponibilité relationnelle, laquelle devrait, pour ces professionnelles, être centrale. Cet état de fait est considéré comme *a minima* un dysfonctionnement, et *a maxima* une absurdité.

Le manque de fiabilité des outils informatiques et des dispositifs de numérisation de la santé[1] est également pointé du doigt.

---

1 WILLEMIN, B., 2018. « Numérisation des données de soin : impact sur l'élaboration et les fonctions du dossier médical ». Droit, Santé et Société, n° 5-6. *Eska.*

« On a encore des dossiers de soins papier, et heureusement. Parce qu'on a eu une attaque informatique[1] et toutes nos données ont été piratées. Ça montre les limites de l'informatique. Heureusement que dans notre service on avait ça ! Toutes les données ont disparu et ils n'ont pas pu toutes les récupérer. Ils ont été obligés de déconnecter tous les ordis. Nous, quelqu'un vient se faire opérer, on rentre tout dans l'ordinateur. On peut savoir son groupe sanguin, ses antécédents… Là, on peut plus avoir accès à ça et le pire, c'est pour les secrétaires. Elles disent “si t'as besoin d'un rendez-vous, c'est maintenant” parce que les gens, ils ont eu leur rendez-vous il y a six mois. Ils l'ont pas oublié mais les secrétaires, elles ont plus aucune notion… et les médecins, ils voient arriver les gens, et elles, elles peuvent rien rechercher dans les archives. Des résultats d'analyse, les médecins en ont besoin, y a plus rien. Et ce qui a été très problématique, c'est pour les gens qui sont en traitement chimio ou radiothérapie, parce que ce sont des données très très précises… et les gens ont dû être orientés vers d'autres services hospitaliers parce qu'on pouvait plus garantir, il pouvait plus y avoir de suivi dans leur traitement et ça a été terrible ! Et on doit refaire des examens, ça a un coût supplémentaire aussi. On nous avait dit qu'au quinze mars ce serait réglé, pas du tout ! Par exemple, pour les commandes en pharmacie, on scannait tous les produits qu'on doit commander, ça se renouvelait automatiquement. Maintenant, faut tout écrire à la main, ça prend beaucoup de temps, et ce temps-là on le prend sur autre chose. Et on rogne du temps sur l'humain, le rapport humain. »
MADATI

« Il y a un problème qui me vient tout de suite à l'idée, c'est les pannes informatiques ! Nous on travaille avec des humains et on a cet écran qui bien sûr nous aide, nous donne très vite la synthèse du patient, qui très vite nous sort l'ordonnance à renouveler, c'est très simple… quand ça marche. Et il y a le site Ameli

---

1 En février 2021, plusieurs établissements publics, parmi lesquels des hôpitaux, ont été victimes d'attaques informatiques. Cette carence en termes de cybersécurité a généré de sérieuses difficultés dans le suivi de la prise en charge de patients et une perte de confiance de certains soignants dans les outils informatiques qu'ils utilisent quotidiennement pour effectuer différentes tâches.

sur lequel on doit aller sans arrêt. On a eu beaucoup d'information, on nous a même rémunérés pour qu'on y aille, c'est-à-dire qu'on a une rémunération si on fait beaucoup de télétransmission, si on fait des arrêts de travail par internet, si on fait la déclaration médecin traitant, le bon de transport, tout ce qu'on fait de manière dématérialisée, on est récompensés. Alors c'est pas tout à fait la carotte, c'est vrai que quand ça marche, c'est rapide quand on a vraiment pris l'habitude d'aller sur le site Ameli à chaque patient, et plusieurs fois pendant la consultation. Mais quand il y a des bugs et des pannes, c'est ça qui me gâche la journée. Et c'est très fréquent. Voilà, moi, ce qui me dérange, c'est l'informatique et les pannes. Bon, c'est un peu lié à mon âge parce que je sais pas les réparer ces pannes, mais c'est aussi lié à la saturation de ce site Ameli, c'est-à-dire qu'ils ont beau le faire progresser avec tous ces besoins et toutes les applications, ben très souvent Ameli est indisponible en fait. Donc, on sait que ça va être disponible dans les secondes qui viennent… donc, on doit y revenir, donc ça perturbe la consultation. Moi, je vois entre vingt et vingt-cinq patients par jour, parce que je fais soit des neuf heures / quatorze heures, soit des quatorze heures / vingt heures. Si c'est le matin, un peu moins. Si c'est l'après-midi, j'arrive à vingt-cinq personnes, visites au domicile comprises. Ça, on peut nous flatter parce qu'il y a plus aucun généraliste qui veut faire ça. Moi je me suis proposée par souci d'éthique à aller vacciner deux fois par semaine. Et là, c'est pareil, ce qui soûle, c'est pas d'aller vacciner les gens ou de faire leur certificat d'éligibilité ou le certificat comme quoi ils sont bien vaccinés. Ce qui est soûlant, c'est quand Ameli plante, voilà ! »
TUNIS

« Après, il y a un frein très matériel, qui n'est pas compliqué à lever mais qui coûte beaucoup de sous… mais le conseil d'administration a aussi fait cette démarche donc ça va arriver dans pas longtemps, c'est la mise à jour de tous les logiciels et progiciels, comptabilité, paie, ressources humaines, qualité… On fait beaucoup de choses sur Excel. C'est plus possible aujourd'hui. »
MATSYA

Si ces défaillances ou inadaptations des outils informatiques compliquent le travail des soignantes, elles ont également –

notamment pour LINK, MADATI et TUNIS – des conséquences sur le temps accordé aux patients : la disponibilité que les soignantes aimeraient ou devraient leur consacrer est amputée, déviée par des problèmes de matériel, comme elle l'est par les charges administratives.

La pression que l'institution met sur les soignantes est également soulignée. Elle concerne la nécessité d'effectuer le travail rapidement afin d'atteindre une certaine rentabilité. POMMINE l'observe principalement en clinique :

« Faut apprendre à gérer la pression mais c'est vrai que dans le privé, on a vraiment la pression de faire vite, pas perdre de temps, d'optimiser sans arrêt. Sans arrêt, moi j'ai les chirurgiens devant la porte quand je suis en train d'endormir un patient, faut pas que ça prenne trop de temps… donc nous, on a cette pression-là, qu'il y a pas du tout au CHU. Ça dépend aussi si t'es capable de gérer la pression ou pas… et ça, ça dessoude, c'est-à-dire que tu peux vite tomber dans "oui mais c'est lui qui a pris du temps alors que moi j'ai fait vite… je me suis organisée pour pas pisser cette fois-ci, je pisserai entre les deux prochaines interventions". Tu vois, on est obligés de faire des trucs comme ça ! Donc, la pression du stress, ça nous unit pas. Le désir de faire bien, ça nous unit je pense. Voilà, l'objectif principal, c'est le patient. Je crois qu'on est tous un peu focus sur le patient. Après, on a les cadres de service qui sont un peu là pour ça, eux, ils sont vraiment au milieu de tout ! En train d'essayer de gérer… Wouah ! »

Ce focus sur le patient permet de surmonter ce que la pression génère : la désolidarisation des personnels. Ce focus unit les soignants et permet également, pour LINK, d'accepter la mauvaise humeur des pompiers, du Samu ou de médecins intervenant en Ehpad, qui n'aiment pas cette partie de leur travail et s'étonnent parfois du suivi que les soignants mettent en œuvre :

« Les pompiers par exemple quand ils viennent en maison de retraite, c'est une horreur. Tu verrais comment on est traités ! Après, y a ceux qui reviennent régulièrement chez nous, ils savent comment on fonctionne… et puis ça y est, c'est bon, on n'a plus de remarques. Y a des médecins, quand ils viennent, dès qu'ils ouvrent la porte, ils sont déjà vénères, ils ont pas envie d'être ici, on en prend plein la gueule ! T'as beau être vraiment carrée, faire les choses et tout le machin… Par exemple, quand les pompiers ou les ambulanciers arrivent, quand on a appelé le Samu, on sort le DLU[1], le dossier particulier où y a tous les renseignements sur la personne, on sort les ordonnances, on les imprime et c'est tout prêt pour les ambulanciers. Donc nous, on les accueille quand ils arrivent, on les accompagne dans la chambre, on leur explique ce qu'il se passe. Et y a des pompiers par exemple, qui nous ont dit "mais vous êtes là ? – Ben oui – Ah mais vous nous donnez ça ? – Ben oui." En fait, ils y croient même pas. »

Une autre forme de difficulté inhérente au travail en institution est exprimée par ONAGRE, qui a quitté les structures d'accueil d'enfants en situation de handicap pour exercer en tant qu'auto-entrepreneure. Cette difficulté englobe le manque de personnel et la lourdeur administrative et hiérarchique, qui lui semblent voler du temps aux enfants pris en charge :

« Ça va faire deux ans et demi que je fonctionne comme ça. Avant j'étais en institution, pendant quatre ans, ou trois ans. En institution, j'avais l'impression de pas faire mon métier. J'avais l'impression de gérer l'urgence et de faire de la garderie. C'était difficile de travailler en équipe, avec les chefs de service et tout ça… enfin, tout était long pour créer des projets. Moi j'ai pas cette patience-là je pense, le travail institutionnel, c'est compliqué. Maintenant, je fais du un pour un, ce qui était pas le cas en institution. Parfois, on avait cinq ou six enfants d'un coup, des cas assez lourds. Donc y en avait un qui sautait par la fenêtre : ben, tu gères d'abord celui qui essaye de sauter par la fenêtre… puis tu revenais, ils étaient en train de se taper. Donc fallait les séparer… enfin le temps de rien faire, quoi. »

Les soignantes en institution acceptent leur sort ou quittent leurs fonctions : il y a peu d'adaptations possibles, à part l'exercice libéral. Mais ce dernier demande également beaucoup de disponibilité, de nombreux déplacements, et exclut souvent la dimension collective du travail à laquelle ces professionnelles sont attachées.

La centration sur le patient, sur les soins qu'il nécessite, agit comme un moteur puissant et constitue un régime d'engagement[2]

1 Dossier de liaison d'urgence.

2 THÉVENOT, L., 2006. « L'action au pluriel. Sociologie des régimes d'engagement ». TAP/Politique et Société. *La Découverte.*

que les soignantes perçoivent comme noble, en ce sens qu'il permet d'améliorer réellement l'état des personnes prises en charge.

C'est également cette centration sur le patient, associée au sens de la mission et de l'engagement, qui semble permettre aux soignantes d'endurer des conditions de travail lourdes, complexes et instables, en leur donnant sens et incarnation.

La gestion des souffrances émotionnelles

Les soignants font face à la détresse humaine, à la souffrance et à la mort. Celles que j'ai rencontrées parlent de leur difficulté à être confrontées à ces situations, inhérentes à la vie. Elles évoquent également d'autres types de souffrances émotionnelles, liées notamment à des comportements qui s'expriment à l'opposé de leurs propres valeurs, personnelles et professionnelles.

JOSÉPHINE décrit un épisode douloureux sur le plan émotionnel, dans son travail, qui l'a amenée à demander un soutien. Confrontée au mal-être de salariés consultants soumis à des environnements de travail dysfonctionnants, elle ne disposait pas de marge de manœuvre suffisante pour les aider et se trouvait ainsi témoin, sachante mais dans l'impossibilité d'agir :

« Sentir qu'il y a des gens qui sont pas respectueux de l'humain, ce sont peut-être des gens qui sont sur la défensive, sur leur problématique personnelle, et du coup, les services tournent mal à cause d'une personne qui règle ses comptes, avec un management maltraitant. Voilà, c'est peut-être ce qui me fait le plus mal. C'est mon côté candide, ou rousseauiste, où je pense que chaque être humain est bon de nature, et que la vie, l'histoire personnelle a cassé cette personne ; et que quand ils sont sur des postes de management, de direction de service, ben ils font du grabuge et ça, ça me peine beaucoup… et c'est peut-être aussi ce qui fait que j'ai envie de me donner à fond dans mes soutiens psychologiques individuels. On fait de l'analyse des pratiques professionnelles aussi, avec un psycho qui vient de L., donc une fois par mois. À une époque, c'était difficile : y avait pas de psycho du travail et j'avais beaucoup de gens qui venaient me voir pour des problèmes de souffrance au travail. C'était pas vraiment mon cœur de métier. Les gens venaient me voir pour m'alerter et que je fasse remonter les problèmes qu'ils avaient dans leur service. Et ce que j'entendais à l'époque, moins maintenant, je m'en suis protégée... c'étaient ces problèmes de management, etc. Moi ça, je savais pas tellement comment le traiter, à part écouter. Et du coup, les gens disaient "ben si vous pouvez rien faire, alors je repars"... et ça c'était dur. Et j'avais demandé une supervision qu'on m'avait payée d'ailleurs. Je voyais une psy en entretiens individuels qui m'avait aidée dans mes propres souffrances, parce que ça heurtait mes valeurs personnelles, ce que j'entendais... et je l'ai eue pendant quatre ans. »

Chargée d'accompagner des personnels municipaux en souffrance, JOSÉPHINE expérimente âprement les dommages causés par un mauvais management. Sa compréhension des fonctionnements humains l'amène à penser que ces mauvais managers sont eux-mêmes en souffrance et que, dans ce type de situation, elle ne peut rien faire. Mais ne rien pouvoir faire semble difficile pour les soignants. Il leur faut être agissants, apporter des solutions, des améliorations à l'état des personnes dont ils ont la charge sinon, c'est l'essence même de leur action, leur utilité professionnelle qui perd du sens.

A contrario, lorsqu'il n'est plus possible d'agir, d'apporter des solutions, être en mesure de le reconnaître et de l'accepter fait partie du soin. L'insuffisante considération, par les médecins et par les familles de patients, du fait qu'on ne peut plus rien, LOUISE en souffre, car pour elle, cette partie du soin, qui consiste à pallier et non à s'acharner est essentielle :

« Ce qui me plombe, c'est quand on voit qu'on va pas sauver un patient. C'est les questions éthiques en fait, quand ça fait deux trois mois qu'on a un patient et qu'on avance pas, on recule, et qu'on s'acharne. L'acharnement. Y a des fois où on dit, et je suis pas la seule, "écoutez, ce patient moi je peux plus le prendre. Tous les matins, quand j'entre dans la chambre, j'ai l'impression que je donne pas de force à ce que je dois faire. Il est à moitié mort, on lui fait des soins de nursing alors qu'il est plus là, qu'on sait qu'il va mourir, qu'il a choppé des escarres, on sait que ça finira comme ça mais on s'acharne, on s'acharne, on s'acharne." Pourquoi ? Certains médecins ont du mal avec le fait d'échouer. C'est un échec quand on arrive pas à sauver un patient. Mais on n'est pas des sauveurs suprêmes, hein ? Oui, ben on peut pas tous les sauver. Par contre, je suis très à l'aise avec ça, quand un patient rentre, oui, ben on peut pas le sauver… Alors des fois, ils sont jeunes, oui. Alors parfois ça fait mal au bide, oui… mais s'il a un cancer phase quatre et qu'il est dans la souffrance depuis des mois et des mois, à un moment donné, ben la vie, elle s'arrête, oui. Ce qui me peine, aussi c'est les familles, parce que des fois, on a du mal à faire comprendre aux familles. Elles veulent pas laisser partir, elles veulent qu'on continue des fois et nous, on sait très bien que les familles elles sont pas prêtes. Alors c'est bien des fois parce que on prépare les familles, mais on en a eu un… là, bon… La famille était pas prête, donc on continuait et moi, je disais "mais c'est le patient qui souffre, c'est lui qui reçoit des soins invasifs qui font mal, c'est pas la famille." Donc des fois, les médecins ils trouvent pas les mots, mais des fois, il faut être un peu brutus… à un moment donné, on appelle un chat un chat. Ouais, c'est les questions éthiques, moi, qui me font mal. »

Ne rien pouvoir faire ne signifie pas nécessairement ne pas pouvoir sauver un patient. LOUISE considère qu'elle ne peut rien faire lorsque les médecins s'acharnent et livre des explications à cet acharnement, inhérentes aux médecins eux-mêmes et aux familles, qui ne se résolvent pas au décès de leur proche. Ne rien pouvoir faire ne s'accorde pas toujours avec les valeurs des soignants : ce rien n'a pas le même sens pour tous.

« Moi, je travaille dans un service de chirurgie digestive. On a quand même des patients qui sont assez lourds, des cancers, en fin de vie ou pas… mais on a des décès assez régulièrement. Ce sont les internes de garde qui nous font les certificats de décès et nous, on appelle les familles, on fait la toilette mortuaire et puis on met le mort dans sa housse – c'est comme *Les Experts* à la télé – et après on descend à la morgue. Eh ben, quand j'en parle comme ça, on a l'impression que c'est personne. Mais c'est pas personne, c'est des personnes à qui on a apporté des soins, des gens avec qui on a créé des liens, et puis on les met dans des housses et on les transporte à la morgue. Et jamais, jamais, dans toute ma carrière, jamais quelqu'un m'a dit "mais qu'est-ce que ça te fait ?" Parce que quand je vois quelqu'un dans un lit, et heureusement que je suis en fin de carrière parce que je n'ai plus la patience que je pouvais avoir au début, je me dis toujours "ça pourrait être ta mère, ton père, ta sœur, ton fils". Je vois les gens

comme des personnes, et j'ai l'impression que l'hôpital a été déshumanisé. »
MADATI

Si les décès ne sont pas rares à l'hôpital, les actes infirmiers qui s'ensuivent sont émotionnellement lourds et le professionnalisme, la prise de recul que permet l'expérience professionnelle ne vont pas simplement de soi. Une relation a souvent été partagée avec la personne décédée. MADATI projette sur les corps qu'elle accompagne, la proximité qu'elle pourrait éprouver s'il s'agissait d'un membre de sa famille. En même temps, elle met de la distance entre elle et ces corps, qu'elle considère toujours comme des personnes, en évoquant ce que l'on voit dans les séries télévisées. La souffrance émotionnelle de MADATI est d'autant plus forte qu'elle n'a jamais fait l'objet de la moindre compassion de la part de son encadrement et que, en fin de carrière, ceci ne lui est plus supportable.

TUNIS éprouve de la souffrance lorsqu'elle se trouve face à des situations pour lesquelles elle sait, par expérience, qu'elle sera impuissante, comme un drame de diagnostic, ou encore : « les situations où je sens que je pourrai pas être efficace, l'éthylisme, les situations un peu chroniques, les détresses psychologiques. C'est l'échec, nos limites, quoi. »

POMMINE éponge les émotions des familles de patients, les conjugue aux siennes, douze heures par jour, et évoque sa vraie vie, celle qui se déroule en dehors du travail, comme dominée par l'autre que l'on n'efface pas d'un coup de gomme. La récurrence du vocable « tout » exprime clairement cet ensemble qui compose sa vie :

« C'est un truc de fou parce que eux, ils se déchargent totalement sur toi. Donc toi, t'es une éponge à tout. T'es en même temps en train de faire superman pour essayer de sauver ton patient qui est entre la vie et la mort, et il faut que, quand il y a les heures de visites, t'éponges toute la souffrance de la famille qui évacue tout sur toi. Tu prends tout, et tout ça après douze heures de travail, tu rentres chez toi et tu as ta vraie vie… voilà, avec toutes les émotions que t'as eues dans ta journée, des décès, ou parfois des bonnes nouvelles… »

La souffrance émotionnelle semble très ancrée dans l'expérience des soignantes[1]. Qu'il s'agisse d'aider des personnes victimes d'un mauvais manager, de se trouver face à des situations sans solution thérapeutique, d'accompagner des mourants, des personnes décédées, elle découle d'un vécu par lequel les soignantes ont été confrontées à des limites qui heurtent leur sensibilité et la considération qu'elles ont du sens de leurs actions et de leur rôle. Cette souffrance outrepasse ce que la pensée autorise : elle semble se présenter comme une voie sans issue, dans un environnement où la recherche de solutions d'améliorations est au cœur de l'action.

Les principales ressources que les soignantes mettent en œuvre pour surmonter leur souffrance émotionnelle semblent être, d'une part, la prise de distance et le recours à la dérision, et d'autre part, l'appui sur les proches ou les collègues, en l'absence d'une prise en compte institutionnelle de cette difficulté. La demande d'aide psychologique est rare, peut-être parce que les soignantes ont intériorisé tôt le fait que leurs fonctions professionnelles comportent une part de souffrance, et que cela, en plus d'être constitutif de leur mission, peut être considéré comme un renforcement des compétences humaines et de l'empathie.

Les rôles, les places et les responsabilités

Dans les institutions de santé, les rôles et les places sont ritualisés, protocolisés[2]. Les prérogatives des uns et des autres sont clairement définies – de manière formalisée et dans les usages – ainsi que les limites d'action des personnels paramédicaux. Si la pluridisciplinarité est convoquée, les médecins restent, selon leur grade, décisionnaires, ou davantage soumis à l'organisation et

---

1 HOLCMAN, R. (SOUS LA DIRECTION DE), 2018. « La souffrance des soignants, stress, burn-out, violences… du constat à la prévention ». Guides Santé Social. *Dunod* ; DUJARDIN, P.P., & LÉPINE, V., 2013. « Quelles compétences et ressources pour les cadres de santé dans la gestion des situations à forte charge émotionnelle ? » Santé publique, vol. 40. *Société française de santé publique (SFSP).*

2 SAINSAULIEU, I., 2008. « Le collectif soignant : mythe ou réalité ? Regards croisés des cadres et des infirmiers ». Revue française d'administration publique. *Institut national du service public.*

donc, à la gestion administrative. C'est ainsi que JEANNE considère l'exercice médical au CHU :

« On est vraiment les petits pions : toi, je vais te mettre là maintenant… la toute-puissance de l'administration est présente. Les médecins ont pas leur mot à dire parce qu'ils sont considérés comme rien du tout. Les pauvres, sincèrement, autant je pense peut-être que dans certaines disciplines et encore, peut-être dans certaines cliniques… mais alors au CHU, ils sont hyper maltraités ! Sauf quand ils sont vraiment professeurs de service. Dans ce cas-là c'est bon, mais tout ce qui va être un petit peu en dessous… alors les internes, on en parle pas… Y a une hiérarchisation qui est énorme. »

RANI décrit une hiérarchisation plus ou moins formelle entre les catégories de personnels. Elle partage avec MAYA l'observation selon laquelle les places des hommes et celles des femmes diffèrent, à l'avantage des premiers.

« Bon, y a clairement une scission infirmier de bloc/IADE. Je sais pas si c'est rivalité le mot, mais y a un fond de jalousie des uns et des autres, clairement. Les IADE, c'est le niveau le plus élevé des infirmiers, c'est le seul qui a exclusivité de fonctions, c'est souvent masculin, plus que les autres professions infirmières. Y a un côté très technique, et faut repartir à l'école deux années… C'est un investissement, quand on a des enfants, des fois on peut pas le faire. Je trouve que dans le milieu de la santé, les gens carriéristes c'est souvent les garçons. Y a quand même une part des IADE qui ont un petit ego bien placé. Et à l'inverse, ils ont tendance à dénigrer les infirmiers de bloc en disant que c'est juste les ouvre-boîtes des chirurgiens. »

« Dans les services plus hard, c'est plus masculin. C'est-à-dire, dans les réanimations, les services d'urgence, tu vas trouver plus d'hommes dans ces services plus costauds… que dans des services plus tranquilles de maternité, alors là, y en a pas, c'est rarissime ! Par contre, voilà : urgences, la psychiatrie, côté infirmier, c'est masculin. »
MAYA

MOTRICE a souffert de la hiérarchie et des mauvaises relations qu'elle induit entre médecins et personnels paramédicaux à l'hôpital. Sa légitimité en tant que jeune médecin généraliste ne s'est pas imposée naturellement. MOTRICE l'a construite grâce au bouche à oreille positif de ses patients et par une reconsidération de ce qu'elle avait fui : l'immuabilité de situations acceptées telles quelles, dans le dysfonctionnement.

« Les spécialistes, je les ai beaucoup craints au début, à cause de l'hôpital. Moi je l'ai vraiment très très mal vécu l'hôpital hein… Les infirmières qui te tapent sur la tronche parce que toute la journée, elles se font taper sur la tronche par les médecins, et qui t'expliquent que de toute façon plus tard, c'est toi qui le feras, parti comme ça effectivement… Franchement ça, je l'ai rencontré tellement de fois que non, hein… Donc les spécialistes, je les ai beaucoup craints et je ne les crains plus… moins, parce que je me sens plus légitime dans ma place aussi. C'est pas évident quand tu as vingt-huit balais, tu soignes des gens qui sont tous plus âgés que toi, les autres médecins sont plus âgés que toi, ils ont plus d'expérience que toi… c'est pas évident quand même. Et c'est très présent en médecine, hein… mais maintenant, celui qui m'emmerde, j'ai plus de répondant en fait. Parce que ce qui éloigne les soignants, c'est la hiérarchie, je te jure, c'est hyper important, ça. On a tous été éduqués dans nos études par le professeur, le médecin, l'interne, l'infirmier… pas l'agent de services hospitaliers, hein. C'est très pyramidal et c'est encore très patriarcal quoi. »

La jeune praticienne déplore cependant la hiérarchie – déplacée selon elle – qui perdure entre infirmiers et médecins libéraux mais entrevoit des possibilités d'amélioration :

« J'ai peur que les compétences étant quand même très hiérarchisées, on puisse jamais s'en défaire. L'infirmière ne peut pas faire si on n'a pas prescrit non plus. Par exemple un pansement, heureusement, elle peut choisir avec quoi elle fait son pansement maintenant. Mais si au bout de trois mois, elle estime que la cicatrisation est pas finie et qu'il faut continuer, elle est obligée de quémander au patient qu'il vienne me voir pour que je renouvelle une ordonnance sur laquelle j'écris "continuez à faire des pansements avec ce que vous voulez." Bon, ça évolue mais là, elles ont essayé de faire passer un amendement. Et les médecins, les syndicats de médecins ont crié "catastrophe, on essaie de court-circuiter les médecins !" Et en libéral, tu retrouves cette hiérarchie par la dépendance au médecin, c'est pas un travail mutuel… ce qu'on essaie de mettre en place avec les MSP[1], c'est quand même un peu le but des MSP je pense… enfin nous, c'est parce qu'on essaie d'être bienveillants dans la nôtre parce qu'on trouve aussi des MSP avec de vieux médecins qui t'expliquent que chacun reste à sa place, c'est très générationnel. »

La lutte pour la reconnaissance se traduit ici par une lutte pour la place, le rôle, les prérogatives. L'ouverture et la négociation ne vont pas de soi, elles sont le fruit d'une manière de considérer ces rôles, places et prérogatives.

Le regard de GLYCINE sur les relations entre les différentes catégories de professionnels à l'hôpital est teinté de regrets sur ce qu'elle perçoit comme un dysfonctionnement par méconnaissance et par tradition, dysfonctionnement par lequel c'est un classement hiérarchique – lié à la durée des études – qui est pris en compte et non les spécificités, les différents savoir-faire des uns et des autres, ce qui a nécessairement pour corollaire l'inégalité et la domination, symbolique ou réelle.

« Alors exemple, les relations entre infirmiers et médecins, avec les soucis des fois de considération, de… en fait, des représentations erronées sur ce que pense l'autre dans son propre travail. Moi, je le vois surtout entre médecins et infirmières, c'est avec ces professionnels que je travaille, moins avec les aides-soignantes. Et c'est un peu nourri par les patients je crois, dans la tête des patients et de certains médecins, y a pas de pied d'égalité en fait. L'infirmier est toujours au-dessous en fait, alors que c'est juste pas le même métier. Il faudrait juste que chacun sache quelles sont ses missions et comment fonctionner ensemble en fait. C'est respecter le travail de l'autre, c'est pas le même job et il faut articuler les choses pour pouvoir avancer ensemble, parce que c'est vraiment complémentaire en fait. C'est aussi au médecin de travailler là-dessus, de pas laisser cette hiérarchie immuable et qu'il y ait un avis qui compte moins que l'autre. Pour moi, de ce que j'ai vu, il y a des dysfonctionnements dans certaines équipes hospitalières. C'est moins le cas je trouve en libéral : y a quand même plus de facilité à discuter, surtout en maison de santé parce que souvent en MSP, il y a le cabinet infirmer à côté. »

---

1 Maison de santé pluriprofessionnelle.

La place de la tradition qui se perpétue relève, pour ROSE, du folklore. Un folklore auquel elle semble néanmoins souscrire par le vouvoiement et l'utilisation des codes en vigueur dans les échanges avec les professeurs. Si la hiérarchie des personnels paramédicaux est très présente, par le rôle que jouent les cadres de santé, les personnels médicaux semblent en constituer une autre en parallèle. Ainsi, médicaux et paramédicaux ne paraissent-ils pas soumis aux mêmes conditions hiérarchiques, au sein d'un même établissement, celles d'un professionnel médical relevant de la responsabilité lorsque celles d'un professionnel paramédical relève davantage de l'obéissance aux décisions qui lui sont signifiées.

« La hiérarchie et l'organisation administrative, on n'en a pas beaucoup. Ces statuts, externe, interne, médecin sénior… je trouve que ça fait plutôt tradition, comme le respect de la personne âgée, on pourrait l'avoir dans une famille en fait : le sénior on le respecte. Le professeur, on le respecte pour ce qu'il est, y a cette tradition d'appeler nos professeurs "cher maître" quand on leur écrit, mais c'est un peu de l'ordre du folklore parce qu'en fait, à l'échelle du travail... Moi j'ai du mal avec le tutoiement. Je suis une des seules à ne pas tutoyer nos professeurs. Mais après, y a pas trop de hiérarchie avec nos professeurs. Après, l'administratif pur, je sais même pas qui c'est, on a jamais affaire aux cadres de santé. Ils viennent pas vers nous et nous, on est des médecins qui ont choisi de chapeauter. Mais c'est mal étiqueté, c'est pas clair, on a pas vraiment de hiérarchie… N'empêche que *in fine,* y a toujours un docteur qui est responsable de nous parce qu'aucune de nos décisions n'est finale. Donc, y a bien quelqu'un au-dessus de nous, en termes de responsabilité. »

ROSE observe une évolution dans le rapport du médecin aux patients, qu'elle trouve plus équilibré :

« On a des patients qui ont un rapport de paternalisme avec le médecin : si le médecin a dit de faire ça, je fais ça. Après, on a des patients plutôt sceptiques "vous me donnez quoi ?... Mais pourquoi vous voulez me donner ça ?... Je suis pas trop médicaments…". Après, y a ceux qui nous demandent beaucoup d'explications mais qui nous font confiance. Et après, je pense que l'essentiel, c'est bête mais c'est de se mettre au niveau du patient. C'est pas de se placer à un niveau supérieur. Si lui, il est maçon, ben il nous explique comment faire une maison. Nous on est médecins, on lui explique comment il faut guérir... bon ben voilà. Je trouve que les patients, ils sont dans la compréhension, ils demandent peut-être plus d'explications qu'à une autre époque que j'ai pas connue, où apparemment c'était plus paternaliste... on demandait pas pourquoi, comment... C'était comme ça, voilà. Mais je trouve que c'est plus intéressant parce qu'il faut qu'on justifie notre prise en charge et ça nous met devant le fait accompli, de réfléchir à ce qu'on fait. »

Considérer le patient en tant qu'acteur et non comme objet lui semble plus juste et amène, selon ROSE, une qualité supplémentaire dans la prise en charge médicale : rendre des comptes au patient oblige à davantage de rigueur et de réflexion, davantage d'individualisation et moins d'automatismes.

La hiérarchisation des rôles et la place qu'occupent les personnels, qu'elle soit formelle ou informelle, peut générer des comportements d'imitation, d'identification symbolique qui irritent RANI :

« Quand je vois certaines infirmières discuter de comment elles ont fait leur piscine pour faire comme les chirurgiens, ça m'insupporte ! Et dans le public, y avait ça aussi ! Moi je trouve qu'il y a du gros clivage médical par rapport à paramédical dans la santé, il est énorme. Y en a aussi mais en moindre entre infirmiers et aides-soignantes ou agents de services hospitaliers... C'est très catégories professionnelle l'hôpital, c'est vraiment des strates et c'est difficile que ça se mélange. Les sages-femmes, c'est encore différent. C'est la seule profession médicale, et pour avoir bossé avec elles, elles nous le font bien sentir que nous, on est infirmières et elles, elles sont plus proches des médecins. Voilà, c'est vraiment ça, des strates et des catégories, et le médecin et tout le reste ! »

La place se négocie, la reconnaissance également. Dans le tableau que brosse RANI, il n'est pas question de solidarité mais de clivages, de formes d'opposition par lesquelles on montre à quelle catégorie on appartient par l'exclusion de ceux qui n'en font pas partie. Et la figure centrale de référence est celle du médecin.

Cette hiérarchie s'inverse pour AZULEJO, qui se place du point de vue des patients pour classer les personnels en fonction de l'immédiateté de leur utilité par leur proximité avec le corps des personnes soignées :

« Je sais pas comment les gens nous perçoivent. Je sais pas… Je crois en tous cas que ceux qui comptent le plus pour eux, c'est ceux qui sont près du corps, donc les aides-soignantes et agents de services hospitaliers. Les agents de services hospitaliers sont pas près du corps mais près de ce dont on a besoin tout de suite, et les infirmiers avec lesquels on discute mieux. Et puis après, les toubibs qui sont dans les hautes sphères. »

Pour MADATI, une horizontalité peut s'esquisser entre personnels médicaux et paramédicaux, en cas de malheur, de situation catastrophique :

« Un jour, y a un médecin qui me dit "faites-moi rire", je me souviens bien ça. Mais moi, les blagues… Alors, je lui raconte mon week-end. Et il me dit "vous savez la jeune que je viens de faire, là, l'appendicite… ben, elle est foutue. C'est un cancer de l'ovaire, y en a partout… elle est foutue. Comment je vais dire ça à sa famille ?" Et là… ça plombe l'ambiance. Eux aussi, ils ont leur sensibilité. Et nous on fait les tampons. »

Mais dans cette horizontalité, l'infirmière conserve un rôle d'intermédiaire : elle sert le médecin, comme il est prescrit dans sa fiche de poste, comme il est également rappelé parfois sur les fiches d'évaluation, et comme le précise LOUISE, qui sert le médecin et l'infirmière :

La hiérarchie entre personnels médicaux et paramédicaux se double d'une autre forme de classement entre personnels titulaires et personnels contractuels remplaçants :

« J'ai des collègues qui sont dans mon service, mais finalement on se connaît très peu parce que on se croise peu. On se croise au vestiaire quand on s'habille le matin, puis après ben… ça change tout le temps. Et y a des services où on retourne beaucoup en ce moment. Ben… on se connaît un peu, ça devient des collègues, mais on fait pas partie de l'équipe quand même, c'est pas pareil. On est presque prestataires de service en fait, tu vois, de l'extérieur. Mes collègues, c'est tous les soignants. C'est surtout les infirmiers et les aides-soignantes, parce que les médecins, c'est quand même des collègues mais on joue pas dans la même cour. Après, je considère que le kiné c'est un collègue aussi mais on travaille moins main dans la main quand même. L'aide-

soignante, c'est ton binôme. En théorie, on se quitte pas trop sur une journée. Je dis normalement parce qu'il y a des organisations, des manières de faire, des habitudes et des affinités tout ça… Les infirmiers, ils sont là, mais on va pas s'occuper du même patient. Donc, on peut demander un coup de main, on va se dépanner, on peut demander un conseil… mais on travaille pas ensemble vraiment. On est collègues, mais pas une équipe. »
FLEUR

La soignante contractuelle ne fait pas partie de l'équipe, elle n'est que de passage. À l'instar de ses entrées et sorties dans le vestiaire, elle entre et elle sort du service, de l'établissement et ne fait équipe que ponctuellement avec des personnels qui eux, appartiennent au service. C'est, pour FLEUR, ce qui fait la différence entre collègues – qui exercent le même métier ou la même fonction de soignant – et équipes, lesquelles constituent une strate plus horizontale, faite de statuts identiques et de pérennité, de stabilité des interventions.

FLEUR complète sa réflexion par une description des rôles du médecin, de l'infirmière et de l'aide-soignante dans un classement hiérarchisé faisant apparaître les niveaux de responsabilité des uns et des autres et, partant, des niveaux de subordination dans la conduite des actes :

« À l'hôpital, c'est quand même un peu hiérarchisé et nous les infirmiers, on considère qu'on a deux rôles : le rôle propre et le rôle prescrit. Le rôle propre, c'est ce que l'infirmier a le droit de faire tout seul comme un grand, sans quelqu'un qui prescrive. Alors la théorie, parce que y a la théorie et la pratique... en théorie, l'infirmier il a pas besoin d'un médecin pour tous les soins de confort, le nursing, c'est-à-dire les toilettes, les massages, changer les gens, surveillance de la douleur, positionnement du patient, adaptation de la texture de l'alimentation, tout ça. Et le rôle prescrit donc, ça va être le médecin qui prescrit des choses. Et nous on applique, avec notre œil de pro, c'est-à-dire on applique mais on est quand même censés réfléchir et ne pas appliquer bêtement. Donc après, on adapte. Y a des protocoles, on peut avoir un champ d'action quand même assez large même en restant dans le rôle prescrit. On fait beaucoup appel aux prescriptions anticipées, aux protocoles. Par exemple hier, moi j'avais un patient qui allait pas très bien du tout. Il est pas sauvé, il était agité, il était pas confortable, pas paisible. Donc, j'ai fait du pied pour qu'il soit plus confort. Là, le toubib a mis une prescription de Valium et une prescription de pompe à morphine, qui n'a pas été débutée. Mais là, si tout de suite mon patient en a besoin, ma collègue elle peut tout de suite le débuter, elle a pas besoin du médecin, c'est à l'appréciation du soignant. Parce que si c'est bien anticipé, bien fait en amont, après derrière, tout se déroule très bien. Le rôle propre, c'est quand même un rôle qui est très souvent délégué à l'aide-soignant. L'aide-soignant, c'est lui qui fait les toilettes, c'est lui qui sert le petit déj, etc. Mais c'est quand même notre boulot, délégué aux aides-soignantes... En fait, ça devrait être aide-infirmier. Les aides-soignants – ils aiment pas qu'on dise ça – ils ont pas de rôle propre, ils ont pas le droit de prendre de décision. Si on regarde au fond, c'est un travail qui a été inventé y a pas si longtemps que ça en fait. Donc aujourd'hui, c'est pas vraiment très formel. Ils ont pas de décret d'application et tout ça, contrairement à nous. Donc en fait, c'est l'infirmier qui délègue ses soins à l'aide-soignant, mais ça reste notre responsabilité. On viendra jamais dire "l'aide-soignant a déconné", c'est l'infirmier. »

« Donc en réanimation, on a les médecins : quand tu as un patient qui commence à merder, faut systématiquement appeler les médecins. Nous en tant qu'infirmiers anesthésistes, on a déjà la possibilité d'améliorer la ventilation, on peut changer les vitesses de nos drogues, etc. On a ces compétences-là mais globalement, l'infirmer de réanimation, il appelle le médecin. »
POMMINE

FLEUR et POMMINE mettent en avant leur rôle propre, leurs prérogatives, ce qui est délégué à l'aide-soignante et dans quels cas le médecin est appelé. Les personnels paramédicaux apparaissent ainsi comme les professionnels de terrain, les médecins constituant, eux, les décisionnaires, prescripteurs, et responsables in fine. Cependant, la différence entre rôle et responsabilité est difficile à circonscrire. Elle est claire sur les plans juridique et gestionnaire[1], mais pas au niveau de l'appréciation, à

---

1 CLOT, Y., 2019. « Prendre ses responsabilités ? De la santé au droit ». *Sociologie du travail, vol. 61, n° 2.*

laquelle FLEUR fait référence, ni nécessairement dans la conduite des actions professionnelles quotidiennes, qui demandent souplesse et adaptation permanentes.

Les modalités de l'exercice en collectif

Le collectif constitue une ressource extrêmement importante pour les personnes questionnées. Sans le collectif, il n'est pas possible de tenir professionnellement : il constitue un socle sur lequel on peut s'appuyer, par le partage des expériences et l'intercompréhension qui en découle. Le collectif génère l'ambiance dans laquelle on se sent bien, ou que l'on quitte[1].

On fait du collectif avec les patients, avec les familles, avec un quartier : c'est le gage d'un bon travail, basé sur la connaissance, la compréhension et l'acceptation.

Mais ce collectif, parfois, ne fonctionne pas. Il est clivé, ou bousculé ; il peut également éclater.

Le collectif fonctionnel

Le collectif fonctionnel est celui au sein duquel les personnels peuvent agir, exercer leurs prérogatives professionnelles. C'est également celui dans lequel les relations entre les personnels sont empreintes de compréhension, soutenantes, aidantes[2]. Ces relations peuvent dépasser la sphère strictement professionnelle et occuper une place laissée vide dans la vie d'une personne. Ainsi AZULEJO, fille unique, analyse-t-elle avec beaucoup d'émotion, la relation qui l'a unie aux infirmiers, au moment où la décision de fermer l'unité qu'elle dirigeait lui était annoncée :

« J'ai fait l'expérience de la fratrie avec eux, et ça je leur ai dit en partant à certains. Mon équipe a été ma fratrie [larmes]. Les infirmiers, les aides-soignants, les ergothérapeutes, tout le monde... j'avais avec eux des liens [...] assez fraternels. C'est ce que je voulais leur dire pour mon pot de départ "avec vous, j'ai fait l'expérience de la fratrie". J'ai vécu la honte d'être partie de mon

1 BRASSEUR, M. & MEJRI, S., 2020. « Les réactions des salariés face aux conflits de valeurs dans les métiers du soin ». Journal de gestion et d'économie de la santé, n° 3. *Eska.*

2 SAINSAULIEU, I., 2006. « Les appartenances collectives à l'hôpital ». *Sociologie du travail, vol. 48, n° 1.*

travail et d'avoir abandonné mon équipe. Vraiment, c'est affreux. Mais ils ont été adorables. Y en a qui m'ont portée à bout de bras pendant six mois. Quand ils m'ont souhaité mon anniversaire, je leur ai écrit une carte en leur disant à quel point ils étaient soignants et jusqu'au bout. Ça, je l'ai dit parce qu'il faut renvoyer ce qui est à renvoyer. Ce qui est le plus traumatique dans cette histoire, c'est le cynisme. Gardez-le cet enregistrement, je suis pas sûre que je parlerai comme ça tous les jours ! Ce cynisme, on sentait le mensonge à deux lieues. Après mon départ, il y a eu un groupe WhatsApp, avec des blagues bien sûr... y a eu une espèce d'ambiance comme ça. Donc, on se parle sur ce groupe-là, et je me suis mise à la couture pour faire des masques, parce que les infirmières, on leur avait interdit de porter des masques ! […] Les gens qui ont compté dans ma vie à ce moment-là, c'est inoubliable, sont les infirmiers. Dans les collègues, zéro ou presque : chacun était occupé à sauver sa peau. Mon mari, qui a été chouette, les enfants, qui ont été adorables, qui m'ont vachement soutenue. Avant, on distinguait mal le professionnel de l'amical. Ben là, ça a été vite fait ! Vite fait, bien fait. »

Être soignant apparaît, dans ces propos comme bien plus qu'un métier : c'est une manière d'être dans la vie et avec les gens, faite d'attention à l'autre, et apte à apporter de la réparation.

Le collectif fonctionnel s'étend en dehors du groupe de professionnels. Il permet d'accéder à des informations non décelables par l'observation ni par les soins apportés et cependant nécessaires, et fonctionne par exemple sur des échanges avec l'entourage des résidents d'un Ehpad :

« Mais nous, notre rôle en tant qu'infirmières aussi, c'est d'installer une certaine coopération avec les familles, pour que ça se passe bien et pour que d'un côté, elles nous donnent des infos sur leur résident, ce qu'elles voient, les choses qui changent, tout ça ; et de notre côté, nous on fait pareil. Et en général, ça peut se passer assez bien cette coopération-là. »
LINK

Il fonctionne aussi entre soignants et patients, pour gagner la confiance des seconds et pouvoir ainsi exercer :

« Nous, on est là pour soigner le patient. Donc le but du jeu pour tout le monde, c'est que le patient adhère. Il faut que le patient adhère aux soins. Qu'il ait confiance. »
FLEUR

Par la connaissance d'un territoire géographique, par celle de familles, de fratries accueillies en soin par un même cabinet de praticiens, on accède également à des informations que la consultation ne permet pas d'aborder mais qui constituent cependant, outre un décor, une sorte d'arrière-plan, une approche sensible de réalités sociales, économiques et culturelles, que l'interprofessionnalité enrichit, et un confort de travail :

« J'aime la bonne ambiance, la qualité de travail, avec le groupe. Le fait de pas travailler seule. Parce que si je m'absente une fois, ben c'est pas du tout grave, il y a mes collègues. C'est-à-dire que le patient, quand il déclare un médecin traitant, ben c'est les trois, en fait. C'est égal, au moins pour 60 % d'entre eux, ça leur est égal de voir l'un ou l'autre [...]. Le quartier, même si on a l'impression qu'il bouge beaucoup, il y a un fort taux de gens qui sont là depuis longtemps et donc parfois, quand je vois une personne, je connais tous ses frères, tous ses neveux, les grands-parents... Je tape un nom de famille et il en sort plein plein plein, et c'est tout la même famille. On connaît très très bien le quartier [...]. Les autres interlocuteurs professionnels, ça aussi, c'est pas obligé d'être sous le même toit et dans une maison de santé officiellement déclarée pour travailler avec les autres, ça dépend de ce que l'on souhaite. Donc les infirmiers qui sont dans notre local, avant ils y étaient pas et je leur accordais le même temps avant, que maintenant, quand il y a besoin quoi. C'est-à-dire en fin de consultation, quand il y a un créneau horaire, on va faire les papiers qu'il y a besoin de faire et parler du patient. Nous, on est très contents de toutes les équipes d'infirmiers. Ils sont très compétents, dévoués, sérieux... Ça aussi, c'est un facilitateur. »
TUNIS

En service hospitalier de réanimation, le collectif permet d'objectiver la prise de décision. La pluridisciplinarité est perçue par ROSE comme garante d'une prise de recul et de justesse d'une décision. Et même si cette dernière n'était pas suffisamment juste, le fait qu'elle repose sur le recueil d'avis différents, un agrégat de plusieurs points de vue, autorise d'une part le décentrement, et d'autre part, la légitimité :

« On a quand même une spécialité où on est nombreux. L'état des patients est le plus grave de l'hôpital, donc on est nombreux. On a beaucoup de travail d'équipe, on a la possibilité de discuter les décisions avec plein de gens, ils sont très disponibles. La nuit, il y a un seul médecin référent mais il a toujours une astreinte téléphonique. Donc pour toute complication, toute décision éthique en fait, il y a la possibilité de pas endosser seule la responsabilité [...]. On est très nombreux à décider. Une réunion collégiale, y a en moyenne trois médecins, un sénior réanimateur, et on a toujours un extérieur, c'est-à-dire que si c'est une personne de plus de soixante-quinze ans, on appelle toujours le collègue gériatre pour décider de ce qu'il en est, jusqu'où on va... En journée, c'est très simple de mobiliser des médecins, on a toujours beaucoup de gens disponibles chez nous... Je sais pas si c'est vrai dans toutes les structures. Mais nous, on est assez nombreux pour faire des réunions d'ailleurs telles qu'elles sont définies dans la loi. Parce que c'est dans la loi Leonetti : toute décision, c'est statué à plusieurs avec un intervenant extérieur qui n'a pas pris en charge initialement le patient [...]. Je voulais être hospitalier parce que j'aime le travail en équipe, j'aime qu'on soit nombreux, qu'on discute, pour le ressenti personnel et la façon dont on vit les choix, de les avoir toujours discutés. C'est toujours très plaisant et ça permet de s'affranchir de pas mal de cafard en fait quand on rentre à la maison : le choix qu'on a fait, il était partagé et même si c'était pas le bon choix, ben quelqu'un d'autre aurait fait le même. »

Pour la jeune interne, le collectif permet de formaliser les décisions, la subjectivité constituant l'informel. Dans ses propos, l'important réside, après la collecte du maximum d'informations possibles, dans l'obtention d'un consensus, entre personnels issus de différentes disciplines et décisionnaires, par lequel cette subjectivité peut être mise à distance.

« Les médecins restent très humains en fait. L'informel, c'est très basé sur la subjectivité, on a envie de dire que c'est pas vrai mais c'est vrai, chaque personne est très différente... Tout ce qui est formel, on est tous d'accord dessus. Et on prendrait des intervenants extérieurs, même ce qui se fait dans les cours de justice, on prendrait quinze jurés, je pense qu'ils décideraient comme nous en fait. Les décisions formelles, elles sont assez simples à prendre... et en fait c'est évident pour tout le monde si c'est de l'acharnement et que c'est déraisonnable. Ce qui est informel, c'est quand il y a une subjectivité qui rentre en compte et qu'on a pas tous les éléments pour décider. Souvent, c'est quand on n'a pas eu la famille au téléphone. Donc on sait pas quel était le mode de vie du patient, quelles étaient ses capacités avant d'arriver à l'hôpital... Le patient, il nous dit des choses mais on a beaucoup de maladies qui s'ignorent à l'hôpital. C'est pas parce qu'ils sont jamais allés voir un médecin qu'ils sont pas malades. Et donc souvent, c'est basé sur le fait qu'on a pas tous les éléments pour décider... et donc c'est basé sur quelque chose de plus subjectif, basé sur notre ressenti. Alors certes, on a des bilans qui vont nous aider dans tout ça, et c'est pour ça qu'on admet peut-être des patients qu'on devrait pas recevoir. Mais c'est parce qu'on sait qu'après, la décision elle sera réévaluée quand on aura tous les éléments et que là, elle deviendra plus formelle. »

Les échanges au sein d'une équipe sont considérés comme centraux et leur qualité exprime le niveau de cohésion et de fonctionnalité de cette équipe. Pour JOE, l'essentiel n'est pas le consensus mais la capacité à s'écouter, à accepter le désaccord, à faire preuve de souplesse et d'ouverture :

« C'est rare, une équipe qui fonctionne bien en pluridisciplinarité et qui peut partager des choses de la pratique, de la théorie... voilà, sans jugement, voilà. On pense pas forcément pareil, mais ça peut se partager, sans arrière-pensées, sans agressivité, ça peut se partager pour le bien, voilà. Ce qui freine, c'est quand il y a des rigidités, quand il y a des gens qui campent sur leurs positions, et qui peuvent pas entendre que les autres n'ont pas les mêmes. On leur demande pas d'en changer mais entendre ! Donc ce qui freine, c'est les collègues, quand il y a de la rigidité, quand il y a de l'autorité, parce que ça ne respecte pas. »

JOSÉPHINE souligne la valeur du collectif en termes d'entraide et de soutien émotionnel d'une part, et d'efficacité dans le travail d'autre part :

« Quand tu entends des gens qui disent plusieurs fois “au secours, j'en peux plus, je vais m'en aller, je vais mettre fin à ma vie”, parce qu’il y a eu beaucoup d’idées suicidaires [pendant le confinement], heureusement qu’on est une équipe et qu’on arrivait, en visio, une fois, deux fois par semaine, à échanger sur les situations graves pour pouvoir s’entraider et partager cette émotion. Bon, on fonctionne comme ça habituellement, quand il y a des situations complexes, on fait un point tous les quinze jours tous ensemble, justement pour échanger et avoir le regard croisé des collègues pour trouver des solutions pour l’agent qui nous sollicite. On n’a pas toujours de solutions, évidemment. »

Un collectif fonctionnel est un collectif bien géré, stable, au sein duquel les personnels ont une place et sont reconnus. L’évidence de ce propos devrait, logiquement, amener sa suppression. C’est nettement l’inverse que les soignantes rencontrées décrivent, soulignent, dénoncent. TUNIS présente comme une expérience un peu hors du commun, le fait d’avoir vu un tel collectif fonctionner, dans un Ehpad dont elle soignait les résidents :

« Alors quand le personnel est stable, moi j’ai pas mal de clés pour comprendre ce qu’il se passe, pour l’avoir vraiment vu, si la direction est très reconnaissante et organise des réunions régulièrement pour flatter ou encourager ou responsabiliser. Enfin bref, donner du sens à tous ceux qui y travaillent. Je peux vous dire que ça marche ! Ils cherchent pas ailleurs les gens. Vu mon expérience, je dirais que c’est une reconnaissance. Et puis, il y a la stratégie du remplacement. Cette directrice intelligente prenait toujours les mêmes. C’étaient des infirmières divorcées, qui avaient besoin d’argent, qui travaillaient ailleurs donc, et qui étaient contentes d’avoir quelques heures en plus quand il y avait des remplacements à faire... elle prenait toujours les mêmes. Les mêmes profils d’ailleurs : des femmes divorcées qui voulaient finir de payer leur maison... toujours les mêmes, c’était important. C’est malin ça, plutôt que d’aller dans une agence d’intérim ! Et j’ai vu vraiment beaucoup de positif. Et ça se ressentait sur les résidents. Et l’équipe a complètement suivi la structure alors qu’elle s’est installée à l’autre bout de la ville... ça donne une idée. »

L’importance du soutien des collègues, du collectif, revient souvent dans les propos des soignantes, la bonne ambiance qui fait que l’on peut surmonter bien des obstacles. Il s’agit d’une condition *sine qua non* de l'exercice d'un travail difficile, émotionnellement lourd, et dans des conditions parfois inadéquates. Pour POMMINE, une forme d'instinct permet de repérer très rapidement les personnes avec lesquelles on pourra s'entendre, avec lesquelles on travaillera bien :

« Il faut que toute l'équipe autour de toi te soutienne, sinon c'est un enfer à vivre. À M., quand je me suis trouvée avec un médecin qui me disait “bon, alors vous gardez les seringues, hein ? Parce qu'on est un peu juste, là”, direct je suis allée voir mon pote et je lui ai dit “bon, on est d'accord que je le fais pas, hein ?”. C'est sûr qu'on est soudés et tu chopes direct, même quand tu arrives dans une équipe que tu connais pas du tout... les personnes-ressources, on s'en entoure bien, on se les garde sous le coude et hop, on va direct voir les personnes-ressources. Mais tu peux pas être seule dans ce monde. [...]. Et y a des bonnes rigolades avec tes collègues quand même, parce que si on rigole pas, on pète les plombs [...]. Après, ce qui nous fait tenir, c'est vraiment l'ambiance qu'on a. Et ça pour moi, c'est une évidence. Je me suis toujours barrée des services où l'ambiance était pas bonne et je suis toujours restée parce que j'allais retrouver mes petites collègues chéries, qu'on allait bien se marrer toute la journée [...]. Donc la pression du stress, ça nous unit pas. Le désir de faire bien, ça nous unit, je pense. »

Le partage de connaissances et d'idées qui rendent la pratique professionnelle fluide, sans nécessité de négociation, fait cohésion et constitue un outil du travail collectif :

« Quand il y a une cohésion, on peut affronter pas mal de choses, alors peut-être pas comme on le voudrait, mais y a cet effet de groupe, cette cohésion d'idées, on va dans le même sens à un moment donné. »
NATURE

« Les études, ça donne un contenu technique mais ça donne pas la capacité de tenir. Donc, je crois que ça tient à une société qui est capable de former, je dirais... pas des citoyens mais des personnes, voilà. Et qu'il y ait suffisamment de gens qui aient assez de repères pour pouvoir tenir, ça c'est essentiel. Après, c'est le fait de retrouver en équipe des gens avec lesquels on s'entend là-dessus. C'est-à-dire... on sent que ça passe, on sent

qu'on a des valeurs communes, c'est des valeurs humaines... et on a plaisir à bosser en équipe. »
COQCYGRUE

Pour être fonctionnel, le collectif doit comporter des membres aptes à créer et faire vivre l'indispensable bonne ambiance, responsables, dotés d'un savoir-être solide. Dans un tel collectif, les personnes peuvent s'épauler, voire s'épanouir ensemble. Également, il faut avoir conscience des faiblesses du collectif auquel on appartient et être capable de les surmonter, ou de les laisser de côté. Il faut être capable de négocier, de faire des concessions. Il faut également savoir recadrer les dysfonctionnements, ne pas se tromper de cible, et tenir sa fonction, coûte que coûte, sans jamais perdre de vue que le patient doit rester au centre des préoccupations de tous. Ainsi composé, le collectif recèle une force qui permet même de résister à la perversité d'un système, pour reprendre la parole de COQCYGRUE.

« On est capables de passer sur d'autres trucs, quand on nous met des bâtons dans les roues, ou des trucs à la con, comme les histoires de salaires. Bon, les collègues qui viennent, on s'est fait à l'idée, on a un super contact avec eux, on dit pas "oh ben dites donc...". On se trompe pas de cible. Y a un truc aussi, il faut pas se tromper de cible. Quand c'est pas les gens qui sont à l'origine des perversions d'un système, on va pas reprocher le système à la personne. Or le système est pervers [...]. On pourrait dire "ça n'est pas mon patient, c'est le patient de la structure". C'est le patient de la structure et il va être soigné par la moyenne de ce qu'il va être possible de faire dans la structure. C'est-à-dire, qu'est-ce qu'on pourra faire ensemble au mieux, la structure, moi y compris, pour amener cette personne à aller mieux ? »

« Ce qui est facilitateur, c'est l'équipe, la cohésion d'équipe, le fait qu'on crée des liens dans ces équipes-là... alors dans d'autres métiers aussi, mais pas dans tous les métiers. Ces liens, c'est "on sait qu'on est dans la même galère". Et personne ne peut trop comprendre ce qu'on vit, si ce n'est ses propres collègues en fait. Alors, c'est vrai partout, mais je pense encore plus dans ces métiers où c'est assez intense, où il y a de l'humain, des situations qui sont quand même parfois difficiles à vivre, voilà. On perd

aussi des enfants parfois, on pleure parfois sur certaines situations. Alors après, on prend de la distance, on prend du recul... mais je pense que le fait de vivre des choses comme ça, un peu fortes, ça crée une cohésion d'équipe et ça, ça nous tient énormément, vraiment [...]. Il faut avoir conscience que c'est très important cette cohésion d'équipe et pas vouloir... enfin... faire en sorte qu'elle fonctionne et qu'elle soit soudée. Si on cherche à séparer, à diviser... Quand même, c'est des équipes de filles, qui parlent, qui jugent aussi, qui se regardent un peu les unes les autres, et ça, c'est un peu inévitable mais faut pas que ça aille trop loin parce que ça peut vraiment créer des discordes. S'il y a trop de mauvaises langues, ça nuit à une équipe. Il faut qu'il y ait une tolérance commune et qu'on s'accepte les unes les autres. Et là, c'est clairement une responsabilité individuelle parce qu'on a une façon de travailler très différente. Et y en a certaines qui vont être beaucoup plus rigoureuses sur certaines choses, d'autres sur d'autres, l'une ça va être sur le rangement, l'autre sur l'hygiène, sur le temps passé avec les patients, l'organisation des soins... Donc, il faut arriver à se coordonner, à se dire "bon ben moi, je suis plus à l'aise sur ce côté-là". Mais en travaillant à deux, très vite on se connaît, on sait qu'il y en a une, elle va jamais ranger la pharmacie parce que ça la botte pas... mais à côté de ça, elle aime bien nettoyer les incubateurs... bon ben, on essaie de s'adapter. Moi par exemple, quand je suis avec les plus âgées qui veulent pas porter de poids, ben je vais le faire moi. Et j'aime pas nettoyer les incubateurs... alors je le fais mais c'est pas quelque chose qui me plaît. Donc si j'ai deux incubateurs à nettoyer et que l'autre a des tests auditifs, les tests auditifs c'est un truc qui est chiant à faire mais que moi j'aime bien faire, ben je vais lui dire "si tu veux, je te fais les tests auditifs, moi j'ai deux incubateurs". Alors on fait des échanges. »
MAYA

« J'ai mes collègues... quand ça va pas, ben je franchis la porte, j'ai le bureau d'à côté et je vais pleurer. Et là, j'appartiens à un groupe de pairs et une fois par mois, on discute et on peut parler de ce qui est difficile. Il s'est poursuivi en visio [...]. Et on se questionne toujours entre confrères "et toi, t'as fait comment ? Tu as bien compris ça toi aussi ?" Mais là, la grosse demande

c'était que le sujet revienne sur autre chose que le COVID-19. On est obligés d'en parler parce que comme on découvre tout au dernier moment, comme c'est quand même très compliqué de vacciner et d'exercer dans le COVID-19, on se questionne toujours entre confrères "et toi t'as fait comment ? Moi j'ai fait comme ça…". »
MOTRICE

« Si on a une équipe soudée avec des gens qui se serrent les coudes, on peut passer des épreuves très compliquées […]. C'est moche à dire mais y a des gens avec qui ça passe très bien et y a des gens avec qui ça passe pas du tout. Eh ben les gens avec lesquels ça passe pas du tout, ben on échange le minimum, on échange le moins possible. En fonction du travail, on peut réussir à travailler sans trop avoir à subir les collègues parce que nous, on est avec les patients. Donc l'autre, ça se passe pas bien avec elle mais tu la vois pas trop, tu t'occupes du patient, pas du collègue. »
FLEUR

Le collectif fonctionnel est cependant fragile : il n'existe pas *ex nihilo* mais est construit, constitué par les humains qui le composent. De ce fait, il n'est pas stable mais labile, évolutif et dépendant de contingences, de conjonctures.

Le collectif dysfonctionnant : mésententes, éloignements et clivages

« On peut pas se permettre de pas s'entendre finalement, parce que sinon, la garde elle devient très très longue. Alors bien sûr, il y a des affinités, des fois on se dit "oh, non !" Et puis, on a des façons de travailler qui sont différentes, on est pas toujours contentes d'être avec telle ou telle personne mais on peut pas se permettre de pas s'entendre parce que douze heures à deux, à se partager le travail et à devoir se répartir les tâches, etc. Il faut que ça fonctionne. Et c'est vrai que ce fonctionnement-là fait que obligatoirement, on est obligées de bien s'entendre. Et puis on mange en tête à tête, et les pauses quand il y en a, on les partage en tête à tête aussi, donc on est obligées de s'intéresser au minimum à l'autre, on est obligées de faire en sorte que ça se passe bien. »
MAYA

Il n'y a pas de place pour la mésentente ou le manque d'affinités entre collègues qui travaillent en binôme, et savoir s'accommoder de cet état de fait constitue une compétence professionnelle. Outre l'acceptation inconditionnelle de l'autre, cette compétence est faite d'une analyse de la situation professionnelle par laquelle l'évitement n'est pas possible et doit donc laisser place à une entraide réciproque, un soutien mutuel, un intérêt porté à la collègue.

L'éloignement entre soignants, qu'il soit physique ou plus symbolique, pose problème parce qu'il empêche des échanges importants, des transmissions dont l'impact sur la prise en charge d'une personne est fort, et parce qu'il isole les praticiens du soin, leur faisant ainsi perdre une partie de la force issue du collectif. Le manque de temps, de disponibilité des soignants est un lourd facteur d'éloignement, il constitue un réel dysfonctionnement dans le travail. L'inégalité d'implication dans certains dispositifs également. Ces manques de disponibilité ou d'implication ont des conséquences sur la prise en charge des patients et sur la qualité des soins apportés.

« Pour moi, c'est vraiment important de pouvoir discuter de ses expériences et c'est vrai que pour l'instant, les groupes de pairs c'est quelque chose qui se met en place. Ça, c'est pas très actif en ce moment avec le COVID-19, mais c'est clair que c'est quelque chose qui m'intéresse. C'est géré par des associations de praticiens, au niveau départemental. Là, en ce moment où je suis, les médecins ils participent pas mais j'y suis déjà allée avec des praticiennes dans un stage précédent, et en fait, soit c'est vraiment des soirées où ils discutent de cas qui leur ont posé problème et tout ça, lors de soirées thématiques ; soit c'est organisé avec des spécialistes, et tu te retrouves avec d'autres médecins de ton département et ça fait partie de ce qu'on appelle la formation médicale continue, la FMC, et c'est obligatoire pour les généralistes. »
GLYCINE

« Échanger avec d'autres professionnels, ça permet de prendre du recul, et là c'est vrai que sur un enfant, j'ai peu d'échanges avec les autres, ils sont tous en institution, ils ont pas le temps [...]. Alors avec les collègues, on essaie d'échanger. Moi, je prends du temps parce que je suis payée pour, mais c'est difficile d'avoir des échanges avec les psycho, les ortho… elles ont très peu de temps. Elles ont pas le temps je pense, ou elles prennent pas le temps de se dégager dans la semaine une matinée pour faire de la coordination, un peu… Bon, toute la coordination en une matinée, je pense qu'ils ont au moins vingt enfants, les ortho… bon, ils facturent un taux horaire quand même important et ça fait partie quand même de leur fonction. Mais bon, j'arrive quand même à les avoir et à échanger, au moins par téléphone ou par mail, le principal. Ortho, psycho, éducateur… bon là, j'échange avec les éducateurs de l'IME quand ils ont le temps. Souvent, ils m'appellent mais c'est dans l'urgence et c'est trop tard. Et après, ortho, psycho… oui, ça dépend de l'équipe qui est mise en place au domicile. L'année dernière, je bossais avec une éducatrice donc on se faisait des temps de réunion sur place, à la maison, à peu près une fois tous les deux mois. On prenait une heure pour échanger sur les objectifs qu'on avait, si ça fonctionnait, ce qu'il fallait modifier… c'était pas mal. Après, je pense que ça dépend des professionnels aussi… enfin, je pense que ça dépend de beaucoup de choses. Après, on y arrive, mais c'est vrai que moi, j'ai tendance à beaucoup insister ! C'est bien d'échanger sur le gamin, sur les objectifs… Bon, c'est vrai que l'hiver dernier, j'ai réussi à avoir une ortho. On m'avait dit, quand je voyais les éducateurs, qu'elle était difficile à joindre. Donc, j'ai pas trop insisté. Et quand j'ai réussi à joindre l'ortho, que j'ai réussi à l'avoir, ben j'ai appris des choses. Ça faisait un an que je bossais avec le gamin et j'ai appris des choses sur tout ce qui est verbal. Elle, elle pensait que ce gamin, il parlerait pas, qu'il pouvait pas parler, physiologiquement, en fait. Et moi, ça faisait un an que j'essayais de le faire parler parce que c'était le projet qui avait été mis en place avant ! Mais c'est vrai que chacun fait un peu ce qu'il veut, quoi. Moi, j'essaie quand même du coup d'avoir quelque chose d'un peu cohérent. Donc, j'ai appris ça de l'orthophoniste… J'en ai parlé à la psychologue parce qu'elle essayait vachement de mobiliser le langage avec lui. Et donc, on a eu des échanges et on est tombées d'accord pour arrêter de le faire parler, et plutôt développer un outil de communication autre que le langage pur. L'ortho, elle avait jamais échangé sur ça. Elle

avait dû le dire aux parents mais ils avaient du mal à faire le deuil de tout ça, alors ils en ont pas parlé. »
ONAGRE

« L'ambiance est primordiale dans notre travail. Alors après, quand on est vraiment dans un cas d'urgence, il est rare que les gens se prennent la tête. Mais quand c'est au quotidien… et des choses qui peuvent complètement vous anéantir parce que vous en avez un qui va traîner les pieds et qui va laisser faire son travail par les autres, etc. Et puis petit à petit, les autres ils s'épuisent. Enfin, c'est un truc, c'est hallucinant et je trouve que c'est ça le plus gros souci. Je pense qu'il y a un gros gros souci de management […]. Nous, quand vraiment c'est lourd, on en parle entre nous. C'est pas très très cool, alors on évite de parler à la maison parce qu'on sent très vite que c'est… On évite d'épiloguer à la maison, et on va laver le truc, on va parler du truc au travail et avec les collègues. »
JEANNE

La question des affinités est importante : on se sent à l'aise pour travailler en tandem avec quelqu'un… ou pas. Et lorsque le travail nécessite l'action conjointe de deux personnes qui ne s'entendent pas – dans les différentes acceptions du verbe – pour éviter que la mésentente n'ait de conséquences, on élude les échanges et on se concentre sur les actes seuls. C'est alors tout le sens du travail qui est remis en question : l'ambiance – le cœur n'y étant plus – et l'engagement dans les efforts pour le collectif, qui perd également du sens et s'étiole.

« Alors là, moi j'ai une collègue qui a vu que j'étais débordée. Elle est venue m'aider à démonter la chambre. Elle avait envie de vomir quand elle m'a vue fermer la housse comme ça. Elle m'a dit "je suis pas bien", et je lui ai dit "moi non plus"… Je me suis mise à pleurer et on est sorties de la chambre. On est allées dehors et on a parlé… ça nous a fait du bien. Voilà, sortir, fumer le clope, et pleurer ensemble. C'est notre petit truc d'échanger ensemble, de se sentir soutenues et d'en parler, de verbaliser, quoi. Qu'est-ce qu'on est ? On n'est plus rien quand on est mort, hein ? […]. Parce que le tandem infirmière-aide-soignante : c'est un binôme, il fonctionne ou il fonctionne pas, ça dépend des personnalités en fait. Avec une infirmière, ça va super rouler,

parce qu'elle me connaît, elle sait comment je fonctionne, elle sait ce que je sais faire. Elle va anticiper parce qu'elle sait que je vais faire ça, elle a même pas besoin de demander parce qu'elle sait que je vais le faire, en fait, et inversement. Chacun est complémentaire, ça fonctionne, ça roule. Et puis des fois, pas du tout, c'est aléatoire […]. Après, parfois, on tombe sur de très bonnes équipes. Nous, ça nous gêne pas quand il y a énormément de boulot, parce qu'on est dans un service d'urgence de réanimation. On accepte le débordement de travail parce que c'est le patient qui va mal : il va mal, il faut gérer. Y a pas de problème, si on est respectées par les médecins, qu'on est bien organisées, qu'on est une équipe soudée… on peut tout avoir… Beyrouth… ben ça va, c'est une équipe. C'est une équipe alors s'il y a un grain de sable, si y en a un qui suit pas, tout est désorganisé. Et puis y a de l'humain, y a des caractères forts, y a des egos aussi chez certains médecins, qu'il faut gérer. Voilà, c'est beaucoup de choses à gérer. Mais pas que les médecins : il peut y avoir d'autres collègues qui ont pas la même façon de voir les choses, et ça va tout désorganiser. Alors dans ce cas, on fait comme on peut. Faut beaucoup ravaler sa salive et parfois ça pète. Ça pète souvent quand même. Ça peut être conflictuel, oui. »
LOUISE

Le bon fonctionnement du collectif repose sur des bases fragiles et instables car il est multifactoriel et dépend de personnes et de situations parfois difficiles à anticiper et généralement impossibles à modifier, que l'on ne maîtrise pas.

La gestion des équipes, le management, sont souvent jugés défaillants – voire clivants – même si les soignantes identifient une limite à l'action des cadres, liée aux pressions qu'ils subissent eux-mêmes de la part de leur hiérarchie :

« C'est les cadres nos chefs. Ils ont tous des personnalités différentes, ils bossent pas tous de la même manière, ils ont pas les mêmes points de vue. Après, le cadre, il a toute sa hiérarchie. Je veux pas défendre, mais le cadre, il est sous le cadre de dessus. Donc le cadre de santé, il fait pas ce qu'il veut, c'est évident. Après, y en a qui s'y retrouvent plus que d'autres, d'aller imposer ce qu'on lui a demandé d'imposer alors que ça lui convient pas. »
FLEUR

MADATI considère que c'est l'institution qui dysfonctionne et non le collectif soignant, par un management qui aboutit à la suppression des temps de transmission et d'échange et vise ainsi le clivage des personnels, pour éviter la force et le contrepouvoir potentiels que constitue un collectif organisé :

« C'est un peu bateau, mais ça me fait penser à diviser pour mieux régner. Parce que là, on nous a isolés, divisés. Et le fait qu'on ait de moins en moins de temps de transmission, que les collègues se croisent mais ne communiquent plus, ben on se parle plus non plus de nous. "Ah, ben ton petit-fils, il a fait la rentrée… tu as des photos ?…" »

À l'instar des possibilités d'accord tacite avec des personnes qui partagent une vision des choses (COQCYGRUE, supra), la divergence de points de vue et d'actions fait clivage, aussi bien entre cadres et infirmières qu'au sein d'une même équipe. Cette divergence permet la remise en question, en même temps qu'elle amène à procéder à des ajustements permanents, à négocier un entre-deux par lequel les différentes postures peuvent être prises en compte :

« J'avais un peu deux équipes au sein de mon équipe, et elles avaient pas les mêmes notions de soin. Il y avait des résidents en repas thérapeutique, donc des gens qu'on aide à manger à midi, qui sont en bas, en salle à manger. Y avait une partie de l'équipe, ben le soir, il faudrait qu'ils restent un peu en salle à manger en bas, qu'ils profitent un maximum. Et l'autre partie de l'équipe "ah non, c'est plus possible, c'est pas gérable, il faut qu'on fasse un repas en chambre". Voilà… et ça, c'est deux approches différentes. Et tu te dis : quelle est ton approche à toi ? Et est-ce que ton approche à toi, c'est la meilleure aussi ? Sûrement pas, ou peut-être… Donc après, il faut faire des compromis et on se dit le repas en chambre, d'accord. Mais le résident, il est pas au lit, il mange à table… Voilà, et ça veut dire que le résident, il a peut-être pas une vie sociale avec d'autres résidents le soir, mais au moins, il est tranquille le soir et ça permet de l'apaiser pour l'endormissement… mais il est pas non plus dans son lit parce qu'on va pas le mettre au lit à quatre heures de l'après-midi… jusqu'à sept ou huit heures le lendemain matin. »
NATURE

Les dysfonctionnements dans une équipe de travail peuvent ainsi parfois être surmontés, par la négociation, la compréhension, l'acceptation. Lorsque le dysfonctionnement s'érige en manière de travailler, qu'il devient la norme, les personnels sont en souffrance et les personnes prises en charge sont potentiellement en danger.

Le collectif éclaté : travailler dans l'adversité

LINK, ORCHIDÉE et COQUELICOT exercent dans un Ehpad au sein duquel le conflit – au moment de notre rencontre – est permanent. Deux équipes se succèdent et partagent une journée de travail par semaine dans une ambiance très clivée. Pour LINK, la responsabilité en incombe à un encadrement trop absent, qui a fermé les yeux sur les dysfonctionnements. L'infirmière a essayé d'améliorer un fonctionnement défaillant, en s'exposant, puis en travaillant dans une forme d'expectative fragile :

« Les relations avec mes collègues… pour une partie, elles sont très bonnes et pour une partie je suis la personne à abattre. Avec la hiérarchie ça dépend : la nouvelle, ça se passe mieux. La nouvelle directrice, elle écoute. C'est elle qui a voulu que je reste. Moi, j'étais déjà partie, j'avais déjà un autre poste. Alors, j'ai donné mes conditions et la grande direction, le siège est au courant maintenant. Avant, ils étaient pas au courant. Avant, ils faisaient barrage. La cadre qui était là avant, elle était très gentille mais complètement incompétente, elle se noyait dans un verre d'eau. Avec les psycho, ergo, pharma…, ça se passe très bien. Les aides-soignantes de mon équipe, ça se passe très bien. Avec la contre-équipe, ça se passe mal. »
LINK

Le manque d'attractivité du travail en Ehpad[1] a amené les dirigeants de cet établissement à recruter sur le seul critère de la disponibilité, instaurant ainsi une non-gestion absolue du personnel. La catégorie des faisant fonction[2], dans cet établissement et dans d'autres, a pour caractéristique principale une absence de formation, de reconnaissance et d'existence institutionnelle lourde de conséquences, pour les personnes concernées et pour celles qui dépendent d'elles.

« La formation, c'est hyper important. Moi, je comprends pas comment on embauche des gens qui ne savent rien faire là-dedans, qui n'ont aucun intérêt, alors qu'on travaille pas avec des cartons… on travaille avec de l'humain. [Question : ils sont recrutés de quelle manière ?] Ah ben là, en ce moment, par téléphone "vous pouvez venir ? Vous travaillez demain". Des gens qui savent pas du tout faire une toilette… Ça tourne donc pas mal… et y a trop de personnes qui travaillent trop mal. Par exemple, des faisant fonction d'aides-soignantes, qui donnent à manger aux personnes au lit, pratiquement couchées ! Ça arrive hyper souvent ! Et la toilette : les personnes qui prennent une bassine, elles mettent de l'eau, de l'eau de Cologne, et en avant gagnant ! Imagine-toi de l'eau de Cologne sur les parties intimes ! C'est affreux ! Et y a aucun contrôle, c'est l'horreur. Alors là, y a non-assistance à personne en danger si on le dit pas, y a une personne qui est maltraitée dans l'histoire. C'est là où c'est particulièrement grave, et c'est là où j'ai démissionné. En allant voir la hiérarchie, on a zéro réponse, c'est ça qui est pas normal. Bon là, avec la nouvelle directrice, on a un écho, mais c'est une administrative, ce n'est pas une soignante. Donc, elle peut pas rentrer dans les chambres pour savoir comment ça se passe. La cadre, elle peut. Donc là, elle vient de changer. C'est pour ça que je suis restée. Je laisse un peu de temps pour voir ce qui se passe parce

---

1 GUILLOT-SOULEZ, C. & ROUSSILLON SOYER, C., 21 octobre 2020. « Qu'est-ce qui motive le personnel en Ehpad ? » *The Conversation* ; ROUTELOUS, C., RUILLER, C. & LUX, G., 2021. « La pénibilité au travail dans les EHPAD… et si le management "salutogénique" était une solution ? » Gestion et management public, vol. 9, n° 1. *Airmap.*

2 Ici, il s'agit de « faisant fonction » d'aides-soignantes, c'est-à-dire des personnes non diplômées et souvent non formées qui occupent la fonction d'aides-soignantes.

que j'y tiens beaucoup à cette maison de retraite, y a plein de choses qui sont très bien […]. On travaille dans l'humain, on travaille dans un milieu qui est très difficile mentalement, il faut arriver à tenir le coup. C'est compliqué… travailler auprès de personnes âgées démentes, c'est usant. Donc, il faut avoir une équipe solide et une équipe solide, elle doit se sentir bien. Quand vous voyez que vos collègues sont maltraitantes, qu'elles font mal le travail, que vous vous retrouvez à récupérer le travail et qu'en plus on vous met dans le même sac, c'est destructeur. La plupart des personnes qui travaillent en maison de retraite n'ont pas de diplômes… voilà comment on les tient ! C'est des personnes non diplômées, non formées. À l'hôpital, elles pourraient travailler comme ASH. Y a toute une partie des gens qui n'ont pas de diplômes mais qui ont de la jugeote et du bon sens, et qui apprennent très rapidement… il y a des perles. Et y a toute une partie qui s'en foutent complètement : elles veulent pas apprendre. Leur intérêt, c'est de gagner de l'argent et d'en faire le moins possible… et on peut rien faire contre ça. Et le problème, c'est que dans les maisons de retraite, ça devient de pire en pire. On les oblige – je sais pas à quelle proportion – à employer des gens diplômés. Donc là, y a de faux diplômes. Enfin, c'est des vrais diplômes mais des trucs où on apprend rien. Donc, vous vous retrouvez à avoir des aides-soignantes de nuit – y a que des aides-soignantes la nuit – qui sont pas aides-soignantes, qui savent pas prendre une tension, une saturation, changer les gens…, qui ont peur de la mort, qui ne savent rien faire, qui ne sont formées sur rien du tout. Mais elles sont diplômées AES[1], ou ce genre de chose. C'est des diplômes qui conviennent pas du tout pour le travail qu'elles font. Moi, je suis pas du tout pour que tout le monde soit diplômé, mais il faut être formé. »
LINK

Témoin d'actes professionnels dysfonctionnants et de comportements maltraitants, LINK a signalé ces pratiques à une hiérarchie sourde. Elle a démissionné, puis est revenue, sur sollicitation, après que l'équipe dirigeante a été modifiée de manière substantielle.

---

1 Accompagnant éducatif et social : formation qui diffère du diplôme d'État d'aide-soignant (DEAS).

Le clan qu'elle forme avec les aides-soignantes de son équipe leur permet de continuer à travailler, dans une scission totale avec la bien-nommée contre-équipe, vue comme celle des personnes qui ne font pas leur travail. Une équipe se trouve ainsi en position, voire en responsabilité, de surveiller et d'évaluer le travail de l'autre, de le rectifier ou de le compenser si besoin, éventuellement en prenant les familles de résidents à témoin des pratiques jugées défaillantes :

« On a assez de vêtements, mais certaines [aides-soignantes de la contre-équipe] ne changent pas les résidents. Et y a des vêtements dans le placard, mais les filles elles les changent pas [...]. Le problème, c'est que nous, on sait ce qu'on fait mais on sait pas ce que font les autres, on n'est pas là tous les jours. Des fois, on essaie de leur expliquer ça aussi... nous on fait ça, mais on peut pas surveiller nos collègues. Donc, on fait passer le message. Mais après, si ça suit pas, c'est pas notre faute, quoi. »
ORCHIDÉE

Les manquements de l'encadrement ont favorisé l'instauration d'équipes en antagonisme total, dans une routine de dénégation et de dépréciation de l'une envers l'autre, avec un risque de domination, de prise de pouvoir informelle en lieu et place d'un cadrage formalisé des actions professionnelles.

Le contrôle, la vérification apparaissent à LINK comme absolument nécessaires, d'une part pour s'assurer du bien-être des résidents, donc de l'accomplissement de la mission ; et d'autre part pour sérier les bons et les mauvais personnels, et les traiter en conséquence, donc en tant qu'outils de gestion du personnel :

« Il faut des cadres présents parce que nous, c'était pas le cas. Il faut de la surveillance, c'est obligatoire parce qu'il faut voir le travail, dire quand le travail est bien fait. Et quand il est mal fait, il faut le reprendre de suite... là, c'est juste obligatoire, ça peut pas être autrement, faut qu'il y ait une surveillance de chaque instant [...]. C'est pas que dans le côté négatif, c'est dans le côté positif aussi. Vraiment, il faut une organisation et qu'elle soit très ferme, et suivie, et contrôlée. À partir du moment où les choses sont vérifiées, qu'on sait qui travaille bien, qu'on sait sur qui compter... là, on peut donner plus de responsabilités aux personnes du terrain pour faire remonter et pour donner des organisations qui seront meilleures en fait. Parce que les personnes qui sont proches du terrain vont savoir quoi faire pour améliorer les choses. Si on a confiance en elles parce qu'on sait qu'elles travaillent bien, il faut les écouter après. Donc : vérification obligatoire, suivi et écoute. L'entente dans le personnel, elle est indispensable. Je comprends pas les directions qui s'amusent à faire du conflit chez leurs employés, qui cassent les équipes quand les employés s'entendent bien... je comprends pas, c'est contreproductif ! Ça je l'ai vu, je suis là depuis dix ans. J'ai vu beaucoup de directions, j'ai vu beaucoup de cadres, j'ai vu comment ils travaillaient. »

Distinguer le bon professionnel du mauvais et le récompenser – à défaut de sanctionner celui qui fait mal son travail – constituerait pour la soignante une manière de fonctionner qui permettrait de reconnaître les personnes, qui ne les amalgamerait pas en un tout qui n'a d'équipe que le nom. Cette distinction apporterait une existence aux différents membres du personnel, avant même la dimension de reconnaissance professionnelle. Dans cet établissement, l'appui sur les valeurs et les pratiques des bons soignants semble ignoré des encadrants ; les soignantes rencontrées prennent sur elles-mêmes, de manière lourde et mentalement très exigeante, pour convoquer ce qui leur permet de bien agir professionnellement.

LINK, ORCHIDÉE et COQUELICOT travaillent donc dans le conflit et l'adversité avec la contre-équipe. Cela se traduit par un refus de donner des informations qui pourraient faciliter le travail, parce qu'on ne partage pas avec les personnes que l'on ne reconnaît pas en tant que pairs, collègues. Cela aboutit également à refuser la collaboration avec cette équipe, ce qui signifierait l'intégrer, en faire partie.

Dans cet établissement, l'absentéisme et les départs semblent être considérés par l'encadrement comme une sorte de moyen de réguler les dysfonctionnements en termes de gestion du personnel, et les aides-soignantes refusent de cautionner ce système :

« Ben oui, on se donne tous les secrets, mais pas à tout le monde hein ! Pour être honnête ! Quand on se voit, bon y en a une qui galère, on dit “ah mais il faut faire comme ça, et comme ça”... et ça passe bien ! Ou on se dit “ah mais essaie ça, elle aime

bien”. Mais si c’est une personne que j’aime pas, je vais rien lui dire… “allez, je te souhaite bon courage, au revoir !” […]. Moi, ils m’avaient proposé un CDI dans l’autre équipe. J’ai dit “hors de question”. Je connais l’ambiance, j’ai fait des remplacements l’été dernier… hors de question. Moi, il me faut une ambiance où on peut décompresser. »
COQUELICOT

« L’autre équipe, y a des gens qui s’entendent et d’autres non, elle est très compliquée ! »
ORCHIDÉE

« Mais personne ne reste. Dès qu’il y a des remplaçants, ils partent. Mais les infirmières, y a pas de problèmes. Ça va très bien. C’est dur, douze heures… Et dans l’autre équipe, y a beaucoup d’absences, alors… Quand nous, on vient pour remplacer, elles veulent qu’on fasse tout. “Non mais ma cocotte, moi je viens juste pour remplacer, je viens pas pour faire tout le boulot, non plus”… Moi, c’est pas mon problème après, s’il y a trop d’absences dans leur équipe. »
COQUELICOT

La vie des collectifs et leur propension à fonctionner ou à dysfonctionner sont en partie sous-tendues par les affinités entre les personnes et par l’harmonie ou l’absence d’harmonie entre les représentations et les valeurs des unes et des autres. Elle est également structurée par un encadrement, qui peut être aidant, soutenant, ou sourd, démissionnaire.

Les échanges entre pairs, auxquels les médecins ont accès, leur sont précieux sur les plans technique, psychique et en termes de formation et de stabilisation des connaissances. Les professions paramédicales ne semblent pas bénéficier de tels dispositifs. Leur place dans un collectif s’en trouve réduite parce que le renouvellement de la pensée et de l’action est susceptible de moins se développer.

Si l’acceptation inconditionnelle consciente des collègues et la possibilité d’échanger avec elles et eux – dans les limites de ce que la disponibilité de chacun permet – favorisent la négociation, l’adaptabilité et la gestion en commun des difficultés, les aléas de situations difficiles à anticiper bousculent aisément des équilibres parfois fragiles, non consolidés par l'expérience partagée ou par la mobilisation rapide de la prise de recul.

La présence et la rigueur de l'encadrement dans le contrôle du travail semblent constituer un élément de régulation important, notamment en Ehpad. Le manque fréquent de formation et les conditions de travail amènent à un turnover constant, notamment chez les aides-soignantes. L'exercice soignant en Ehpad n'est pas toujours choisi, il est souvent subi. La lourdeur d'un travail auprès de personnes parfois démentes, généralement dépendantes, se double d'une difficulté à accepter des situations dont la compréhension peut parfois échapper. En l'absence de socle commun de connaissances, de pratiques et de valeurs professionnelles, les intervenantes sont contraintes de puiser dans leurs seules ressources individuelles, personnelles, lesquelles sont orientées et conditionnées par leurs propres expériences de vie. Ceci fragilise les intervenantes elles-mêmes, le collectif, et obère la qualité des soins aux personnes.

Les évolutions négatives de l'activité soignante

Les soignantes questionnées expriment de nombreux ressentis de perte du sens de leur travail et d'une perte d'identité de leur caractéristique soignante, déclinés en différents registres[1]. La perte identitaire concerne notamment l'évolution des structures, des fonctions ainsi que la réification des personnels, qui se sentent de moins en moins considérés sur le plan organisationnel et dans l'étendue de leurs compétences.

La perte de sens[2] s'ancre davantage dans l'importance grandissante de la dimension financière et rentable des structures, dont les soignantes endurent les limites d'une part et dont, d'autre part, elles observent les conséquences sur les patients et sur les

---

1 Pisarik, J., 2021. « L'exposition à de nombreuses contraintes liées aux conditions de travail demeure, en 2019, nettement plus marquée dans le secteur hospitalier qu'ailleurs ». Études et résultats. *Direction de la recherche, des études, de l'évaluation et des statistiques (Drees).*

2 Abord de Chatillon, E. & Commeiras, N., 17 juillet 2018. « Hôpital : quand les soignants inventent eux-mêmes des solutions à leur mal-être ». *The Conversation.*

modifications structurelles de leurs actions. Cette dimension financière s'accompagne d'un encadrement des tâches[1] duquel elles se sentent prisonnières, en ayant l'impression que leur travail équivaut souvent à l'exécution de gestes techniques indispensables en excluant la dimension relationnelle du soin.

La perte de sens dont parlent les soignantes est telle qu'elle sape leur utilité sociale, en ne leur permettant pas d'accomplir correctement leur mission. Leurs valeurs personnelles et professionnelles, celles sur lesquelles elles se sont engagées dans la profession, sont profondément heurtées, bousculées. Dans ce contexte, l'épanouissement personnel que l'on est en droit de quêter dans un exercice professionnel n'est tout simplement pas de mise : il s'agit de faire du mieux que l'on peut, dans un environnement devenu hostile. Lorsque les relations avec les collègues sont satisfaisantes et réparatrices, lorsque les relations avec les patients se passent bien et semblent apporter du mieux-être à ces derniers, les soignantes trouvent du sens à leur travail, un sens très largement basé sur les relations qu'elles sont aptes à construire[2], par leur savoir-être, leur empathie et leur ouverture à l'autre.

MAYA est une puéricultrice jeune mais expérimentée. Elle se sent devenir ancienne elle-même et la confrontation avec ce qu'elle n'appréciait pas chez les anciennes à son arrivée dans la profession, est inconfortable :

« Le négatif, c'est… je trouve que ça a changé. Alors j'aime pas dire ça parce que j'ai l'impression de parler comme les vieux, comme quand je suis rentrée dans le service où j'entendais les vieux qui disaient "oh mais y a dix ans, c'était pas comme ça". Je me disais "oh mais ils sont rabat-joie…". Et en fait, je me rends compte que je fais pareil… et effectivement, il y a dix ans, c'était pas pareil ! Et quand on rentre, on est plein de bonne volonté, de bonnes intentions, alors on a pas envie de… Mais en fait, moi aussi je sens qu'il y a des choses qui changent… Depuis ces dernières années, la clinique s'est énormément développée, les

---

1 SAFY-GODINEAU, F., 2013. « La souffrance au travail des soignants : une analyse des conséquences délétères des outils de gestion ». *La Nouvelle Revue du travail.*

2 ROTHIER BAUTZER, E., 2016. Chapitre 2. « Une approche sociologique du soin comme travail relationnel ». Journal international de bioéthique et d'éthique des sciences, vol. 27. *Eska.*

services ont grossi. On s'est retrouvés d'une petite structure, avec des petites équipes et des petits services... Là les équipes elles grossissent, les services grossissent, et c'est moins intime, moins cocooning. Quand je suis arrivée, il y avait quatorze puéricultrices. Là, on doit être une trentaine. Il y avait pas de CDD, on était que des CDI... et en deux ou trois mois, on passait en CDI. Là, y a à peu près un quart de l'équipe en CDD, ça a beaucoup changé. »

L'évolution et les changements qu'observe MAYA se concentrent sur la perte d'identité d'une petite structure qui s'agrandit. La disparition de cette caractéristique à laquelle MAYA était attachée s'additionne d'une détérioration des conditions de travail en termes de précarité. Elle renvoie également la soignante à une forme d'inéluctabilité de la déception face au changement, parce que celui-ci n'apporte pas de mieux mais du moins bien.

LOUISE et MADATI souffrent de la déshumanisation qu'elles observent dans leurs relations avec l'encadrement et dans le manque de relations avec leurs collègues. Ainsi, non seulement font-elles partie des anciennes en désaccord avec les modernes, mais encore regrettent-elles que leur métier actuel ne soit plus celui dans lequel elles avaient décidé de s'engager.

« Ben, quand on a les moyens, qu'on a le personnel et qu'on a une équipe qui est soudée, ce qui est de moins en moins le cas... J'ai vu beaucoup évoluer les choses en dix ans, les mentalités changent. Déjà, les jeunes, ils sont beaucoup plus individualistes. Et puis, on est plus considérés à l'hôpital... comme des numéros... on est des numéros. Donc, l'aspect humain a beaucoup diminué, ce qui est antinomique avec notre métier. En fait, quand j'ai commencé ce métier, j'ai été très surprise. Je pensais qu'il y avait plus d'humanité. Alors, je me suis adaptée [...]. Les relations, elles ont changé. Ça s'était dégradé déjà au passage en douze heures, parce qu'il y en a qui étaient pour, d'autres qui étaient contre. Bien sûr, c'étaient les plus anciennes qui étaient contre parce qu'on savait que ce serait plus compliqué pour nous physiquement. Et les jeunes nous disaient “mais si, c'est mieux parce qu'on vient quatre jours et on a plus de temps avec nos enfants et notre famille”. Moi, j'étais pas d'accord mais je leur disais “je comprends” parce que chacun a sa vie bon, ses besoins... Sauf qu'entre temps, il y a eu du manque de personnel et ils ont inventé une application, MedGo, [Voir partie 1.2 : Les « anciennes » et les « modernes »] qu'on pouvait avoir si on voulait. Et quand il y avait une absence ou un besoin, ils lançaient un appel sur tout l'hôpital. Par exemple, des filles de réa pouvaient aller en chirurgie… tout ça pour aider, sur leurs jours de repos. Et bien sûr, ça paie bien, donc ça s'est emballé. Toutes les filles qui étaient à fond pour les douze heures se sont mises à faire ce MedGo. Et là, ça a commencé à être la première goutte d'eau. Et là, je me suis vraiment fâchée. Je leur ai dit "mais vous faites vraiment n'importe quoi, déjà les douze heures… – je leur ai dit – ça permet de supprimer du personnel, c'est fatigant, c'est antinomique par rapport à la biologie de l'être humain…" Parce que c'est douze heures journée et nuit… chez nous on tourne, y a pas de postes de nuit, donc on tourne. Parfois, on est de jour et parfois on est de nuit, c'est éprouvant pour le corps. Donc plus on avance en âge, plus c'est éprouvant. Et y avait un phénomène aussi quand on était en huit heures : avant de quitter le service, on se retrouvait dans la salle de café, et s'il y avait eu des conflits… Bon après les huit heures, on s'était douchées, on s'était changées et on échangeait sur tout ça, ou sur un soin qui s'était mal passé… on débriefait, quoi. Tout ce qui avait été mal vécu ou qui aurait pu être compliqué, on en parlait entre nous, les infirmières, l'équipe soignante, et tout ça. Ça, c'est complètement disparu. Moi, quand je suis arrivée aux urgences il y a dix ans, y avait la cadre qui venait, "Louise… je peux vous voir ?" Alors je disais "oui, vous avez besoin de quoi ?" Elle me disait "oui, est-ce que vous pouvez me faire, là, ces deux jours, et en compensation je vous donne celui-là… ?... Parfait !" On avait un respect. Et puis, petit à petit, ça s'est perdu. Maintenant, on nous demande de revenir, on nous propose pas de compensation. Alors moi, ça fait plus d'un an que je refuse de venir sur des arrêts. De toute façon, maintenant ils les paient avec ce système d'appli ! » LOUISE

À la souplesse relationnelle avec l'encadrement a succédé une rigidité organisationnelle à laquelle LOUISE refuse en partie de se plier. Si le donnant-donnant avait du sens et exprimait une considération de l'agent, pour LOUISE, la compensation financière d'heures supplémentaires est froide et inadaptée, comme l'est la gestion de l'activité en douze heures. Le temps de la relation entre collègues après le travail a disparu dans la rationalisation de l'activité sur quatre jours. Sont désormais exclus les débriefings, partie intégrante de l'activité professionnelle et sas de décompression partagé entre collègues. Ces différents éléments constituent, pour LOUISE, à la fois une perte de sens et une perte d'identité professionnelle qui la conduisent à des formes de rejet de la situation.

« Ce qui m'a motivée et ce que j'ai aimé dans ce métier, c'est le travail d'équipe. Mais y a plus de travail d'équipe. Un exemple : nous on a vingt-quatre lits… enfin, moins maintenant. Bon, ça a été n'importe quoi ces derniers mois… on nous dit qu'on ajoute des lits mais c'est pas vrai, on en supprime ! Ça a commencé il y a des années et ça fait qu'augmenter. Les lits diminuent, on avait trente-deux lits divisés en trois secteurs. Donc le jour, trois infirmières et trois aides-soignantes. Et la nuit, c'était deux infirmières, une aide-soignante. Et quand l'aide-soignante de la nuit était malade, personne voulait venir. Donc, on a supprimé l'aide-soignante de nuit ! […]. Elle était partagée la nuit, à cheval entre deux services ! En début de nuit, elle passait deux heures d'un côté… fallait vite l'utiliser… Puis, deux heures ailleurs. Puis, ils ont diminué le nombre de lits et ils ont supprimé l'aide-soignante. D'abord, on a eu ces trente-deux patients sans aide-soignante. C'était l'enfer parce qu'on n'y arrivait pas. Puis, ils ont supprimé des lits, et alors ils justifiaient qu'elle y soit plus ! […] Avant, on faisait le tour ensemble. L'après-midi, on refaisait un tour des constantes, avant… maintenant, je vois qu'il y est plus, sauf s'il y a eu un problème particulier. C'est plus systématique, y a des actes qui ont été supprimés, c'est passé comme ça parce qu'elles ont plus le temps. Ça a pas été dit, c'est l'organisation qui a fait que matériellement, elles avaient plus le temps de faire certaines choses, donc ils les ont gommées ! Et depuis qu'on est en douze heures, ben pour quitter à huit heures, on n'a plus de temps de transmission, parce que les horaires, c'est huit heures / vingt heures, et vingt heures / huit heures. Donc, on arrive un quart d'heure plus tôt et on repart un quart d'heure plus tard. Et pour faire un événement indésirable, faut aller sur le site, trouver le bon lien… c'est très protocolisé. On a l'impression que c'est fait pour que les gens n'y aillent pas ! C'est un peu de la fumisterie cette histoire d'événement indésirable. Mais je crois qu'il y en aurait à faire tous les jours, mais on le fait pas. On y arrive pas, surtout le côté relationnel avec les patients. Et je suis restée de nuit pour ça, pour concilier la vie familiale et professionnelle et parce que je pouvais retrouver ce que je cherchais dans ce métier. Quand je fais une prise de sang, je m'assois sur une chaise… pas pour me reposer, pour être au niveau de la personne ! Les ASH, dont je ne connais plus les noms, on les croise, on travaille plus avec. Elles sont de moins en moins nombreuses et les patients se plaignent du ménage dans les chambres. Y a les binômes théoriques infirmière-aide-soignante, mais elles se croisent… et ponctuellement, l'une va demander de l'aide à l'autre, et réciproquement […]. Ce que j'ai connu moi, c'est : on allait ensemble dans une chambre d'un patient, l'une faisait la toilette. S'il fallait le perfuser, l'infirmière le faisait. On coopérait ! Maintenant, on a plus d'aide-soignante la nuit, y a pas de binôme possible avec ma collègue : la nuit, on a nos douze patients chacune, on peut pas aider l'autre. Alors, faire un change toute seule, c'est pas facile physiquement […]. Avant, bon, la cadre elle venait, elle disait "voilà, ce jour, j'aurais besoin de vous pour remplacer un arrêt maladie". Et en suivant, c'était "et vous ? Vous auriez besoin de quoi ?" Un échange. Samedi à seize heures, une de mes collègues m'a appelée pour me demander si j'étais libre le soir pour aller aider en traumato. Une infirmière venait de perdre son père. L'administrateur de garde a dit "ben moi, je connais pas les gens qui pourraient être disponibles, c'est à vous de voir qui pourrait venir. J'ai pas les coordonnées de vos collègues". Ben ça, ça mériterait un événement indésirable ! La collègue, l'administrateur lui a dit "ben si vous trouvez pas de collègue en remplacement, vous restez seule", ce qui est complètement illégal. Elle a qu'à rester seule, et si elle a des problèmes, elle appelle une des deux infirmières du service à côté ! Mais c'est impossible dans les faits ! C'est absolument impossible. Et la solidarité a joué. Ils comptent énormément là-dessus, et la collègue elle m'a appelée parce qu'elle sait très bien qui répond et qui répond pas. Et puis, avec le portable… On nous a demandé un numéro où on peut être tout

le temps joignables. Ça, c'est pour le déclenchement du plan blanc, mais ça ne sert pas que dans ce cas…»
MADATI

MADATI présente ici plusieurs exemples de réification des personnes, dans des termes très expressifs. La présence d'une aide-soignante partagée, à cheval entre deux services, fait que cette personne est totalement déshumanisée et que même ses collègues doivent vite l'utiliser. Ainsi, les activités s'enchaînent, s'effectuent simultanément (pendant ce temps) ou sont purement et simplement gommées. Le constat est âpre, très incarné parce que vécu, dans l'expérience, et empreint de souffrance et d'amertume. MADATI ne connaît plus les noms des ASH, ne travaille plus en binôme, ne coopère plus avec ses collègues. Or, c'est précisément cette dimension d'équipe qu'elle avait choisi de vivre professionnellement. Elle est par ailleurs en colère contre un encadrement qui semble faire peser, sur les agents, le poids du dysfonctionnement institutionnel, par leur culpabilisation et par la menace d'une lourdeur accrue de la tâche, sachant que la solidarité jouera… et qu'elle joue effectivement. La colère de MADATI concerne également le dévoiement des dispositions relatives au déclenchement du plan blanc et la dimension dérisoire, voire mensongère, de la finalité des événements indésirables. En d'autres termes, il y a eu et il y a encore tromperie sur la marchandise, et à plusieurs niveaux : dans le contenu du travail comme dans ses dimensions relationnelle, organisationnelle et éthique. Soit… dans l'ensemble de l'activité !

L'omniprésence de la dimension comptable dans les structures de soins, qui se traduit entre autres par le manque de personnel et par la diminution du recours à des produits onéreux, irrite JEANNE. Il lui semble que le passage d'une sorte de gabegie à une rigueur extrême est dangereux et insensé :

« C'est pas pour dire que c'était mieux avant, parce que je suis pas du tout dans ce genre de truc, mais c'était plus facile… On était pléthore… enfin, j'ai l'impression qu'on était plus nombreux. Ben l'hôpital justement a eu des soucis parce que je pense qu'on était trop nombreux. Y avait trop de dépenses et donc du coup, hop, ils nous ont enlevé du personnel. Et puis vraiment, j'ai vu arriver le truc de l'administratif qui a pris le pas sur tout le reste, et ça, c'est incroyable. Et vous avez dû l'entendre des milliards de fois. Et puis la T2A est arrivée. On parle vachement d'argent… on va bientôt nous parler de clients pour parler des patients, c'est un truc horrible… et là, je dirais c'est flagrant, on y est. Et vraiment, y a quatorze ans, ça se voyait pas. Les tarifications à l'acte, dès que ça a commencé à arriver, on a vraiment parlé de plus en plus d'argent. Par exemple, nous on a des produits qui coûtent très cher et on va nous dire "tu te rends compte ? Ça, c'est vingt-quatre-mille euros le truc, et gni gni gni…". Je pense pas qu'il y a vingt ou trente ans, on parlait comme ça. Enfin je sais pas, ça me semble très étrange. »

Rigidité organisationnelle et exigence comptable caractérisent dorénavant les institutions de santé, très souvent gérées sur le seul mode entrepreneurial et non dans la prise en compte des spécificités inhérentes à ce que sont la prise en charge des personnes et les actions relevant du soin, dans leur globalité, leurs dimensions humaniste, éthique, démocratique et socialement juste :

« Avant, nos directeurs d'hôpitaux et de clinique étaient des anciens médecins. Là, l'ancien directeur de ma clinique était un ancien directeur de Decathlon… je pense que tout est dit. Le meilleur ami de mon frère est directeur d'hôpital dans le sud… là, et il a fait Sciences Po, puis l'Ena, puis le concours pour être directeur d'hôpital. Donc, autant te dire que le mec, il a aucune notion, aucune connaissance, aucune sensibilité à nos activités. On a pas de relations avec notre direction, on se connaît pas. Ils sont jamais venus nous voir, ils nous ont jamais vus, ils savent pas qui on est. C'est complètement de l'anonymat, on est juste dans notre petit microcosme. On se connaît entre nous, mais après, tous les services administratifs et de la direction, ils ne savent absolument pas qui on est. Ils connaissent un peu les médecins et les chirurgiens parce qu'ils vont gueuler quand ça va pas, et c'est tout. Nous on est dans l'ombre totale, l'anonymat absolu. » POMMINE

MATSYA exprime de manière nuancée la lourdeur d'un contrôle institutionnel et administratif qui se renforce : s'il lui semble juste et nécessaire de mieux contrôler et évaluer l'action médico-sociale, la manière de procéder lui paraît inadaptée parce qu'elle s'ajoute à la charge de travail et place la salariée dans une situation d'incapacité à honorer la mission professionnelle :

« Aujourd'hui, on est dans une situation… et c'est normal. La HAS[1], l'ARS… y a des exigences aussi administratives et sur la qualité de prise en charge, de l'accompagnement… et il était temps que ça arrive dans le médico-social. Je veux dire par là que le secteur sanitaire, il est très structuré de ce côté-là, démarche qualité… et le médico-social, ça a été plus tardif. C'est nécessaire que les exigences augmentent, et pour le bien-être des résidents. Mais du coup, ce volet administratif, d'indicateurs, faut qu'on fasse des enquêtes… à moyens constants. Donc, c'est la charge qui a augmenté au fil des années. On l'a fait pendant la crise sanitaire parce qu'il fallait le faire, mais moi je suis dans l'incapacité de travailler douze heures par jour tous les jours, c'est pas possible… ma condition physiologique, même si je le souhaitais… je pourrais pas ! »

Toujours dans le secteur médico-social, l'évolution d'un travail à forte valeur qualitative ajoutée vers un empilage de comptes rendus quantitatifs, diminue la place de l'action soignante de JOE en lui retirant l'expression d'observations fines et approfondies, pour permettre un traitement uniformisé des données. Cette évolution, censée faciliter le travail par une diminution du temps passé aux comptes rendus, se traduit par un accroissement du nombre d'enfants pris en charge, érigé en critère d'excellence :

« Y a vingt ans, je faisais des bilans qui parlaient de l'enfant, de ses capacités et de ses difficultés. C'étaient des phrases qui parlaient, voilà… Et pour comprendre ce que je disais, il fallait lire pratiquement l'entièreté de ce que j'écrivais parce que, en plus, je faisais pas de paragraphes. Et quand j'exposais le cas en synthèse, en réunion pluridisciplinaire, je pouvais expliquer non seulement comment je percevais l'enfant, là où il en était, là où j'imaginais qu'il pouvait arriver, la marge de progrès qu'on pouvait attendre de lui. Et puis, j'avais aussi le temps de lire l'entièreté de mon bilan, pour expliquer ce que je venais de dire, pour étoffer […]. Il y a vingt ans, on entendait parler de la CPAM, celui qui paie, et puis c'est tout. Et puis maintenant, il y a les ARS qui disent comment il faut qu'on fasse. Les bons et les

1 Haute autorité de santé.

mauvais sujets soi-disant… ils se permettent de dire les bons et les mauvais sujets… Le critère, c'est le nombre. Je le sais parce qu'avant, quand on recevait beaucoup d'enfants, on était cités comme un très bon CMPP, on faisait de l'abattage. Donc les collègues nous en voulaient beaucoup. Mais nous, on avait été dressés comme ça et on le faisait parce que sinon, c'était la porte ! Et ailleurs, on nous voulait pas parce qu'on venait de l'abattage ! »

L'abattage dont parle JOE n'a pas totalement disparu, mais il s'est (ré-)organisé, notamment par les modalités d'échange pluridisciplinaire : l'exhaustivité n'est plus de rigueur, le regroupement définitionnel des troubles permet davantage de globalisation dans les observations, ce qui atténue la précision et permet d'apaiser les perceptions parentales, dans une approche politiquement correcte. Cette reconfiguration des actes, des flux, des définitions et de la manière de rendre compte, uniformise les pratiques et retire de la marge de manœuvre aux professionnels de l'institution :

« C'est-à-dire qu'avant, pour cent enfants en difficulté, il y avait peut-être cinquante troubles. Maintenant, y en a peut-être plus que trente, parce que les troubles, ils concernent plus d'enfants, ils sont élargis. Y a des termes qui changent pour pas choquer les parents et puis, ils sont élargis pour concerner plus d'enfants, pour que l'enfant pathologique se rapproche le plus possible de l'enfant normal, pour pas le stigmatiser… voilà, pour pas faire de la peine aux parents […]. Après, je donne mon observation clinique mais je sais pas si elle est lue. Dans tous les cas, en réunion, je donne la façon dont l'enfant se présente et je donne ma conclusion. J'ai pas le temps de faire plus. Ce qui a changé, c'est le nombre d'enfants que l'on voit, on en voit des centaines et on a pas le temps de parler de tous correctement en synthèse. Et c'est pas le CMPP, c'est général. C'est la file active, ils appellent ça, c'est le nombre d'enfants qui est vu dans un CMPP à un moment donné. Et c'est le fait que ici, sous l'influence de l'école de psychomotricité d'ici, il n'y a pratiquement plus que le discours test pour évaluer un enfant. Le discours clinique, il a plus cours, ici du moins. C'est pas général à la France entière. Nous, on est un électron libre, on est pas gérés par l'ASEI [Association pour la sauvegarde des enfants invalides] ou l'ARSEA [Association régionale spécialisée d'action sociale d'éducation et d'animation]. Mais ça nous garantit pas une liberté de pratique. »

TUNIS exprime l'usure qui résulte de l'engagement sur le long terme, et sans relève. Cette usure qui amène à baisser les bras s'accompagne d'une baisse de la qualité du travail, pour les praticiens comme pour les patients :

« À l'initiative d'un groupe de médecins, il y a trente ans, on a fait un groupe de pairs. Et comme on était nombreux, on a créé une association. Y a un site… y avait les dates de formation, y avait les pharmacies de garde… Et même au début, avec ce groupe, on faisait des gardes. Et puis, ça s'est arrêté il y a sept ou huit ans parce que finalement, pendant les gardes, on voyait toujours les mêmes deux ou trois personnes, ça ne ressemblait plus à rien. Donc, ça s'est arrêté. Je crois que c'est parce qu'on mettait pas le paquet pour que la population soit informée. C'est-à-dire si les médecins ne mettaient pas sur leur répondeur qui est de garde le lundi, évidemment… Et on se demandait si on voulait travailler ou pas… mais non, on voulait pas parce qu'on est déjà fatigués, on a déjà fait quarante-cinq heures… »

Jeune aide médico-psychologique, ONAGRE décrit l'évolution négative du travail soignant par la référence à un avant qu'elle n'a pas connu, mais qu'elle peut convoquer parce qu'elle repère une sorte de fil conducteur, de processus en œuvre, relativement stable et homogène, par lequel il faut, d'une part, faire davantage sans moyens supplémentaires et, d'autre part, subir des dérives bureaucratiques toujours plus pesantes, usantes et promptes à trop circonscrire la créativité professionnelle :

« Je pense qu'avant, c'était pas comme ça. Il y avait quand même plus d'argent, les effectifs de professionnels étaient plus importants… Et là, ils rajoutent des enfants sur les groupes mais il y a toujours le même nombre d'éducateurs. Donc au bout d'un moment, on peut plus. Et les locaux, on peut pas non plus les agrandir. Les locaux, ils sont faits pour un nombre de personnes, et souvent ça dépasse le nombre de personnes pour lequel ils ont été construits […]. Avant, c'est il y a trente ans, je pense. Bon, il y avait aussi des choses qui ne fonctionnaient pas, c'était différent. Mais en tous cas, c'était moins tendu au niveau des effectifs et il y avait plus de liberté. Les projets, je pense, étaient plus spontanés. Alors que là, il faut tout rédiger. C'est bien aussi de tout rédiger mais là, il faut que ce soit validé… et puis le budget, il est toujours difficile à avoir, donc c'est long… »

Pour COQCYGRUE, l'évolution actuelle en psychiatrie constitue une dérive. Le sens du travail en équipe est perdu, les moyens diminuent lorsque la tâche s'accroît, et les paradoxes émergeant de cette situation pèsent sur les professionnels et sur les patients. Ici, ce n'est pas tout à fait la promesse qui n'est pas tenue. Il n'y a pas tromperie sur la marchandise, mais instrumentalisation de personnes et de fonctions, et potentielle souffrance psychique de tout le monde, là où on est censé la réparer. Ce monde de paradoxes, s'il contribue à la perte identitaire et à la perte de sens de l'action soignante, s'augmente ici d'absurdité et d'une forme de cynisme issue de la destruction d'outils fonctionnels et efficaces, qui fait souffrir les personnes chargées d'apaiser la souffrance des autres ; ce qui accroît le mal-être des soignés.

« À un moment, on perd même une partie de la qualité du travail, c'est-à-dire on gère l'urgence, etc. Mais on n'est plus vraiment à connaître… Par exemple, il y a vingt-cinq ans, moi je participais un petit peu, pour un groupe, à l'hôpital de jour. J'étais sur un groupe avec des soignants. Donc à ce moment-là, j'étais considérée comme une partie de l'équipe, j'étais praticienne. Maintenant, on est dans les réunions… Ils voient bien qu'on a des références et qu'on comprend un peu le sens de leur travail mais on n'est pas en soutien autant qu'il faudrait, parce qu'on n'a pas le temps. Et les consultations, c'est pareil. Les gens qui sont en consultation, s'ils ne font que les arrivées de jeunes qui vont pas bien, qui ont que des troubles extrêmes… et qu'ils ont quasiment plus de suivi, ça finit par plus être le même travail, y a une dérive… On a quand même créé des choses en plus, plusieurs structures en plus, y a quand même eu globalement un nombre plus important de personnes suivies. Et puis, il y a une pénurie, on est moins nombreux ! Plus de postes… et puis, il y a pratiquement plus d'installation dans le réseau libéral. Y a beaucoup d'appauvrissement. À un moment, on avait fait des journées, là dans la région, pour que les généralistes soient un relais, pour qu'ils s'occupent des adolescents, etc. Sauf que les généralistes, le nombre chute… donc, ça n'est plus un ressort. Les trois psychiatres installés ici, ils sont très bien mais ils ont entre soixante-cinq et soixante-dix ans… et y en a pas d'autres.

Donc, petit à petit, ils diminuent quand même leur densité au cabinet. Mais on a pas de relais généraliste, pas de relais psy libéraux… d'année en année, ça diminue très nettement. Eh ben, les jeunes ils vont pas bien parce qu'on est en crise aussi […]. Nous, on avait quelque chose qui fonctionnait et qui a du mal à se maintenir. C'est ça, notre mal au cœur : c'est qu'on avait tous les trucs. Et puis, on se disait "ben, il suffirait de mettre la petite quantité de gens pour que le système il roule". Mais on préfère nous sortir des plateformes, des trucs à la con, voilà. Y a un poste là, je sais pas s'il va sortir ou non, pour un rôle de coordination de je sais pas quoi complètement… pas sur le terrain, hein… Et il y a un budget pour ça ! On détruit notre outil. Ça, j'aime pas du tout. Et aussi, quand je dois faire un budget pour un truc qui est à contresens de ce qui serait une politique de terrain. Parce que là, je me dis "c'est plus que manger son chapeau". On nous entend pas quand on dit qu'on relève tel truc, tel truc, tel truc. Et par contre, y a quelqu'un sur un ordinateur à Paris qui pond que "tiens, on va mettre quelques sous pour le truc". Et là, alors on réfléchit parce qu'on le fait, on va pas quand même non plus cracher sur un peu d'argent… Et on dit "ben tiens, on va mettre six mois de secrétaire". Alors, les secrétaires elles disent "ben six mois, ça nous aide pas beaucoup mais ça fait un peu de budget". Alors, on obtient un budget à la con pour six mois, voilà, pour deux postes de secrétaires, en se disant "ben au moins, elles pourront partir en vacances !" »
COQCYGRUE

Cet aboutissement dérisoire d'un engagement fort, COQCYGRUE l'énonce par une mise à distance ironique mais amère. Sans illusion, il faut faire de la manière imposée, laquelle est non seulement inadéquate mais également chargée de violence – dans la destruction de ce qui fonctionnait et la dépossession de modalités de travail – et génératrice d'un avenir potentiellement incongruent parce que décidé de manière technocratique, en vertu d'enjeux politiques et économiques et non dans le cadre d'une réponse à des besoins territoriaux recensés.

L'absurdité au travail – acmé de la perte de sens – est devenue insupportable pour RANI qui décrit une situation dans laquelle la considération du patient, la cohérence et la réussite d'actes soignants ont été abolies au profit d'une gestion rentable, par laquelle l'anticipation d'un éventuel problème, une veille de Noël, a amené d'une part à la négation de son travail et d'autre part, au recours à un soin intrusif inutile :

« Ce que j'aime le moins moi, c'est ce que c'est devenu, public comme privé, la rentabilité, tout le temps, tout le temps ! Un jour, le vingt-quatre décembre, on nous amène un monsieur qui avait eu une chirurgie ORL et qui avait eu une trachéotomie. Et ce monsieur, ils arrivaient pas à le perfuser. Bon, ce monsieur, on nous l'envoie pour lui mettre une voie centrale. Et j'ai proposé au toubib "je peux essayer de le perfuser quand même ? C'est un peu con de lui mettre une voie centrale… Ben non, non, vas-y !" Premier coup, j'y arrive. Le monsieur était super content mais il pouvait pas me parler à cause de la trachéo. Je lui dis "bon ben, c'est chouette, comme ça, vous serez pas embêté avec votre truc !" On remonte dans le service, et juste avant que je parte, je revois le monsieur et je demande ce qu'il se passe, il a arraché sa perf ? "Non, non mais la cadre veut qu'on lui mette une voie centrale quand même, c'est la veille de Noël. Demain, y aura moins de monde, et si demain il l'arrache, ce sera plus compliqué pour la faire poser !" Je lui ai dit "non mais c'est une blague !" On est dans un CHU, on fait tout, on opère des cœurs… le week-end, la nuit, n'importe quand… et puis je me suis mise à pleurer devant le monsieur. Ça m'a fait tellement de peine pour lui, et lui, il me regardait et je crois qu'il avait presque de la peine pour moi ! Non mais là, je me suis dit "c'est pas possible, on marche sur la tête…" Et alors le privé, là où pourtant on pourrait se dire "ils paient"… c'est la catastrophe […]. Ça fait dix-huit ans que je fais ce métier-là et je pensais pas qu'en dix-huit ans, on pouvait le voir évoluer malheureusement pas dans le bon sens. Je suis pas vieille, je vais avoir quarante ans cette année. Il me reste encore beaucoup à faire, mais je le ferai pas ! Je vois mon cousin, qui était cadre de santé. Il est plus jeune que moi. Il avait tenté de faire le concours d'anesthésiste. J'ai appris il y a cinq jours qu'il faisait une formation d'œnologue et qu'il arrêtait tout quoi ! Et j'en suis pas revenue ! »

RANI

Ainsi, dans cette perte de sens, la seule issue de secours pour RANI est-elle le départ d'une situation professionnelle pourtant conquise de haute lutte, et ce qui lui donne le courage de préparer ce départ est l'exemple d'un membre de sa famille, potentiellement imitable.

Perte de sens et perte d'identité professionnelle semblent se caractériser par le manque de temps, la baisse imposée de la qualité du soin et le manque d'interactions entre collègues, autant d'éléments qui entraînent un désenchantement entre le métier initial ou projeté et la réalité de l'actualité professionnelle, chez les plus anciennes[1]. Les conséquences absurdes d'une gestion avant tout comptable et très bureaucratisée, par laquelle les professionnelles de terrain sont tenues éloignées des décisionnaires, entraînent de réelles fractures dans le travail. Ces fractures sont bien sûr d'ordre financier. Elles concernent également l'effectuation du travail au quotidien, perçu par les soignantes comme de plus en plus mécanique, normalisé, déshumanisé, et précarisé.

L'ancrage de pratiques, de méthodes et d'outils dans une préoccupation quantitative est perçu comme la mise en œuvre de l'inverse de la qualité et de l'individualisation, référents éthiques, culturels et motivationnels très présents chez les personnels soignants.

Les soignantes repèrent également une évolution négative de leur activité dans la manière dont les patients se comportent avec elles. Si ces derniers sont de plus en plus considérés comme des usagers par les gestionnaires de structures, ils semblent parfois se comporter comme tels :

« Y a certains patients qui sont pas des patients : ils sont usagers, ils sont consommateurs du soin, et ça se voit de plus en plus clairement. Ils viennent là pour un service, donc ils attendent quelque chose. Bon, ce qu'on a à l'hosto, on l'a aussi à l'extérieur : y a un côté, les gens, les choses… elles leur sont dues, et on est là, à leur service. »
FLEUR

« Oh ben, ils ont toujours un regard hyper mignon. Par contre, ils sont toujours de plus en plus exigeants avec nous, ça c'est

1 PIERRON, J.P., 2020. « Les métiers du soin dans la tourmente ». Études, n° 4268. *Société d'édition de revue (SER).*

certain. Ils nous laissent pas beaucoup de marge d'erreur, ça c'est sûr... Même en relationnel, si on est pas assez gentils ou quoi, c'est sûr qu'on se le prend dans la tronche. Il faut qu'on soit tout le temps parfaits, qu'on soit tout le temps au top... c'est pas évident, ils s'en rendent pas forcément compte. Nous au bloc, ce qu'on ressent, c'est qu'il faut qu'on soit ponctuels, ce qui est improbable dans notre milieu ! Tu viens passer une journée au bloc opératoire, tu comprends que la ponctualité, ça n'existe pas. "Ah oui mais moi, on m'avait dit neuf heures !" Mais déjà quand vous allez chez le médecin, vous attendez deux heures... alors, imaginez au bloc opératoire, avec les imprévus qu'on a, c'est impossible. On vous donne un ordre d'idée, pour que vous soyez à jeun, pour notre organisation à nous... mais imaginez-vous que c'est pas possible qu'on vous prenne à neuf heures ! Bon, c'est les angoisses qui ressortent de telle ou telle manière. Y en a qui sont agressifs, d'autres qui sont renfermés... C'est leur manière de gérer l'angoisse. Y en a qui sont logorrhéiques, comme moi actuellement [rires]. Mais, je pense que c'est vraiment leur manière de gérer leur angoisse parce que c'est vraiment un milieu ultra hostile. »
POMMINE

« La tournure de la médecine aujourd'hui, c'est très difficile à vivre émotionnellement je trouve, c'est très politique en fait... pour certains, hein, pas pour tous. Mais y en a assez pour que ça soit pesant. T'as l'impression d'être un service public, de faire du social pour des gens à qui tu dois tout. Nous, on doit rien dire parce qu'on est docteurs, on est là pour soigner. Donc quoiqu'il arrive, on doit être au service de la personne. C'est-à-dire que tu dois te justifier, te justifier, te justifier, tout le temps : si t'es pas là, si tu travailles pas tard, si tu demandes le règlement de la consultation, si tu fais une erreur… Voilà, c'est le système de santé français. Comme on paye pas la médecine, on a pas l'impression qu'il se passe quelque chose derrière. Après, j'espère que les pauvres pourront toujours se soigner en France. Je suis pour, mais c'est pas eux qui nous posent problème, au contraire. Eux, ils sont très contents de pouvoir se soigner. C'est l'intermédiaire, parce que tu paies plus tes médicaments grâce à la mutuelle. Quand tu viens chez nous, ben y a beaucoup de raisons

pour lesquelles tu avances pas la consultation... quand tu vas aux urgences... c'est pour ça que les urgences sont bondées. Et les gens te diront "ben les urgences, c'est gratuit". Ben non, c'est pas du tout gratuit. Et du coup, ça va avec, comme du bénévolat... et donc, on doit tout, et c'est normal qu'on travaille tard, c'est pas normal qu'on travaille pas le week-end... moi je trouve ça dur. »
MOTRICE

« À partir du moment où on n'a pas toutes les réponses, c'est pas normal. Et moi maintenant, je le dis, quand je sens que l'agressivité monte, je montre ma blouse. Y a mon nom écrit dessus, et je dis "mais écrivez au directeur, signalez-le ça, dites que je suis pas venue assez vite". Ça pour nous, c'est du pain bénit... "Signalez les anomalies", et moi, je vais argumenter après, si on me demande des comptes ! »
MADATI

Même si elle en comprend parfois les raisons, MADATI supporte de plus en plus difficilement l'agressivité de certains patients : elle en fait donc une force et invite ces patients à lutter comme elle contre ce qui ne va pas, en leur proposant une coopération plutôt qu'une opposition.

Cette exigence des patients et leurs comportements parfois inappropriés semblent faire écho, pour les soignantes, aux conditions exigeantes de leur travail, conjuguées à des moyens parfois également inappropriés. Comprendre et déjouer les situations de crise n'est pas toujours possible, pour des personnels au bord de la rupture. Inviter à contribuer à la dénonciation des dysfonctionnements peut ainsi constituer une porte de sortie, mais cela ne constitue pas une réponse satisfaisante pour le patient, qui se trouve éventuellement amené à se battre ou à se taire. L'institution peut bénéficier de cet état de fait : les dispositifs d'évaluation et autres questionnaires de satisfaction font l'objet d'un traitement opaque et les besoins en termes de soins ont peu de chances de disparaître, alors que l'offre se raréfie.

La dimension de la gratuité que souligne MOTRICE semble lui apparaître comme une déclassification ou une relégation du travail des soignants. Si de nombreuses campagnes ont visé l'éducation au coût des médicaments (antibiotiques, médicaments génériques…), rien n'est fait sur ce thème en ce qui concerne le coût des soins hospitaliers ou ambulatoires, si ce n'est l'injonction *ex abrupto*, la fermeture de lits, l'allongement des délais d'attente et certains déremboursements. Il incombe d'ailleurs souvent aux praticiens eux-mêmes d'affronter les questions de leurs patients à ce sujet, sans que cela ne fasse clairement partie de leurs prérogatives.

Entre résistance, rébellion et abandon de la lutte

Face à la lourdeur des conditions de travail qui s'accroît, les soignantes mettent en œuvre des procédures de contournement ou de résistance. Elles se rebellent contre ce qui leur semble inique… tant qu'elles ont la force de le faire.

À l'instar de TUNIS et MADATI, les plus âgées déplorent le manque d'engagement des plus jeunes en termes de lutte collective, dans la projection de ce que sera la santé demain, et sur la base de la dégradation observée :

« Moi, je crois que les clivages, il devrait pas y en avoir... mais que cette situation d'intérim, rémunérer les gens en tant qu'intérimaires, ben ça fait qu'ils ont pas le sentiment d'appartenir à une corporation, à une entreprise, à un établissement. Et du coup, ils se battent pas pour leurs droits qui devraient exister. Si on essaie toujours de les séparer, toi t'es médical, toi t'es psycho-social, toi t'es libéral... c'est sûr qu'ils vont pas arriver à expliquer aux autorités, demander des droits. Ça a un impact très grave, et ce personnel soignant, avec un grand S, quel qu'il soit, il ne veut plus de CDI : il préfère le CDD avec le pourcentage de précarité ! Eh ben, ça va pas faire des gens qui vont se défendre ça, parce que dans trois mois, ils vont aller ailleurs et ils vont pas comprendre l'importance d'un combat commun. C'est une situation qui s'aggrave et qui est encore plus flagrante. »
TUNIS

« Mais quand ils auront réussi à faire en sorte qu'on ne se voie plus, à nous empêcher même de nous parler, ben ils auront réussi. Dans quel but ? Éviter qu'on se mette ensemble pour revendiquer, dénoncer. Quel dégoût ! »
MADATI

La pensée de la nécessité de lutter collectivement est vive chez ces soignantes, même si la manière de déplorer que cette lutte soit absente est relativement passive : on constate, on déplore, mais on ne revendique pas nécessairement la lutte, peut-être parce qu'il est difficile d'exercer et de lutter en même temps, tant la tâche est prenante.

La résistance prend alors la forme d'engagements singuliers, sur des actions ponctuelles mais parfois renouvelées. Ainsi K. refuse-t-elle les injonctions gouvernementales à cesser les soins de kinésithérapie pendant le confinement ; ainsi POMMINE et JOE désobéissent-elles ou dérogent-elles à des attendus :

« J'étais engagée et j'ai continué. Y a des personnes qui m'ont appelée pour me demander si je continuais ou pas... Ben oui, je continue. C'est à vous de voir. J'ai jamais arrêté. Pour moi, c'est une évidence, c'est mon engagement de soignante, je suis à la disposition des personnes qui ont besoin de moi [...] mais je crois que les injonctions, c'était "bon, on arrête tout". Mais pour moi, c'était tellement évident... je soignais des gens qui avaient besoin de moi, puisque eux-mêmes, ils étaient en train de travailler ! Et le jour où Olivier Véran a dit "bon ben les soignants, ils doivent recommencer à travailler", je me suis sentie justifiée. Mais suite à ce coup de téléphone d'un soignant qui avait décidé de ne pas venir pour maman, et qui me disait "mais il faut absolument que tout le monde s'arrête, tu te rends pas compte... tout ce que j'ai vu, les horreurs, les machins...", ben je me suis sentie rebelle, en résistance. En fait, je suis rentrée en résistance dès le premier jour [du confinement]. Non, j'ai pas peur, y a des virus partout, on vit avec des virus dans tous les sens, toujours. On sait très bien que le virus, il évolue à toute vitesse. On sait très bien que le virus de la grippe, il est pas le même d'une année sur l'autre... C'était rigolo parce qu'on nous a offert de grandes vacances, en nous rémunérant [...]. Et je porte pas de masque parce que je fais confiance à mon système immunitaire. »
K.

« À M., quand je me suis trouvée avec ce médecin qui me disait "bon, alors vous gardez les seringues, hein, parce que là,

on est un peu justes", je suis allée voir mon pote et je lui ai dit "bon, on est d'accord que je le fais pas, hein ? »
POMMINE

« Et aujourd'hui, j'ai un bilan où chaque résultat doit être soutenu par des chiffres, donc par des tests. Ça doit être clair... je ne le fais pas mais il faudrait que je mette du vert et du rouge. Vert pour les bons résultats et rouge pour les mauvais... enfin, les bilans avec beaucoup de couleurs sont très aimés ».
JOE

K. a également résisté à l'hospitalisation de sa mère, décidée par l'équipe paramédicale, car cela n'avait de sens ni pour la personne concernée, ni dans la défiance face à la manière dont le gouvernement gérait le COVID-19 que la kinésithérapeute éprouvait :

« Je me suis tout à fait opposée à ce que maman soit hospitalisée un jour où elle avait fait un malaise et les infirmières avaient tenu à ce qu'elle parte. Bon, d'une part ça correspondait à tout ce que détestait maman ; et d'autre part, moi je voulais pas la laisser partir comme ça et être un numéro de plus estampillé COVID-19 alors qu'il y avait pas de ça dans l'histoire. J'ai dit non, et j'ai signé un papier. »

LINK et FLEUR s'engagent dans des actes qu'elles n'ont pas le droit statutairement d'exercer, mais que l'usage semble autoriser, en vertu du mieux-être qu'ils permettent d'apporter aux patients. Il s'agit d'une déclinaison supplémentaire du système D qui qualifie les actions informelles professionnellement conduites. Il s'agit d'arrangements, de négociations entre ce qui est permis ou pas, et la connaissance de ce qui va améliorer les choses, l'état d'une personne soignée, sans que le risque pris ne soit délétère parce que l'expérience l'a déjà prouvé. Par ces actions informelles, les soignantes rectifient également le traitement jugé injuste appliqué aux personnes âgées prises en charge.

« On va appeler les médecins et ils vont nous dire "bon, vous pouvez passer telle chose pendant dix jours". Bon là, c'est par téléphone. On n'a absolument pas le droit de faire ça. Mais si on le fait pas, combien de temps ça met pour que la personne soit soignée ? [Question : Donc vous prenez sur vous de le faire ? Et vous êtes couverts par qui s'il y a…] Donc le protocole… il est pas opérationnel du tout. [Question : Donc vous vous arrangez

avec…] Bien sûr. Et les médecins le savent. Oui et ils peuvent pas faire autrement non plus. »
LINK

« Hier, j'ai été piquer du matériel à côté. Moi, j'en avais pas parce qu'on considère qu'en gériatrie, y a pas besoin d'avoir ce type de capteur de saturation. On en a pas... y en a en réa. J'ai été en prendre... "salut, je vous prends ça". On a pas le droit, on peut pas le faire normalement... on fait comment ? On fait pas ! Et y a des fois où ça passe plus, c'est ça qui est très très fatigant... très pesant, très pénible. »
FLEUR

D'une manière différente, COQCYGRUE a pris une décision qui – selon sa direction – ne lui incombait pas parce que son sens des responsabilités et son analyse de la situation l'y amenaient :

« Donc moi, je suis arrivée le lundi matin de vacances et à dix heures, j'ai pondu en demandant l'avis de personne, un mail disant "on ferme les consultations, on prend plus que sur rendez-vous, on vous donne des nouvelles dans quarante-huit heures, les salles d'attente sont fermées". Voilà, et on prend les mesures de façon à arrêter les contaminations. Moi, j'ai envoyé ça. J'ai eu une réflexion de la direction mais eux, lundi matin, ils étaient en réunion pour comprendre ce qui se passait. Ils attendaient les directives. Elles sont arrivées le mardi après-midi. Et nous, on avait déjà eu deux personnes qui avaient été contaminées dans l'équipe. Donc le mail, je l'ai envoyé en copie à la direction, aux cadres sup, à l'ensemble des cadres et à l'ensemble des médecins. Je leur ai dit de façon autoritaire... enfin, j'ai pris ma casquette de cheffe de pôle pour dire "voilà, compte tenu de l'épidémie...", voilà. La direction m'a dit qu'en gros, c'était pas du tout ma fonction. Ma fonction, c'est de m'occuper de la psy. Et je devais attendre que reviennent les techniciens d'hôpital, les services d'hygiène, ou les gens compétents qu'ils auraient appelés. Neuf ou dix jours après, c'était monté au ministère, puis revenu... et en gros, ils avaient dit la même chose que moi, avec un numéro de téléphone en plus ! »

LOUISE, lassée par tous les dysfonctionnements qu'elle repère et fatiguée de l'immobilisme de ses collègues et de l'institution sur des éléments qui lui semblent importants, a abandonné la lutte au motif que cela ne sert plus à rien puisque personne n'écoute :

« Les tabliers, des fois c'est tellement de la merde que... on l'enfile, il se déchire… Alors là, on pourrait en parler pendant des heures, le développement durable à l'hôpital ! C'est que du plastique, que des choses jetables, pas d'économie d'eau, lumières allumées vingt-quatre heures sur vingt-quatre, même dans les réserves, robinets qui marchent mal, donc on est obligés de les laisser ouverts pendant les toilettes pour que l'eau reste chaude… Moi, je l'ai déjà dit mais tout le monde s'en contrefout. J'ai déjà éteint les lumières, on m'a dit "hein ? T'as éteint les lumières ?" À un moment donné, vous lâchez, puis vous faites comme les autres : vous laissez le robinet ouvert... qu'est-ce que vous voulez que je vous dise… Moi, j'ai fait venir les services techniques au moins quatre ou cinq fois, je suis passée pour l'emmerdeuse. On m'a dit "il faudrait changer les mitigeurs". J'ai bataillé, j'ai envoyé des événements indésirables... Ils ont quand même changé quelques mitigeurs. J'ai bataillé pendant un an... c'est beaucoup d'énergie constamment, et moi j'ai plus d'énergie. En parler, j'ai essayé, mais j'ai arrêté parce que c'est fatigant de taper dans le vide. À un moment donné, si ça sert à rien, faut arrêter. » LOUISE

L'aide-soignante a également mis en œuvre une procédure passive de résistance à l'instauration d'un mode de travail par lequel un groupe de soignants est créé électroniquement, et qui permet de se positionner pour remplacer un collègue :

« Et puis moi, j'ai pas de téléphone convenable. Et j'ai dit "c'est hors de question que je rentre dans votre système, hors de question. Ou je viens et vous me donnez un jour de compensation, ou..." Et j'ai dit à mes collègues "moi, c'est de repos que j'ai besoin." »

Cet abandon a coûté à LOUISE : résister, c'est aussi exister[1], avoir une place, fut-elle caractérisée par des formes d'adversité. C'est aussi dans l'adversité que LINK tente de faire entendre à sa hiérarchie que des actes de maltraitance sont perpétrés dans

---

1 DALOZ, L., BALAS, M.L. & BÉNONY, H., 2007. « Sentiment de non-reconnaissance au travail, déception et burnout : une exploration qualitative ». *Santé mentale au Québec, vol. 32, n° 2.*

l'établissement où elle exerce. Il y a ici deux formes d'adversité : celle qui oppose LINK à ses collègues maltraitantes, et celle qui l'amène à se confronter à l'inertie de sa hiérarchie. Doublement engagée donc, LINK ne voit pas d'autre issue que le départ, si elle n'est pas entendue :

« Mais ce qui me pèse, c'est de pas être entendue sur un truc aussi grave que ça. Là, je suis un peu entendue mais y a encore une cadre qui peut dire "ah non, moi je veux pas virer les gens pour maltraitance". Je peux pas comprendre ça. Si c'est le cas, je démissionne, y a pas le choix, surtout que j'ai trop attendu, trop essayé, on m'a trop fait croire de choses. Là pour l'instant, j'y crois parce qu'il y a une personne qui a pas été réembauchée, qui était en CDD et qui était toujours réembauchée, c'est une première… »
LINK

En l'absence de luttes communes[1] qui ne donnent pas de résultats, fatiguent les plus âgées et n'intéressent pas les plus jeunes, il est intéressant de noter que les actes de résistance et de rébellion sont plutôt individuels. Ils semblent porter d'abord sur le mieux-être des patients, puis sur des considérations renvoyant à des valeurs plus personnelles des soignantes. Cette individualisation et personnalisation de la lutte, de la résistance ou de la rébellion peut fragiliser des personnels habitués au travail dans des collectifs.

L'épuisement émotionnel, la déshumanisation de la relation à l'autre et la perte du sens de l'accomplissement de soi au travail sont les trois dimensions identifiées pour diagnostiquer le SEPS, Syndrome d'épuisement professionnel des soignants. Cet acronyme a été créé par les soignants pour les soignants[2]. Si elles n'en sont bien sûr pas toutes victimes, les caractéristiques et les singularités de leurs métiers inscrivent les soignantes rencontrées dans au moins une de ces dimensions, leurs paroles l'expriment clairement, en même temps qu'elles leur donnent des raisons de se battre. L'arrivée de la crise de COVID-19 semble avoir, en partie et de manière provisoire, redonné du sens au travail des

1 SAINSAULIEU, I., 2012. « La mobilisation collective à l'hôpital : contestataire ou consensuelle ? » Revue française de sociologie, vol. 53. *Presses de Sciences Po.*

2 CANOUÏ, P. *Op. cit.*

soignantes, notamment par l'appui sur leurs valeurs individuelles et partagées, et par leur capacité à mettre en œuvre, de manière souvent informelle, un ensemble d'actions fonctionnelles ancrées dans leur expérience et leur sens de l'engagement. Ce n'est pas la centration médiatique ou politique qui a contribué à redonner du sens au travail de ces soignantes, c'est bel et bien le fait qu'elles se sont engagées corps et âme dans un travail titanesque, avec la conscience claire que c'était leur devoir et qu'il était utile.

TROISIÈME PARTIE
Les effets loupe[1] de la crise du COVID-19

L'annonce des premiers cas de COVID-19 en France date de la fin janvier 2020. Courant février, plusieurs clusters sont signalés, notamment dans le nord et l'est du pays. Le 7 mars, le président Macron et son épouse médiatisent leur sortie au théâtre, afin d'inciter les Français à vivre normalement. Emmanuel Macron déclare alors : « Il n'y a aucune raison, mis à part pour les populations fragilisées, de modifier nos habitudes de sortie ». Cinq jours plus tard, crèches, écoles, collèges, lycées et universités sont fermés et les premières mesures de chômage partiel et de report de cotisations pour les entreprises sont mises en place. Les élections municipales du 15 mars sont maintenues malgré l'annonce la veille, par le Premier ministre Édouard Philippe, de la fermeture de tous les lieux publics non indispensables. Le 17 mars 2020, le confinement de la population est mis en œuvre.

« Bon, sur le moment, on a dit "voilà, y a une épidémie, on n'a pas de vaccin, on a pas de traitement... Les gens vont en réa, donc vous sortez pas de chez vous et vous devez rester confinés". Ça a été clair, net et précis. Et violent. »
COQCYGRUE

Pour les praticiennes de santé questionnées, la décision a été violente, en ce sens que tout ce secteur d'activité allait devoir s'adapter à une situation nouvelle, grave, imprévue et impensée, et qu'elles se trouvaient en première ligne. Leur inquiétude était d'autant plus vive que les soignantes font preuve d'un engagement fort au travail, que leur identité professionnelle repose en partie sur une utilité sociale en termes d'aptitude à soigner, aider, secourir les autres ; et qu'elles connaissent, parce qu'elles y sont confrontées au quotidien, l'incapacité des structures de soins à

1 CLAUSE-VERDREAU, A.C., WEIL-DUBUC, P.L., 2022. « Enquête sur la première vague de la Covid-19. Pendant la pandémie et après ». Vécus et analyses de professionnels du soin et de l'accompagnement, n°3. Repères et ressources en éthique. *L'Espace éthique/Région Île-de-France.*

faire face à une surcharge moindre. La survenue d'une crise sanitaire, associée à leur expérience des systèmes de soins, a ancré cette inquiétude dans les registres du travail impossible à faire, du manquement professionnel, de la mission inaboutie.

Il est pertinent ici de synthétiser le discours des soignantes rencontrées en tenant compte du lieu d'exercice et de la fonction professionnelle : ces déterminants ont eu un impact sur le vécu de la crise et sur ses conséquences. Outre le fait de travailler dans une zone à forte tension ou dans une zone plus épargnée, les exercices professionnels en Ehpad, en clinique, dans un CHU ou dans un établissement médico-social ont été différemment caractérisés pendant cette période.

Certains impacts de la crise sanitaire ont cependant été partagés et permettent de considérer celle-ci comme une loupe posée sur différents états de fait ; à ce titre, ils n'ont pas étonné les soignantes.

Ces impacts, tels que les soignantes les ont rapportés, sont étudiés ici dans une mise en perspective avec les ressorts identitaires et les spécificités professionnelles les plus saillants que les propos de ces mêmes soignantes permettent de définir, afin d'approcher le sens que cette crise a revêtu pour elles, au plus près de ce qui constitue leur environnement de travail, et une partie de ses conséquences, subies ou envisagées par les soignantes.

1. L'arrivée du COVID-19[1]

Les tout débuts de la crise sanitaire ont fait émerger chez les soignantes questionnées des sentiments mêlés de peur, de devoir et de responsabilité. La manière dont elles se sont organisées pour faire face à l'événement, en reconfigurant leurs activités professionnelles, ouvre cette partie de l'ouvrage.

Les propos des soignantes rencontrées mettent en lumière des impacts sévères de la crise sanitaire sur les relations dans les collectifs de travail et sur la vie personnelle des soignantes. La parole recueillie permet de situer en partie la considération de la fin de vie par les soignantes, de la mettre en parallèle avec les consignes sanitaires données et d'en saisir quelques enjeux. La crise sanitaire pour les soignantes n'est pas terminée, en ce sens qu'elle a entraîné de nombreux reports de prise en charge et désorganisé les structures de soins. L'étude de ces impacts, située dans une crise qui s'installe, suivra celle de la gestion de l'urgence de la crise.

La considération des sphères médiatique et politique, pendant les débuts de la crise COVID-19 fait l'objet d'un troisième chapitre.

Désorganisation, surcharge, peur et sentiment de honte

« Ça nous a montré les limites de l'organisation de la santé en cas de crise. Il faut revoir les protocoles, ça a été le bordel, clairement... ça a montré le manque de moyens… On va ouvrir des lits... oui, ben une infirmière de réa, il faut six mois pour qu'elle soit opérationnelle !»
MADATI

La crise sanitaire a accentué la dégradation des conditions de travail des soignantes. Le manque de personnel et de temps à consacrer aux patients est devenu patent, la pression et la fatigue

---

1 BARRO, K., MALONE, A., MOKEDE, A. & CHEVANCE, C., 2020. « Gestion de l'épidémie de la COVID-19 par les établissements publics de santé – analyse de la Fédération hospitalière de France ». Journal de chirurgie viscérale. *Elsevier Masson* ; DE BROCA, A. & NUYTENS, K., 2020. « Paroles de soignants des unités COVID en période aiguë ». Éthique & Santé, vol. 17. *Elsevier Masson.*

se sont accrues dans les zones à forte tension tandis qu'un sentiment d'inutilité se faisait sentir dans les régions plus calmes. L'éthos humaniste et le sens de l'engagement souvent partagés par les soignantes les ont parfois amenées à partir aider leurs collègues[1]. C'est le cas de POMMINE et RANI. FLEUR, salariée au service de remplacement d'un CHU, s'est portée volontaire pour travailler en réanimation COVID-19.

À l'instar des allocutions présidentielles contradictoires et d'une communication gouvernementale inepte[2], les structures de soins ont subi une phase de désorganisation brutale et complète, qui a marqué le printemps 2020, dans les cabinets médicaux et paramédicaux, comme à l'hôpital et à la clinique ou en institution médico-sociale. Le confinement a souvent vidé les premiers et rempli les seconds, générant un déséquilibre que les soignantes ont peu à peu pallié. Un paradoxe émergeait avec la crise sanitaire : le besoin en soins augmentait à l'hôpital et les cabinets médicaux étaient désertés, sous l'effet du confinement et de la crainte de la contamination.

« Franchement, honnêtement, ce qui a été le plus difficile, c'est que notre activité, elle a changé du jour au lendemain. On a perdu nos patients, plus personne n'est venu nous voir, donc on s'est retrouvés avec des plannings vides mais un téléphone qui sonnait en permanence. On a une secrétaire qui s'est mise en arrêt [...]. Le téléphone, il sonnait trop. Le rideau était fermé donc les gens pensaient que le cabinet était fermé. On était perdus dans ce qu'il fallait faire, et les gens étaient perdus aussi parce qu'ils savaient pas s'ils devaient venir ou pas, s'ils devaient appeler ou

1 GRIMALDI, A., 2021. « Manifeste pour la santé 2022 ». *Odile Jacob.*

2 « Les Français ne pourront pas acheter de masques dans les pharmacies parce que ce n'est pas nécessaire quand on n'est pas malade. » Sibeth Ndiaye, porte-parole du gouvernement, le 17 mars 2020. Trois jours plus tard, elle ajoute : « Les masques ne sont pas nécessaires pour tout le monde, et vous savez quoi, moi je ne sais pas utiliser un masque. Je pourrais dire je suis ministre, je me mets un masque. Mais en fait je ne sais pas l'utiliser, parce que l'utilisation d'un masque, ce sont des gestes techniques précis, sinon on se gratte le nez sous le masque, et bien en fait, on a du virus sur les mains ; sinon, on a une utilisation qui n'est pas bonne et ça peut être même contre-productif. » Le port du masque est devenu obligatoire dans les lieux publics le 20 juillet 2020.

pas... mais en fait, ils arrivaient pas à nous avoir au téléphone, on n'avait pas de consultations. »
MOTRICE

« C'était une situation assez anxiogène parce qu'on ne savait pas trop à quoi on était exposés, à quoi on allait être exposés, ce qui allait se passer dans les cabinets... est-ce qu'il allait y avoir une grosse vague... Pareil au niveau hospitalier, on remplissait pas mal les services, est-ce qu'il allait encore falloir pousser les murs, vider d'autres services pour en faire des secteurs COVID-19... Y avait un peu cette sensation de pas savoir ce qui allait nous arriver et le fait de pas être préparé finalement à ce type de situation. »
GLYCINE

La désorganisation brutale de toute l'activité du pays a généré un sentiment de peur dans la population. Les soignantes ont dû poursuivre et souvent accroître leur travail, dans des conditions matérielles précaires et inadaptées, sans aucune visibilité sur l'avenir proche, autant d'accélérateurs de l'anxiété.

Je n'ai jamais abordé la question de la peur mais toutes mes interlocutrices en ont parlé. Il s'agissait de la peur[1] de ne pas être en mesure d'accomplir sa mission, en termes de protection des patients comme dans la pensée d'une saturation qui amènerait à trier les malades et à ne pas pouvoir prendre en charge tous ceux qui le nécessiteraient. Il s'agissait également de la peur de la contamination, pour soi et pour ses proches.

Les soignantes ont souvent abordé le chaos du premier confinement et de la désorganisation qui l'a suivi en se référant d'une part à l'Afrique, symbole de dénuement, et à la guerre, envisagée non pas sous l'angle de la nécessité de se battre comme le laissait entendre Emmanuel Macron dans son discours du 16 mars 2020[2],

---

1 FOUREL, D., SEGONDI, A., DELAUNAY, M. & GALLEGO, C., 2021. « États d'âme en réanimation COVID-19 : des émotions aux devoirs moraux des acteurs du soin ». Éthique & Santé. *Elsevier Masson* ; ROBIN, F., 2020. « Quelques réflexions sur la souffrance des soignants français dans la crise sanitaire du COVID-19 ». Psychiatrie, Sciences Humaines, Neurosciences (PSN). *Éditions matériologiques.*

2 Allocution du président Macron le 16 mars 2020. Disponible sur : https://www.elysee.fr/emmanuel-macron/2020/03/16/adresse-aux-francais-COVID-19

mais avec la vision du soldat qui part au front la peur au ventre, accomplir sa mission.

« On avait peur. Peur de ne pas savoir vers quoi on allait. Je pense que ça, c'était hyper flippant. Qu'est-ce que vont devenir nos patients ? Qu'est-ce qui va se passer ? On va jamais pouvoir tout prendre en charge ! C'était l'inconnu, c'était quand même flippant ! »
JEANNE

« Macron, il nous a dit qu'on était en temps de guerre. Mais moi, j'ai un peu ressenti ça en fait... c'est-à-dire que j'avais l'impression qu'on partait au front, on avait peur pour nos familles, on avait peur pour nos proches, et pourtant on allait au contact de gens qui risquaient d'être malades. Et les premières contaminées, on savait que ce serait nous en fait, parce qu'on était au contact des malades donc… on avait vraiment l'impression de partir au front. On savait qu'on se mettait en danger […] c'est vrai, un peu comme des soldats qui vont au front : ils savent qu'il y a un risque de… bon, c'est fort de dire ça, évidemment que… je peux pas parler de ça par rapport à tous les soldats qui sont partis, et que c'était pas une vraie guerre, mais c'était un peu ça parce qu'on se mettait en danger. Mais on y allait quand même parce que c'est comme ça, c'est notre devoir d'infirmière, quoi. »
MAYA

Les paroles des soignantes lorsqu'elles reconsidèrent l'arrivée du COVID-19 expriment le chaos, les conditions extrêmes, la perte de repères, la nécessité d'y aller cependant et coûte que coûte, même si cela signifiait *partir au front,* pour reprendre l'expression de MAYA, laquelle ne se sent cependant pas le droit de recourir à une telle métaphore. Cette guerre, à laquelle Emmanuel Macron faisait référence, a trouvé un écho très sombre sur le terrain, au cœur même du devoir des soldates du soin, auxquelles le pays n'est guère reconnaissant.

La peur d'être contaminée, de contaminer les patients ou l'entourage a lourdement pesé sur les soignantes. Ainsi JEANNE s'est-elle isolée de son compagnon pendant trois semaines parce que : « En hémato stérile, si jamais par malheur un patient chopait le COVID-19, c'était la fin des haricots, on laminait tout le service. C'était le gros souci parce que nous, il fallait pas qu'on l'attrape. »

NATURE a géré sur place les tout débuts de la mise en place du confinement dans l'Ehpad qui l'embauchait.

« Ça a été très très dur. Je suis rentrée à la maison le 26 parce que c'était l'anniversaire de mon fils. On venait de déménager, alors je suis retournée dans mon appart vide. J'avais un matelas, parce que j'avais aussi peur pour ma famille. Donc, c'était ses dix ans... je pouvais pas faire autrement, et émotionnellement, c'était moi qui allais craquer ! Après, ça m'a aussi permis d'être à 100 % au niveau de la résidence pour tout mettre en place et être sereine... pas me dire “il faut que je m'en aille parce que c'est l'heure”. C'était pas possible ça, même pas envisageable ! »

MAYA évoque ainsi une amie, jeune maman, qui s'est provisoirement séparée de son enfant pour poursuivre son travail :

« Moi, j'ai une copine infirmière libérale qui a accouché en mars 2020, et elle pouvait pas se permettre de pas exercer. Alors, elle a fait comme choix de donner son enfant à ses parents pour le protéger, et pendant un mois, elle l'a pas vu ! Pendant un mois, quand même ! Je trouve que c'est presque du sacrifice, au nom de notre métier. »

Le sens de la mission et la responsabilité des soignantes se sont très rapidement et largement exprimés. Les infirmières parties en renfort dans les zones à forte tension ont fait face à l'urgence et se sont adaptées à des manières de procéder qui différaient d'un endroit à l'autre : les besoins guidaient l'action, les pénuries limitaient cette dernière et les soignantes avaient à charge de rendre les choses fonctionnelles.

« L'équipe était crevée, épuisée. Ils faisaient des semaines de soixante, soixante-dix heures parce qu'ils l'ont beaucoup attrapé au début, au premier confinement. On n'avait pas de matériel, y avait rien, on avait un masque FFP2 par jour, périmé depuis 2001. On était censés avoir des surblouses [...], on avait même pas de surblouse... Nous, on mettait une blouse en tissu qu'on avait depuis une semaine dont on peut dire que dès que tu l'enfilais, tu te mettais du COVID-19 sur tout le corps, c'était n'importe quoi. Deux patients par box de réa, ça c'est l'Afrique [...]. Et on a renforcé les équipes parce que tout le monde venait travailler tous les jours. Ils prenaient en charge soixante-dix patients alors qu'ils étaient une équipe pour vingt patients. Ils avaient rentabilisé au maximum les locaux, sauf qu'en personnel, ils avaient pas

recruté. Donc, tout le monde travaillait tout le temps, ils avaient plus de repos, ils avaient plus de récup', ils étaient épuisés. Faut être jour et nuit un nombre impensable de personnel en réa... normalement, c'est un infirmier pour deux ou trois. Plus les arrêts... parce qu'ils le chopaient tous, les médecins aussi. On est arrivés, on nous a fait visiter vite fait. Nous, on nous avait formés sur l'équipement, pour l'habillage […]. On se disait "bah, on est en train de se prendre du COVID-19 partout sur la tronche". On en savait pas tellement tellement à cette époque-là. On était hallucinés... eux, ils étaient tellement la tête dedans qu'ils se rendaient même pas compte que nous, ça nous a affectés. On avait hâte de sortir de là... une réa horrible, un bordel de fou ! […]. Mais ça a été géré n'importe comment, incroyable ! Bon, en même temps, tu te dis "on n'a pas souvent eu des pandémies…" Alors est-ce qu'on peut pas les excuser de pas avoir géré ça ?... alors que c'est quand même pas commun de vivre un bordel aussi gigantesque, tu vois. »
POMMINE

« J'y suis partie une première semaine [RANI parle du moment où elle est partie en renfort dans un hôpital de sa région] et ce qui avait été acté chez eux, c'est que les infirmiers anesthésistes mettaient pas les pieds dans les réa COVID-19, et ils ont créé des lits de soins intensifs en service de pédiatrie. Donc, j'étais en soins intensifs, la seule infirmière, et j'ai jamais fait ça de ma vie ! […]. Et j'ai pas eu de chance parce que j'ai vraiment tout eu : les arrêts, des choses organisationnelles..."il me faut une radio... ah, y a des radios chez vous la nuit ?... ah, des gazométries ?..." Je connais pas le matériel, et qui prend la suite parce qu'il y a personne d'autre si j'y arrive pas… très compliquée, la gestion. J'avais un patient que se dégradait, je pouvais pas être physiquement en même temps avec deux patients ! […]. Après, ce qui était compliqué sur ces réa éphémères, j'ai trouvé, c'est qu'on n'a pas de médecin de service. Les médecins tournaient toutes les douze heures. Et toutes les douze heures y en avait un nouveau, et alors là, on allait d'ordre en contrordre à suivre. Médicalement, c'était infernal ! C'était l'enfer parce que après douze heures, y avait rien qui fonctionnait de la même façon. Ils étaient absolument pas coordonnés, c'était la catastrophe ! Bon,

y a des explications : on connaissait pas, et quand on a pas la connaissance, chacun y va de son propre avis… »
RANI

La labilité des décisions, dans des univers aussi hiérarchisés et protocolisés que le sont les hôpitaux, a contraint les personnels médicaux, paramédicaux et administratifs à une adaptabilité extrême, accroissant la fatigue et générant de l'incompréhension, voire de la perte de sens et un sentiment d'absurdité des décisions prises par les autorités sanitaires :

« Ce qui fait qu'on était toujours fatiguées, c'est que les protocoles changeaient constamment. Un jour il fallait faire ça, le lendemain on faisait autrement… »
LOUISE

« C'était horrible. Un jour c'était blanc, un jour c'était noir, un jour c'était gris... et puis on revenait c'était encore blanc, et puis ça redevenait gris… »
COQUELICOT

« Les procédures changeaient tout le temps. Je vous explique même pas les protocoles décès : on en a fait vingt-quatre versions ! Un coup, il fallait toucher le résident, un coup il fallait pas l'habiller... puis, il fallait plus rien faire, le mettre dans une housse… On s'adaptait à chaque nouvelle préconisation et on informait le personnel, et voilà. C'était "ah ben Nature, tu nous as dit y a trois jours c'était ça, et là on revient en arrière ! »
NATURE

« Dans la période de mars à fin décembre 2020, si je me trompe pas, on a fait quarante et une notes de service et dix-huit protocoles... remettre à jour des protocoles qui existaient déjà mais qu'il a fallu réajuster, des choses bêtes, mais… On a fait beaucoup d'affichage, on a réutilisé les boîtes mail… »
MATSYA

Si le nord et l'est du pays ont très rapidement connu une saturation des hôpitaux, dans d'autres régions les personnels subissaient la pression d'une vague *qui allait arriver* (MAYA) et à laquelle *il fallait se préparer* (LOUISE). Dans ces régions, l'attente a engendré un fort malaise chez des soignantes qui se sentaient inutiles d'une part, et coupables de ne pas pouvoir aider davantage d'autre part.

« On attendait les patients. Ils sont arrivés au compte-goutte en avion, de l'est, petit à petit. Et tout le monde qui nous disait "courage hein, pour le travail", alors que nous, on en glandait pas une ! Moi, quand je suis allée en renfort réa, je peux pas dire que j'ai rien glandé mais j'ai eu une majorité de journées très très calmes, où on jouait aux cartes avec les collègues. Ils avaient libéré les équipes pour accueillir les patients mais on les attendait, les patients ! »

FLEUR

« Franchement, en nombre de patients... bon, moi j'avais même honte hein, parce que à un moment, y avait des gens qui nous applaudissaient, qui envoyaient des victuailles, on recevait des gâteaux, on recevait des pizzas... J'ai jamais autant mangé de ma vie. Et on faisait pas grand-chose parce qu'on avait arrêté les blocs en partie, y avait moins de patients autres que COVID-19, donc c'était assez calme. Et c'était l'affolement général, tous les matins ils allaient en réunion de crise… »

LOUISE

Ce sentiment de honte, plusieurs soignantes l'ont exprimé. Il s'ancre dans un univers de sens et de références au sein duquel on accomplit sa mission sans se plaindre d'une part, et d'autre part, le remerciement revêt une place très importante puisqu'il porte la reconnaissance des bénéficiaires des soins et de leur famille, seule réelle reconnaissance que les soignantes identifient et qui leur tient à cœur. Ce remerciement, s'il est perçu comme dévoyé, retire toute signification à l'action soignante individuellement et collectivement portée. Le remerciement anonyme peut par ailleurs blesser, parce qu'il enlève la spécificité de la relation singulière qui unit les soignantes rencontrées à leurs patients, relation qu'elles tiennent en très haute estime et qu'elles souffrent de ne pas pouvoir matériellement développer autant qu'il leur semble nécessaire de le faire.

« Et tous les deux jours, on entendait "c'est pour la fin de semaine, ça va arriver début de semaine, c'est pour ce week-end...". Donc, on était dans une espèce de suspens un peu bizarre. En même temps, on continuait, nous, parce que les services de

néonat ne s'arrêtent pas, la maternité ne s'arrête pas. Donc, c'étaient des services qui continuaient à fonctionner quasi normalement. Mais en parallèle, on avait des affiches partout nous disant "si vous avez une patiente avec tel symptôme, qui vient de tel endroit...". On avait des listes de pays, y avait des questionnaires pour les mamans, si elles avaient eu tel ou tel symptôme, côtoyé tel ou tel pays, si elles avaient voyagé etc. On était formées aussi à l'habillage et au déshabillage... Mais c'est jamais arrivé cette vague qu'on attendait, qui nous mettait une pression pas possible [...]. On s'attendait à quelque chose d'assez énorme... honnêtement, on a pris peur, y en a même une qui a pas supporté la pression qu'on nous a mise et la peur de cette vague de patients qui devait nous arriver. »
MAYA

La désorganisation a été renforcée par des discours incohérents des autorités de santé :

« On a reçu des recommandations de l'ARS, de mettre des blouses qu'on change tous les jours. D'ailleurs au moment où on a cherché des blouses, il y avait pénurie et c'était un véritable signe d'alerte pour moi... Dans ce pays riche, pas trouver de blouses... »
TUNIS

La peur a également généré des comportements inappropriés, tels des vols de masques et autres équipements de protection individuelle dans les établissements, que MAYA, FLEUR, POMMINE, MATSYA ont déplorés :

« Au tout début de la pandémie, et cela m'a beaucoup choquée, je voyais davantage de FFP2 dans la rue qu'à l'hosto... Les Manugels ont été planqués et attachés ! Non mais, des soignants qui volent l'hosto !! Faut pas avoir de face ! »
FLEUR

Si la gestion du matériel hospitalier était en partie encadrée, elle a ajouté à la tâche des soignantes en même temps qu'elle augmentait la gravité ressentie de la crise :

« On donnait nos respirateurs au CHU parce qu'ils commençaient à en manquer, donc il fallait anticiper le transfert du matériel. »
MAYA

Le fait de devoir trier des patients, de ne pas pouvoir donner de soins à tout le monde, a lourdement pesé sur les soignantes, notamment dans les zones en tension. Leur responsabilité, au sens d'engagement professionnel et de mission, a été augmentée d'une manière inattendue, impensée. Outre l'économie de matériel à laquelle les soignantes hospitalières rencontrées ont été contraintes, le cœur de leur mission – accueillir toutes les personnes qui le nécessitent – s'est trouvé modifié.

« En réa, on parle de l'évolution d'un patient heure par heure... c'est pas sur plusieurs jours. Les médecins étaient en permanence avec nous et bon, là, les médecins nous ont dit "lui là, on ne peut plus rien faire". Alors quand on décidait d'arrêter les soins, parce qu'il fallait aussi économiser du matos, fallait pas non plus tout faire sans réfléchir parce qu'on était vraiment en manque de matos, fallait pas... gaspiller le matériel, tu vois ? C'est des choses qu'on apprend en théorie, mais on s'est toujours, toujours dit qu'on allait jamais le mettre en pratique. Et là, c'était la première fois de ma carrière que je mettais en pratique une espèce de plan blanc avec la sélection. On sélectionnait les urgences vitales absolues, les patients qu'on n'allait pas sauver, et voilà. Bon, la mise en pratique de cette théorie-là, on aurait jamais imaginé, en tous cas en France métropolitaine... En temps de guerre oui, les infirmiers militaires oui. Nous, pas forcément... »
POMMINE

Cette théorie qui devient pratique – conjuguée au manque de matériel – a fortement heurté les soignantes qui, non seulement ne pensaient pas qu'elles y seraient un jour confrontées ; mais qui également ont dû participer à ce tri redouté.

« Et y avait des secteurs improbables où on mettait les patients... Ben, genre les patients de plus de soixante-dix ans qui rentraient pas dans les clous de la prise en charge de la réanimation [...]. À cette époque-là, c'était les plus de soixante-dix ans avec comorbidités. On les intubait pas. On faisait une palliation. Parce qu'il y avait plus assez de place, on était débordés, on avait plus assez de matériel. »
POMMINE

« Ce qui a changé avec le COVID-19, en fait en gériatrie, parce que c'est là que les gens meurent... on arrive le matin, on a dix patients à prendre en charge... ben les dix, on se dit qu'ils risquent de mourir à tout moment. C'est quand même lourd ! C'était marqué partout. Avant, c'était pas édicté comme ça, pas de réanimation, pas de réanimation, pas de réanimation. C'était écrit sur le dossier médical. »
FLEUR

Gérer l'urgence : le recours au système D

« En deux jours, on a quitté les lieux et on a été installés à domicile pour parler aux enfants par téléphone. Les consignes de l'ARS étaient de maintenir le lien thérapeutique. Donc, on a eu notre liste de patients et on a contacté ces patients en disant qu'on allait les contacter au minimum une fois par semaine. Donc, on a fait ce qu'on a pu. On n'a pas fait de corps, on a fait que de la relation […]. Nous, en psychomotricité, on a une mise en situation corporelle, et là… y en avait plus ! Donc, il a fallu tout réinventer. Mes collègues ont fait à leur façon, comme elles ont senti les choses, parce qu'on n'avait pas de grille directrice. Fallait garder un lien mais on savait pas comment faire, on n'avait pas de contenu. Donc, on a créé nos séances, chacune à notre façon. »
JOE

En Ehpad et dans les structures médico-sociales qui accueillent des résidents, les soignantes ont dû avoir recours au système D. Toutes les soignantes connaissent ce système D, qui peut se définir comme un guide à l'action, empirique et aisément mobilisable car basé sur l'expérience professionnelle, le bon sens, la réactivité, et tout ce qui constitue l'informel des pratiques professionnelles ; c'est-à-dire ce qui ne relève pas strictement de la formation ou d'un quelconque protocole mais qui a du sens et recèle de l'efficacité dans le soin, en vertu de représentations et de valeurs professionnellement partagées.

Les Ehpad et structures médico-sociales ne sont pas prioritaires par rapport aux hôpitaux, dans la considération des autorités de santé. Les soignantes de ces établissements connaissent leur place dans le système de soins, c'est un état de fait qu'elles déplorent mais savent gérer. Là, la mise en œuvre du système D a pu les amener à la prise en charge de personnes en détresse aiguë, qui ne leur incombe pas en temps normal.

« Je vous avouerai... la première semaine, ça a été la cacophonie complète. On était dans une crise d'urgence, à travailler complètement autrement, à mettre des sacs-poubelle à même les barrières... Enfin, on se serait crus en temps de… limite de guerre, quoi […]. On a une dame qui a décompensé assez rapidement. Le médecin coordinateur a appelé le Samu qui lui a répondu "vous allez vous débrouiller avec, on vous enverra pas de secours." »
NATURE

« On a été un des premiers clusters, un cluster très important. On a eu deux messieurs qui étaient dans la même chambre, qui ont eu le COVID-19. On a pas su au départ, donc on s'en est occupés évidemment sans protection... et en fait ces deux messieurs ont eu un COVID-19 très grave, avec des signes respiratoires, ce qu'on voyait à la télé, on l'a eu vraiment. Et un des deux messieurs est décédé et l'autre s'en est sorti. Et fin mars, on avait plus de la moitié des résidents qui étaient positifs [...]. On avait tout pour ne pas les hospitaliser, on avait tous les traitements qu'il fallait pour l'urgence. Pas pour les sauver hein... il faut être très clair avec ça. On avait les traitements, l'oxygène... On avait pas de respirateurs par exemple, évidemment... On avait tout pour permettre aux personnes de pas souffrir. Pas de survivre, mais de pas souffrir. »
LINK

Pour les soignantes d'Ehpad et d'établissements médico-sociaux questionnées, il existe un classement des structures de soins en fonction d'une importance présumée, informelle mais politiquement orchestrée. Seraient ainsi considérés en premier l'hôpital, puis les Ehpad, les structures médico-sociales et enfin, le secteur psychiatrique. Les délais de livraison de masques, blouses et autres équipements individuels de protection confirment cette observation :

« Tous mes collègues avaient des masques. Il y avait une alcoologue de l'hôpital, elle avait des masques, et quand elle venait en psychiatrie, il y en avait pas ! On a l'impression qu'à tous les chefs,

on leur a dit “secret défense... mais la psychiatrie aura des masques en dernier”. »
AZULEJO

« Nous avons été avec 100 % du personnel infirmier absent à la MAS, au tout début du confinement, et ça a généré beaucoup de difficultés. On avait fait appel à la réserve sanitaire. Je crois qu'on avait dû faire plus de trente appels et ça a été efficient sur deux services, parce que c'est très spécialisé. Et c'est vrai que les établissements médico-sociaux handicap n'étaient pas à la base identifiés comme les plus nécessiteux. C'était surtout les services hospitaliers et les Ehpad. Malheureusement, on a vérifié là, avec cette crise COVID-19, ce qu'on connaît en temps normal depuis de nombreuses années : le médico-social pour les personnes âgées vient souvent après toute la partie Ehpad. »
MATSYA

Les soignants ont dû réagir très vite pour réorganiser leur activité de manière fonctionnelle. La hiérarchie entre médecins et personnels paramédicaux, ou entre direction et personnels opérationnels s'est parfois effacée, dans un souci d'efficacité et d'urgence :

« Il y avait un chirurgien en néonatologie qui faisait fonction d'infirmier. Il avait jamais fait de réa adulte, alors je le formais. Tout le monde mettait la main à la pâte, comme il pouvait. »
POMMINE

« Et quand il y avait des besoins à la lingerie, ben on est allés plier le linge. Quand il y avait des besoins sur le ménage, point crucial en période COVID-19, on a pu aussi aider [...]. Quant au psychologue, ben à un moment donné, il a enfilé la blouse et il a aussi fait des toilettes pour les résidents. »
MATSYA

Cette manière inhabituelle de collaborer a parfois bousculé les rôles, les places et les prérogatives que les organisations définissent pour permettre l'action techniquement reproductible. Des ressources et compétences ont trouvé, là, un moyen de s'exprimer et de rebattre les cartes de fonctionnements parfois sclérosés mais pérennes, dans lesquels les personnels sont identifiés par le périmètre des métiers qu'ils exercent. Ce phénomène a permis, dans les structures, la reconnaissance de potentiels et de capacités aussi bien techniques que relationnels et parfois questionné les relations établies et perçues comme immuables, notamment en termes de place dans la hiérarchie.

« J'étais aussi accompagnée par ma directrice, et sur l'accompagnement dont je vous parlais tout à l'heure, elle est restée avec moi dormir à la résidence. C'était une directrice qui est arrivée en juillet 2019, et avec qui ça avait été assez compliqué sur les débuts, parce qu'elle venait du privé, avec des exigences très très hautes. Et j'ai envie de vous dire, ça a créé du lien au niveau directionnel, parce qu'il n'y en avait pas beaucoup à une époque... et ça a permis de se connaître, de connaître les valeurs de chacune et d'aller ensemble sur une mission qui allait être la nôtre pendant quelques mois finalement puisque ça s'est pas arrêté aussi rapidement que ce qu'on avait prévu. Et ça a aussi je pense fait du bien à l'équipe puisqu'ils ont vu que directrice et cadres de santé, quand il y avait besoin d'être là, ben on était là quoi, et qu'ils étaient pas seuls. »
NATURE

MATSYA et NATURE ont eu beaucoup de mal à redéfinir un équilibre entre leur présence auprès des personnels paramédicaux et la disponibilité que requérait la réalisation des tâches administratives, gestionnaires et organisatrices. La juste distance était difficile à trouver et demandait adaptabilité et souplesse permanentes, ainsi que la capacité à se distancier d'une situation tout en agissant sur cette même situation, soit une charge mentale très lourde, que les deux cadres ont gérée en mettant temporairement leurs proches à distance pour la première, et dans une très grande solitude pour la seconde.

Au cœur des déclinaisons du système D, dans l'Ehpad de NATURE, la préservation du lien entre résidents et avec les familles a été privilégiée, avec les ressources de la collectivité locale. La santé de ces résidents singuliers repose en grande partie sur le lien social. Celui-ci a été très largement empêché en 2020, avec des conséquences sur la dégradation de l'état de personnes déjà fragiles.

« On a beaucoup de gens qui sont entrés dans des déprimes. Ça s'est ressenti au niveau de la nutrition par exemple, et puis des idées noires, de l'apathie... des choses comme ça, on l'a vu. »
LINK

« On a fait des espaces de visite dès fin avril 2020, le résident il restait dans la résidence, et on avait fait des plexis avec nos baies vitrées. Donc la famille restait à l'extérieur, mais ils se voyaient. On l'a fait avec la ville, parce qu'on a quand même un réseau : l'événementiel nous a fait les plexis, ils nous ont installé le barnum, des enceintes avec le micro. Les serres municipales nous ont donné des fleurs [...]. Et puis après, on a mis en place des tablettes avec WhatsApp, mises à dispo par la mairie pour les échanges avec les familles. Entre résidents aussi parce qu'on a toujours des tables qui se forment et "comment il va monsieur machin"... C'était l'inquiétude aussi, on sait pas comment vont nos "collègues"... alors on a fait aussi des petits courriers en interne, c'est-à-dire une dame qui nous dictait un petit courrier et qu'on remettait à la dame de l'étage supérieur. »
NATURE

Un autre aspect – matériel – de la gestion de l'urgence est apparu dans les propos de COQCYGRUE et de MOTRICE. Si la première s'est irritée de la manière dont les soignants ont été traités, la seconde considère que le suivi des patients à distance et le montage d'un centre COVID-19, avec les moyens du bord, lui ont donné des compétences organisationnelles potentiellement reproductibles.

« On s'est quand même agacés dans les premiers mois du fait que ça ne passait pas par l'armée mais par des privés, et que par exemple, on voyait arriver les doses mais sans les seringues. Ou sans la partie métallique des seringues. Donc, c'était complètement amateur. Après, ça a été rattrapé mais y a aussi l'histoire des masques : ils étaient où ? Qui les mettait ? Y en avait chez D[1]... mais y en avait pas si j'ai bonne mémoire pour les soignants. »
COQCYGRUE

1 COQCYGRUE fait ici référence à une multinationale dont une filière est installée sur le territoire où elle exerce.

« Pour ceux qui étaient à risque, c'est l'infirmière qui allait à la maison, on faisait des feuilles de suivi. Donc quand les infirmières les voyaient, elles avaient la feuille avec le nom du médecin traitant. On a fait des outils de suivi qui étaient bien, pour essayer de se faciliter la tâche. Les papiers, c'est nous qui les avons faits [...]. Et le centre COVID-19, c'est notre cabinet qui a pris les choses en main. C'était un micmac entre nous, la mairie et l'ARS : la mairie nous a prêté les locaux, le gymnase ; nous, on a rapatrié du matos ; un kiné nous a prêté une table d'examen ; on a été fournis par l'ARS en masques, blouses tout ça... On les avait pas au cabinet mais au centre COVID-19, oui [...]. Ça nous a appris, au cabinet, à mieux nous organiser en temps de crise. On a monté le centre COVID-19. Après ma collègue, elle a monté le centre de vaccination. Bon, elle y a laissé des plumes en termes de fatigue et tout ça... »
MOTRICE

Pour l'établissement dans lequel travaillent LINK, COQUELICOT et ORCHIDÉE, une urgence a consisté à faire disparaître le nom du groupe auquel appartient l'Ehpad, ce qui a eu pour effet d'irriter les personnels : non seulement ne prenait-on pas en compte leurs besoins et leurs difficultés mais en plus mettait-on en œuvre une dissimulation que les salariées ne connaissent que trop bien, qui consiste à fermer les yeux pour ne rien voir, et même à contraindre à une forme de cécité par l'invisibilisation.

« En fait à B., on entendait parler de ça et on avait des gens contaminés. On a été l'un des premiers clusters. Ils ont enlevé la plaque ! Et ils l'ont toujours pas remise. Pour pas que les journalistes viennent, pour pas qu'ils puissent dire que cet Ehpad était contaminé. Comme ça le groupe... personne le sait... ils ont enlevé le nom de la résidence pour pas nuire au groupe. On avait des réunions tous les jours pour parler de l'ARS, tout ça. Et on a posé la question "mais elle est passée où la plaque ? Ah, comment vous dire... on va pas parler des choses qui fâchent mais c'est le groupe qui nous a demandé de l'enlever pour éviter que les journalistes viennent". »
COQUELICOT

La gestion de l'urgence ne concernait pas que les structures sanitaires et sociales : ce sont tous les corps de métier qui ont dû se réorganiser très rapidement, sans méthode ni expérience, donc par tâtonnements plus ou moins fructueux. Cette gestion de l'urgence dans l'urgence s'est accompagnée de son lot de dysfonctionnements. JOSÉPHINE en relate un qui a entraîné de la souffrance chez des personnels municipaux et, partant, un surcroît de travail pour le service dans lequel elle exerce :

« À la fin de l'année [2020], ça a vraiment été très important. On avait des gens qui allaient très mal parce qu'on a un certain nombre de services municipaux qui ont fermé : les piscines, les stades, les gymnases... Et ce sont des gens, pour pas qu'on les laisse sans rien faire – enfin, beaucoup l'ont vécu comme ça – ils ont été redéployés entre autres dans les Ehpad, dans les crèches... voilà. Donc imagine un maître-nageur qui a l'habitude d'être autour de son bassin, il se retrouve avec des personnes âgées, à faire le ménage... Donc, c'était assez difficile à vivre pour eux. On a demandé aux gens qui étaient chez eux de venir dépanner les services qui étaient en difficulté en raison de ceux qui étaient en arrêt, qui avaient le COVID-19, voilà. Donc les équipes étaient particulièrement surchargées dans les Ehpad à ce moment-là et on a demandé du renfort. Au début, ça partait d'un bon sentiment sauf que ça a pas été géré très intelligemment et du coup, ben forcément, il y a des gens qui se sont retrouvés à des endroits complètement déconnectés de leur réalité professionnelle. Ils ont eu beaucoup de mal à s'adapter. En plus, certaines équipes ont bien accueilli ; d'autres, plus ou moins bien... Donc, ils se sont pas sentis ni à leur place ni dans un collectif sympathique. Donc certains sont venus nous voir en disant "je peux pas, j'y arrive pas". Donc, le médecin a fait beaucoup d'inaptitudes temporaires pour qu'on puisse réfléchir et trouver des solutions pour ces personnes qui ne s'étaient pas adaptées aux postes de redéploiement, en attendant que les services puissent de nouveau ouvrir leurs portes. »
JOSÉPHINE

Ici, l'équipe s'est organisée pour protéger les salariés en souffrance en les mettant à l'abri d'une situation inepte.

La stabilité de l'engagement et des valeurs professionnels des soignants s'est vérifiée pendant cette période particulière. Ces valeurs et ces engagements ont été augmentés, chez les personnes rencontrées, par la manière dont elles ont surmonté leur peur pour accomplir leur devoir : en prenant le risque de la contamination, en se portant volontaires pour aider leurs collègues dans les zones en très forte tension, en s'isolant de leurs proches pour protéger leurs patients. Elles se sont accommodées des manques de matériel et des atermoiements des autorités de santé et ont mis en avant leurs savoir-faire pratiques, expérientiels[1], pour trouver des solutions fonctionnelles aux situations critiques qu'elles rencontraient.

1 Aloisio Alves, C., Prot, B., Pacquola, M., Cavaco, C., Breton, H., & Fernandez, N., 2020. « Mobiliser les savoirs expérientiels pour la recherche et la formation des professionnels de la santé : concepts et méthodologies ». *Pédagogie médicale, vol. 21, n° 1.*

2. Les impacts de la crise sanitaire

Les impacts de la crise sanitaire étudiés ici ne sont bien sûr pas exhaustifs. Ce sont ceux que les soignantes questionnées ont définis, ceux que leurs propos permettent d'analyser. Ils sont donc dument situés, contextualisés, et s'expriment en regard des paroles de ces mêmes soignantes sur ce qui fait leur identité professionnelle et la spécificité des métiers du soin. Ainsi, les impacts les plus saillants concernent-ils les relations au travail, la vie personnelle, la prise en charge des mourants et des personnes décédées et les conséquences des retards de prise en charge des patients.

Impacts sur les relations au travail

La crise du COVID-19 semble avoir eu un effet loupe voire révélateur sur ce qu'étaient les relations entre les membres de collectifs professionnels, et la fragilité de l'équilibre des relations au travail est apparue plus nettement. Les soignantes rencontrées font par exemple état d'un renforcement positif des relations entre soignants dans les collectifs fonctionnels, la stabilité s'est brisée dans un établissement caractérisé par des efforts bipartites, l'éloignement entre les membres d'un collectif éclaté s'est accru de manière violente. Cet équilibre repose certes sur ce que les individus sont et peuvent faire ensemble, dans un contexte donné. Il englobe également la capacité des individus à faire face à l'inconnu et la manière dont un encadrement agit, autant de variables constitutives d'un équilibre qui n'est donc jamais « donné ».

JOSÉPHINE analyse ainsi la permanence de l'équilibre au sein de son équipe de travail, en regard d'autres équipes :

« La crise ne nous a pas éclatés, comme dans certains services. Elle nous a au contraire très rapprochés. Parce qu'on avait de la détresse en face de nous, on s'est très serré les coudes, et on a senti que c'était important d'aller dans le même sens tous ensemble, et bien se rappeler le sens de notre travail parce que si ça s'était éclaté, je sais pas ce qui se serait passé. ».

Pour RANI, la crise du COVID-19 a accentué des manières de procéder de la part de ses employeurs et de certains de ses collègues, aboutissant à la rupture des pactes et des accords tacites qui permettaient à l'équipe de fonctionner de manière satisfaisante :

« Bon, y a des conséquences sur le relationnel. Et là où c'était donnant-donnant avant – on faisait un effort, ils en faisaient un – ils [les médecins de la clinique, qui sont ses employeurs] en font plus depuis un an. Et nous, on continue à en faire puissance dix par rapport à avant [...]. Des ressources collectives, il y en avait, on va dire il y a peut-être six mois. Y en a plus maintenant, parce que tout le monde en a ras-le-bol et que chacun tire la couverture à soi. »

Dans un collectif au sein duquel les valeurs professionnelles diffèrent fondamentalement, la crise sanitaire a détérioré un fonctionnement déjà délétère, en rapprochant certes les soignantes déjà soudées, mais aussi en instaurant une sorte de guerre civile professionnelle les opposant aux autres :

« C'est toujours un travail d'équipe, même hors COVID-19, y a toujours de l'interdépendance. C'est sûr que ça a resserré des liens parce que travailler en temps d'épidémie comme ça, c'est tellement particulier. On a l'impression d'être en temps de guerre. Donc oui, ça resserre des liens. Mais tu imagines comment ça a pu faire exploser des choses ! On a des gens qui ont refusé de servir les résidents et qui ont refusé de faire le ménage ! Quand tu sais combien c'est important en période d'épidémie d'avoir une hygiène rigoureuse... On avait des aides-soignantes : la moitié, elles refusaient d'entrer dans les chambres COVID-19, donc elles ne donnaient même pas à manger aux gens... par contre, elles étaient là pour se faire payer ! Ces gens-là, ces comportements-là n'ont pas été punis. Donc... ils venaient, ils n'entraient pas dans les chambres, ils venaient gagner leurs sous, c'était tout. Ils nous injuriaient "toi t'es infirmière, tu gagnes bien ta vie, t'as qu'à crever dans les chambres ! Nous, on n'est pas payés pour crever !" »
LINK

La gravité de la dégradation observée – abyssale ici – est à mettre en relation avec la manière dont, dans cet établissement, le dysfonctionnement apparaît comme la norme. En renforçant l'antagonisme qui les oppose à la contre-équipe, les soignantes questionnées semblent avoir diminué leur souffrance : la radicalité des comportements dysfonctionnels qu'elles dénoncent a fait apparaître en creux la qualité de leurs pratiques à elles, faits et arguments à l'appui.

Dans cet établissement, la maltraitance que dénonçait LINK s'est accentuée dans l'insu constitué par l'absence de regard extérieur :

« Les personnes qui étaient maltraitantes l'ont été pendant le COVID-19 encore plus. Il faut s'imaginer qu'il y a quand même une certaine surveillance des familles quand elles viennent. À partir du moment où l'Ehpad leur est interdit, ben c'est trop facile de maltraiter les gens. Ça a augmenté ce comportement-là. Ça l'a facilité complètement. »

Cette observation constitue un sujet que la crise sanitaire a contribué à mettre en lumière : lorsque le regard extérieur – qui peut avoir une fonction régulatrice – n'entre pas dans un lieu, le risque de dysfonctionnement s'accroît. L'existence d'un classement informel des établissements de soins, auquel des soignantes questionnées ont fait référence, est susceptible à ce titre de receler des troubles que subissent des personnes fragiles davantage mises à l'ombre que protégées.

L'importance de la connaissance et de la découverte, qui semble caractériser en partie le choix d'orientation vers les métiers du soin, a aidé plusieurs soignantes – notamment internes ou jeunes dans la profession – à surmonter l'anxiété liée à l'arrivée de la pandémie par une concentration accrue sur le travail. Elle a pu également les amener à éprouver une satisfaction dans le fait de vivre cette période particulière. Ces connaissances ou ces découvertes se sont élaborées au sein d'équipes et leur partage a contribué à cimenter des collectifs unis dans un même objectif : améliorer la lutte contre la pandémie.

Les internes en médecine générale libérale sont parfois revenus à l'internat, seconder leurs collègues hospitaliers de spécialité. GLYCINE explique ainsi comment, empêchée de voir sa famille, elle a trouvé dans un internat reconstitué, l'alliance du partage du travail et de la relation soutenante, voire affectueuse :

« On était impliqués, on s'est tous soudés, ça nous a finalement rapprochés cette histoire, même si les soirées internat, c'était plus possible ! On était ensemble, on vivait ensemble et il y avait le confinement. Donc moi qui rentrais tous les week-ends à B., ben pendant plusieurs semaines, je l'ai pas fait parce que en plus je m'étais mis des gardes sur les week-ends, et ça faisait ambiance un peu famille. Il y avait ce ressenti d'anxiété mais ça a aidé quand même d'être entourés des autres internes. On discutait. C'était “moi, j'ai eu tel patient aux urgences aujourd'hui, on a fait comme ça...”. Comme c'était nouveau, c'était des échanges du peu d'expérience qu'on avait et c'était du soutien, c'était une présence. Même si le soir on était espacés d'un mètre sur notre canapé dans le grand salon, ben on était quand même ensemble, même si on avait le masque – on a fait quand même attention au niveau organisation – c'était pouvoir en discuter et ne pas se sentir isolé à cette période. »

ROSE exprime la chance qu'elle estime avoir eue, de se trouver au cœur du système soignant, en CHU, et de partager en direct et de manière collégiale, les connaissances émergentes :

« C'est quelque chose, notre génération... enfin, on le reverra peut-être pas... ça a un caractère vraiment exceptionnel et c'est donc très stimulant d'apprendre avec les faits, parce qu'en fait, y a pas d'experts ! Nous, on est au milieu de la bataille et on apprend en équipe, en se serrant les coudes. »

Les réajustements thérapeutiques permanents ont marqué POMMINE, débutante en tant qu'infirmière anesthésiste. Les recherches en cours ont alourdi sa tâche, mais POMMINE retient qu'elles lui ont également permis de vivre une partie des effets de ces recherches, dans une intensité qui rime pour elle avec qualité du travail et qualité de l'ambiance de travail :

« Tous les externes faisaient de la recherche, les protocoles de recherche, donc. Ils étaient tous sur les ordis à rentrer des données, parce qu'on était vraiment en phase de découverte. On mettait en place les protocoles de recherche avec les différents antiviraux. Donc, on était sur plusieurs études en même temps, et nous, ça nous surchargeait de travail parce qu'on faisait sans cesse des prélèvements sanguins, bactériologiques, à chaque patient, en même temps. Il y avait trois staffs par jour, et à chaque staff, on changeait tous les protocoles de prise en charge : antibiotiques, anticoagulants... de chaque patient parce qu'ils tâtonnaient. Ils essayaient des trucs... Ils voyaient au bilan sanguin que c'était la cata, ils essayaient d'autres trucs. Ils testaient... Quoi, c'était au début, on avait encore énormément d'embolies pulmonaires massives, on perdait les patients comme ça. Après, on a su qu'il fallait les anticoaguler très précocement, qu'il fallait pas les intuber alors qu'on les intubait direct. Partout dans le monde, tout le monde faisait de la recherche et on testait tous les antiviraux, les antibiotiques, les anticoagulants, la prise en charge en ventral, en dorsal... et tout était... Les externes, ils rentraient toutes ces données-là pour voir ce qui marchait, ce qui marchait pas... Y avait tout un travail de fourmi, aussi, de collecte de données. C'était hyper intense, alors évidemment, l'ambiance était génialissime !»

Le Ségur de la santé, s'il a permis un réajustement des émoluments apprécié par FLEUR (« Quand on a eu l'augmentation Ségur, on a pris cent-quatre-vingt-neuf euros brut. Moi, y a des gens autour de moi qui m'ont dit "mais vous avez accepté ça ? Vous êtes ridicules !" Mais tu te rends pas compte, cent-quatre-vingt-dix euros tout d'un coup pour nous, mais c'est énorme, énorme ! Cent-quatre-vingt-dix euros pour moi normalement, c'est deux dimanches travaillés en heures sup, tu vois ! »), a également pu avoir des effets très négatifs sur les équipes au sens large, au sein desquelles un sentiment d'injustice s'est exprimé. Les soignants n'ont pas été traités de la même manière en fonction de leur statut ou de leur appartenance institutionnelle, ce qui a accentué les clivages et généré incompréhension, colère et départs.

« Notre particularité, c'est d'avoir du sanitaire et du médico-social. Le sanitaire ouvre au Ségur, donc primes et augmentation de deux-cent-trente-huit euros brut, ça concerne les salariés de la pouponnière. Mais, on a deux paies en fonction des établissements. Y a des salariés budgétés "soins de suite et de réadaptation", et d'autres budgétés "institut médico-éducatif" et c'est nominatif. Mais notre choix, pour faire circuler les expertises professionnelles, c'est la mutualisation. Donc, en chiffres, ils sont affectés à un endroit. Mais en travail, ils peuvent aller partout. Par exemple, les agents d'entretien : madame X, elle travaille à la pouponnière. Donc elle, elle a eu deux-cent-trente-huit euros

brut sur son salaire. Mais madame X, elle travaille aussi avec madame A et madame B, et suivant le planning, elle intervient parfois à l'institut médico-éducatif. Et madame A et B qui sont budgétées "institut médico-éducatif", elles interviennent parfois à la pouponnière. Mais madame A et B, elles sont pas dans l'enveloppe Ségur, elles ont pas eu d'augmentation... alors qu'elles font le même travail ! On a eu de nombreux départs, des démissions, surtout les aides médico-psychologiques, les aides-soignantes, les éducateurs spécialisés. On a eu à peu près un tiers de départs sur l'institut et sur la MAS. Là, on a plus de dix postes à pourvoir en CDI ! »
MATSYA

« Les augmentations du Ségur, les deux augmentations, nous n'y avons pas droit parce que les cabinets médicaux ont été oubliés […]. Et puis, on a pas eu de prime COVID-19. Les privés l'ont eue mais comme je suis salariée des médecins, ils sont considérés comme cabinets médicaux et pas comme établissements de santé. »
RANI

Pour les responsables de structures, cet état de fait s'est avéré très lourd : non seulement fallait-il expliquer à chacun les raisons pour lesquelles il ou elle était gratifié ou non, mais encore fallait-il le justifier alors que ces personnes dénonçaient parfois elles-mêmes l'ineptie du dispositif.

Impacts sur la vie personnelle des soignantes

Les soignantes ont poursuivi leur activité professionnelle pendant le confinement et les couvre-feux auxquels elles étaient soumises dès la fin de leur garde ou journée de travail. LINK, FLEUR et RANI ont eu des relations difficiles avec certaines personnes de leur entourage, en raison de désaccords idéologiques. Des équilibres à nouveau se sont brisés, ce qui a parfois accentué la perte de sens du travail et le besoin d'en changer, creusé un fossé social entre soignants et non soignants, et retiré des formes de confort de vie à des personnes professionnellement exposées et ayant besoin, plus qu'à l'ordinaire, de sas de décompression. L'isolement dans lequel LOUISE s'est installée a ajouté à sa souffrance. Les soignantes rencontrées insistent sur le changement qu'elles ont vu s'opérer dans leur vie personnelle, et qui s'exprime en termes négatifs.

« C'était sous-jacent parce que je m'ennuie un peu dans ce que je fais. Bon, je fais plein de trucs à côté, j'ai besoin de faire plein de choses... Bon après, je bosse pas les week-ends, je bosse pas les nuits, je suis bien payée, j'ai huit semaines de vacances, je vais pas cracher là-dessus... enfin, je pouvais pas cracher là-dessus jusqu'à maintenant. Ça a changé. Moi, je passe ma vie sur des sites de Pôle emploi, de formation, voir ce que je peux faire... Même si ça me fait changer de métier, au moins tout ce qui peut me sortir de… Clairement, je suis à la recherche d'autre chose. »
RANI

La polarisation idéologique très nette que la crise sanitaire a fait émerger dans la population a eu de forts retentissements dans les établissements de santé, et cet état de fait s'est accru au moment de la vaccination ouverte à tous. La paix sociale s'est souvent achetée au prix d'une limitation des échanges entre personnes se sachant en désaccord, ce qui a généré une accentuation de sentiments de frustration, d'isolement, de colère, de déception profonde et d'impuissance.

« Je me suis engueulée avec des copains. Et c'est marrant parce que ça fait partie des petites discussions qu'on a entre collègues autour du café, les fameux complotistes... Et moi j'ai un pote, il est ambulancier. On s'est à moitié engueulés. Il m'a sorti un truc... Alors lui, il est persuadé que le virus, il a été fabriqué et qu'il a été largué pour moduler la population mondiale. Alors, je lui dis "mais Toto, c'est un virus. Les virus, c'est ce qu'il y a de plus basique, ça a toujours existé et ça existera toujours. Y a pas de mystères là-dessus. Et si on remet les choses en relief, la peste noire, c'était 80 % de mortalité. Si on veut réguler la population mondiale, c'est pas ça qu'il faut balancer. Ebola, ce sera plus efficace !" Après moi, je suis comme tout le monde... il faut que je rentre, là, dans moins d'une heure [l'entretien avec FLEUR s'est déroulé à mon domicile, pendant la période de couvre-feu à dix-huit heures], donc bien sûr que oui ça a changé tout, bien sûr. Et je me suis engueulée, ouais. J'ai un pote notamment, à l'époque où les gens mettaient

pas un orteil au bout du trottoir, lui il se baladait. Il allait voir un pote en Auvergne. Après, il s'est baladé dans les Landes au moment où on essayait de contenir un peu par territoire. Lui, il était à droite, à gauche. Puis en plus, il tape la bise à tout le monde... "T'as pas peur toi, je lui ai dit clairement t'as pas peur d'avoir des morts sur la conscience", et je le crains vraiment ! »
FLEUR

« Ah oui, le nombre de personnes autour de moi qui me parlent de théories du complot, mais c'est fou ! On avait créé un petit groupe, avec un ami de mon conjoint qui était avocat et qui a tout arrêté et qui a dit "ça m'intéresse de faire un petit groupe". Et j'ai dit chouette parce que je pense que j'ai une sensibilité au monde autour qui me fait dire que ça va pas et qu'on peut pas continuer comme ça... bon, c'est cliché, mais bon… et en fait, ça va pas du tout, ça ma tape sur les nerfs. Moi, mes relations avec les autres, elles ont changé parce qu'on entend dire "oh mais les magasins fermés, c'est terrible". Oui, je conçois bien que quand on est patron de magasin, c'est terrible. Mais la préoccupation, c'est de savoir comment on va reconsommer et… Moi, c'était déjà pas ça avant... du coup, c'est encore plus clivé et j'ai une conscience écologique poussée, c'est du renforcement de tout ça. Et dans le milieu de la santé, c'est l'inverse ! On est très très loin de ça ! Même dans le public, on a un fonctionnement qui est très libéral, très capitaliste, et je me sens tellement en décalage ! »
RANI

« Ah ben ça a changé, c'est clair ! D'une part, on voit presque plus personne. Après, dans mon travail, comme on n'a pas assez d'infos justes, ou qu'elles changent tout le temps, les discussions sont toujours les mêmes "ah ben moi, mon conjoint il a le COVID-19. Ben alors pourquoi tu viens bosser ?" Et c'est des disputes, des conflits parce qu'on comprend pas pourquoi la personne est venue et qu'elle risque la vie d'un résident et les nôtres […]. Et dans ma vie perso, j'ai plus de relations, j'ai zéro relation dans ma vie perso ! J'ai des relations que dans mon travail en fait depuis le COVID-19. »
LINK

« Je me suis enfermée, moi. Déjà, j'ai des amis qui sont plus âgés que moi et que je protège parce que travaillant à l'hôpital en réanimation avec des patients COVID-19, même si j'étais très prudente, je me disais "essaie de les protéger, donc moins les voir". Et puis plus de vie sociale, hein, parce que moi j'aime bien le cinéma. Donc de temps en temps avec les copines "allez, viens, on va se faire un cinéma". Et j'aime bien aller au marché, et boire une bonne petite bière après avec les copines... et ça, c'est plus possible depuis un an. Moi vous savez, de la vie j'attends pas grand-chose mais des petits plaisirs comme ça. C'est des petites choses, oui, qui réconfortent et qui permettent de voir la vie douce, par rapport à ce qu'on vit professionnellement, où on voit des choses horribles… Eh ben, ces petits plaisirs, on les a plus. Et là, ça devient très difficile quoi. »
LOUISE

De la même manière FLEUR, qui pratique beaucoup le sport et en exprime un vif besoin, a souffert de la privation, à l'instar de GLYCINE. Entre désaccords idéologiques, désenchantement et privation des petites choses indispensables, les soignantes rencontrées parlent de perte d'équilibre, et il s'agit autant d'équilibre individuel que familial ou social. C'est précisément pour maintenir un équilibre familial que TUNIS a un temps cessé son activité professionnelle.

« Je suis restée six semaines avec mes enfants qui envoyaient des textos disant "mets des masques". Et je disais "non, on en a pas". C'était au tout début. Même fabriquer des masques était pas très fréquent... Non, on est restés à travailler sans masques alors qu'on avait des cas de COVID-19. C'était tellement angoissant que d'abord, j'ai commencé à avoir des maux de tête très importants. Donc, j'ai appelé le Samu, et je leur ai dit que je voulais être testée. On commençait à avoir des tests, et on m'a dit que puisque je n'avais pas d'antécédents ni de comorbidités, je n'aurais pas droit au test. Donc, j'ai pas été testée et je me suis mise en arrêt de travail quinze jours au cas où je serais porteuse. Après s'enchaînaient les vacances de Pâques et j'avais une remplaçante. Après s'enchaînait un peu l'angoisse, avec mon mari qui est un peu plus âgé que moi et qui a des problèmes respiratoires. Et nos filles me mettaient la pression pour que je sois pas le porteur pour le papa […]. C'est là que j'ai essayé d'être solidaire avec mes collègues à distance : je leur cherchais des blouses, voilà… En septembre, j'ai fait la sérologie pour voir si j'étais immunisée, et je l'étais pas. En tout cas pour arrêter l'anxiété familiale, j'ai arrêté de travailler. »

À l'inverse, K. exprime sa satisfaction d'un changement par lequel ses relations avec ses proches se sont renforcées, sous l'effet conjugué d'un temps de réflexion soudainement accordé de manière inattendue et d'une prise de conscience de ce qui est le plus important dans la vie, dans une intensité pourvoyeuse de sens.

« Mais on a donné la part encore plus belle à la qualité du lien dans le fait de se voir, de se rencontrer, de fêter les anniversaires, tout ça... Donc, c'était plus réduit en temps, mais c'était encore plus fort. Comme ce baiser qui est devenu un acte de rébellion et qu'on a plaisir à donner justement, ce sourire qu'on a plaisir à donner justement. Alors qu'avant, rappelez-vous, on se claquait la bise tout le temps, mais c'était un petit bécot qui se terminait en l'air et on n'y accordait pas d'importance. Et maintenant, la personne que l'on embrasse, on l'embrasse vraiment ! […] Pendant le confinement, on s'est donné du temps pour réfléchir, être face à soi-même, comme s'il y avait une grande retraite organisée. On a réétalonné notre carte du monde, avec le besoin de savoir qui pense quoi, de s'affiner soi-même, voir comment on se situe par rapport à tout ça, et ça continue quand même. On s'est repositionnés pour savoir qui on était, ce qu'on pensait. »

POMMINE et GLYCINE ont mentionné l'aide psychologique dont elles ont bénéficié[1]. La première, lorsqu'elle est revenue de mission dans une zone très impactée, a été contactée par un psychologue ; la seconde en a fait la demande. Pour POMMINE, la lourdeur de ce qu'elle a vécu professionnellement était gérable : cela fait partie de son métier. En revanche, elle a difficilement accepté l'isolement imposé aux résidents d'Ehpad, lequel visait

1 Les dispositifs d'aide aux soignants semblent avoir été sous-utilisés au début de la crise. CASTRO, D., 2021. « Aider psychologiquement les soignants dans la crise COVID-19 ». Le Journal des psychologues, n° 379. *Martin Média* ; BROCQ, E., 2021. « Impacts psychologiques de la pandémie COVID-19 et des mesures barrières : la question des soignants ». Médecine de catastrophe - Urgences collectives. *Elsevier Masson.*

à les maintenir en vie sans préoccupation humaine du sens de cette vie :

« Alors ça, horrible ! J'en avais parlé à la psy... mais sinon, j'en fais pas des cauchemars [de cette période de volontariat en zone très tendue]. Ce que je trouve difficile, c'est cette prise en charge vraiment dure pour moi, des petits vieux. Ma grand-mère, elle est en Ehpad, c'est l'horreur [...]. Ils ont trop la trouille que les petits vieux meurent et que ça fasse scandale. Et comme ils ont peur, ils les enferment. Ils les enferment et ils les isolent, ils sont tous au fond du seau mais au moins ils sont vivants. Ça, ça me rend folle. On les vaccine[1] mais ma grand-mère, elle a même pas le droit d'aller dans le jardin de l'Ehpad parce que sinon, il faut la reconfiner sept jours dans sa chambre ! »

GLYCINE, lorsqu'elle évoque l'aide qu'elle a demandée, synthétise en partie ce que les soignantes rencontrées ont défini en termes de conditions pour exercer dont elles ont manqué, et les ressources personnelles qu'elles peuvent convoquer pour accomplir leur mission :

« Ça a été une période particulière et je suis allée voir une psychologue. Là, j'ai un peu arrêté, mais ça a créé une ambiance un peu anxiogène. Alors déjà que c'est stressant à la base comme métier et que je suis stressée aussi, avec le COVID-19 qui s'est rajouté, c'était compliqué. Donc j'ai vu une psychologue pour parler de tout ça, et essayer de se ménager du temps pour soi, aussi... »

La multidimensionnalité du soin apparaît ici dans l'attente de la soignante qui a besoin d'évacuer le stress qu'elle a accumulé et de se ménager du temps, par l'écoute qu'elle sollicite chez une psychologue.

Pendant le confinement, la centralité de la relation humaine, nettement exprimée par les soignantes rencontrées, a été mise à mal dans ses différentes caractéristiques : des désaccords ont pu dégrader les relations personnelles, la régulation et la stabilité que permet l'échange avec les proches se sont trouvées compliquées par les différents couvre-feux, les équilibres professionnels, familiaux, sociaux ont parfois été profondément bouleversés. Elles ont donc puisé dans leurs ressources propres pour

---

1 Au moment de cet entretien, les vaccins étaient réservés aux personnes âgées et aux personnes fragiles, immunodéprimées ou porteuses de comorbidités.

surmonter ces difficultés, elles ont parfois également surinvesti la sphère professionnelle, qui retrouvait du sens en raison de la situation sanitaire.

Impacts sur la prise en charge de la fin de vie : désobéir aux consignes humainement inacceptables[1]

Les soignants sont confrontés à la mort. La formation et la socialisation professionnelles leur permettent la mise à distance émotionnelle nécessaire à l'acceptation de la fin de vie, à certaines conditions. Ces conditions concernent notamment l'accompagnement des personnes mourantes et le traitement digne des personnes décédées. En raison de l'ampleur de la crise sanitaire, des décès qu'elle a générés et du manque de connaissances sur les modes de transmission de la maladie, surtout pendant l'année 2020, ces conditions n'ont pas été respectées. Cela, les soignantes ne l'ont pas accepté. Elles n'ont donc pas respecté les consignes les enjoignant de ne pas respecter les morts ; elles se sont efforcées d'accompagner les mourants. La dimension collectivement partagée de cet implicite du soin est apparue très nettement : plus que d'un accord tacite, il semblait alors s'agir de la mise en œuvre des actions professionnelles habituelles, à l'instar des autres actions que les soignantes poursuivaient.

« Les patients mouraient, seuls, dans un box de réa. Et fallait que ça aille vite parce qu'on en avait déjà trois autres qui attendaient devant la porte pour être intubés. Donc, on s'est arrangés entre collègues, voilà. Moi, j'avais un patient en commun avec une collègue et on s'est dit qu'on allait se relayer, dès qu'on avait le temps, pour lui tenir la main et l'accompagner pendant son décès. Parce que voilà, il était en train de mourir d'embolie pulmonaire massive et on pouvait pas se dire qu'on le laissait dans le box, en train de mourir tout seul. »
POMMINE

1 CHARLIER, P., 2020. « COVID-19, dignité humaine et traumatisme psychologique pour les soignants : une lettre ouverte aux autorités sanitaires ». Étique, Médecine & Santé publique, vol. 14. *Elsevier Masson.*

« Bon, à l'hôpital, ils ont fait des espèces de fenêtres pour que les familles puissent venir voir ceux qui vont mourir. Là, ils pouvaient venir. »
JEANNE

« Partout où j'ai travaillé, on a toujours fait entrer les familles quand ça allait pas. Après, effectivement ailleurs, je sais pas ce qu'il en a été. Nous, on a toujours eu le luxe de le faire parce que effectivement, pas de patients dans le couloir, c'était très sectorisé. On disait quand même au revoir avec une combinaison, un masque... mais on les a toujours fait venir pour qu'ils puissent être avec leur proche. »
ROSE

« Bon, y a quand même des visites. Elles sont interdites de principe... y a toujours des visites autorisées, surtout pour les fins de vie, c'est une prescription médicale. L'an dernier, en réa polyvalente, y avait quand même des visites. »
FLEUR

Il faut ici préciser que l'interdiction des visites était valable sur l'ensemble du territoire métropolitain, zone en tension ou pas donc, même s'il s'agissait d'un luxe, comme l'exprime ROSE. Les soignantes rencontrées ont, de manière très partagée, priorisé la relation humaine et ce qui caractérise sa toute dernière étape. Comme l'explique NATURE, le rôle soignant amenait, purement et simplement, à désobéir aux consignes :

« Bon alors, on a toujours fait rentrer les familles des résidents dont on sentait qu'ils allaient partir. Toujours. On s'est jamais dit "on ne les fait pas rentrer", c'était au-dessus de nos forces, au-dessus de nos convictions de soins, d'accompagnement. Bon, ils étaient que deux dans la chambre, ou un... en fonction des familles […]. Après, quand on sentait que ça allait être un accompagnement de fin de vie, on les a fait rentrer. On avait des masques pour eux, habillage de la tête aux pieds. J'avais des kits visiteurs en plastique qu'on a ressortis des vieux placards mais c'était pour les protéger eux à ce moment-là. Après, on préconisait de pas trop faire de bisous, voilà... mais ils étaient dans la chambre. On respectait une intimité, mais c'était quand même aussi notre rôle de soignants de le dire à ce moment-là… on donnait des consignes… »

L'interdiction de pratiquer les soins habituellement donnés aux personnes mortes a vivement heurté les soignantes qui semblent y avoir perçu une méconnaissance et une incompréhension totales de leurs métiers par les autorités de santé. MOTRICE souligne avec beaucoup de colère le ridicule et la gravité de décisions qui contrevenaient à des éléments éthiques basiques constitutifs des métiers soignants :

« J'ai été très choquée par la gestion des morts, notamment à l'Ehpad. Franchement, on a vu des trucs… Ce qui me fait peur, c'est qu'on a vachement reculé pendant ce COVID-19. On avait réussi à mettre plein de choses en place, et on recule. Par exemple, on faisait en sorte que l'Ehpad, ce soit pas le mouroir en fait. Et pendant le COVID-19, ça l'est redevenu. Genre à ouvrir des sacs mortuaires "il est où le patient ? – Ben, il est dans le sac. – Comment ça dans le sac ? D'habitude, vous me le laissez tout beau, pour faire le certificat de décès." Et là on me répond "ah mais c'est parce que à partir du moment où il est mort, on le touche plus. – Ah oui d'accord. Donc avant, il avait peut-être le COVID-19 et tu lui torchais le cul. Maintenant qu'il est mort, il a peut-être le COVID-19 mais on le touche plus." Et là, ouvrir des sacs avec des gens la bouche ouverte, les yeux ouverts... "Mais vous êtes sérieux, là ? – Ah mais maintenant, on les touche plus une fois qu'ils sont morts, on fait pas de toilette mortuaire". Je sais que c'est pas leur faute, mais les ordres, ils sont dramatiques ! Après, tu dis quoi aux gens qui viennent ? Parce que les gens, ils les auront pas vus, ils auront pas enterré leur famille. Et ceux qui ont réussi à les voir, la gueule ouverte, les yeux ouverts, non mais c'est… et ça, c'est pas une anecdote, ça s'est passé des milliards de fois. Moi, j'ai très mal vécu ça ! Et pourtant, c'est notre quotidien de faire des certificats de décès… »

Dans le contexte des débuts de la crise sanitaire, les soignantes ont fait preuve d'une conscience très nette de l'aspect au mieux dérisoire, au pire grave et contraire à toute éthique soignante, de consignes dont on ne leur a jamais démontré le bien-fondé. Ces consignes, qui visaient *a priori* à les protéger, sont advenues au moment où les soignantes manquaient d'équipements simples de protection et travaillaient sans compter leurs heures, en raison d'un manque cruel de personnel qualifié. Leur colère s'est donc cristallisée avant de trouver une forme d'apaisement dans la mise en œuvre d'actions de résistance, en totale cohérence avec leurs valeurs et les situations qu'elles avaient à gérer.

LOUISE n'a pas eu de possibilité de résister. Pour elle, c'est ce qui a contribué à l'installation des violentes douleurs physiques qui ont amené à son arrêt de travail :

« Ce qui a été difficile, c'est les fins de vie, pour nous. Parce que les protocoles, c'est pas les mêmes. Je sais pas comment vous expliquer mais normalement quand on fait une toilette mortuaire, on ferme pas complètement la housse... on met dans la housse mais on ferme pas, on cale la tête, on fait un sourire à la personne, on lui ferme les yeux... et il y a un sas où on vient la chercher. Et on l'habille quand les familles donnent les vêtements. Ça, c'est une partie de mon métier que j'aime beaucoup parce qu'on les rend beaux, pour la famille, pour le dernier au revoir. Et ça, c'est plus possible. Maintenant, on ferme complètement la housse. Elle est scellée avec une étiquette à l'extérieur. Là, moi j'ai l'impression que c'est pas une personne, vous voyez ? Et la grosse goutte d'eau qui a fait déborder le vase, où j'avais la tête coincée, ben c'est ça. J'ai fait qu'un décès et je l'ai mal vécu. Et là, il y a quelques années, les médecins, les cadres nous auraient accompagnés sur ce genre de choses. On aurait parlé. Et là, on m'a laissée toute seule avec ma collègue faire la toilette... enfin, faire ce qu'il y a à faire, parce que les gens qui ont été intubés, ils ont plein de voies centrales. Faut les boucher et là, fallait les scotcher... enfin, ma patiente, c'était un saucisson, quoi. »

Une partie du travail de LOUISE est de rendre belle la personne décédée, de lui reconnaître et de lui accorder la possibilité d'une dernière présentation digne et humanisée, notamment pour sa famille et ses proches. Pour LOUISE comme pour MOTRICE, NATURE et je crois l'ensemble des soignantes rencontrées, les derniers instants avant la disparition physique de la personne font l'objet d'un rituel par lequel on met en scène, en partie, un départ pour que ce dernier laisse une image acceptable. Il s'agit également de terminer le travail du soin. L'interruption de ce soin a généré des souffrances et contribué à la perte de sens d'une des dimensions du travail soignant ; laquelle, parce qu'elle relève de la finitude et en souligne la matérialité, s'avère essentielle pour des personnes qui y sont régulièrement confrontées. On repère ici de manière très nette des modalités de résistance et de rébellion face à ce qui n'a pas de sens dans la considération et les pratiques de soins communément admises et mises en œuvre, et telles que ces femmes les ont décrites. On repère également l'une des multiples dimensions de l'activité soignante : les soignantes savent à quel point le deuil des proches d'une personne décédée est une étape importante, elles se sont largement indignées de ce qu'elles ont anticipé comme des deuils pathologiques, et ont contribué à prévenir ces deuils parce que cela fait partie de leur travail.

NATURE a livré un exemple très incarné d'un accompagnement de deuil qu'elle a réalisé, et par lequel elle est parvenue à réparer, en partie et de manière anticipée, la lourdeur de la séparation définitive :

« Notre parole, elle est soignante à un moment donné mais elle est aussi faite de ce qu'on est nous au quotidien. Pour revenir à la crise sanitaire, alors sur une personne, la fille, à un moment donné, cette dame elle est peut-être pas décédée du COVID-19... ça faisait des années qu'elle était grabataire. C'était une dame qui était très fusionnelle avec sa maman "mon petit chat... mon petit rat...", voilà. Elle était même infantilisante quoi... Après, c'était leur relation, bon, voilà. Et le jour où je l'appelle pour lui dire que sa maman était décédée, déjà elle s'effondre au téléphone. Elle était sur la route en train de venir la voir, avec une amie qui conduisait parce qu'on avait vu qu'elle déclinait. Donc, elle s'était fait accompagner ce jour-là... et elle me dit "ah mais Nature, non, je peux pas y aller, j'ai trop peur, j'ai même pas vu mon papa mort, je peux pas voir ma maman morte." Et là tu te dis "ouah, c'est costaud...". Alors, tu prends un peu de recul et tu te dis "je pense que pour cette fille, c'est quand même important de voir sa maman, parce que quelle image elle aura de sa maman en dernier ?" Je lui ai dit "elle est très belle votre maman". J'ai essayé de la rassurer, et puis au final, elle est rentrée, elle est allée voir sa maman. Et puis quelques jours après, elle est venue avec une boîte de chocolats et elle m'a remerciée. Elle m'a dit "Nature, vous avez bien fait d'appuyer et de me faire voir maman parce qu'elle était effectivement très belle". Alors en plus, on avait préparé tout un cérémonial. Elle voulait un foulard, elle voulait du rouge à lèvres, elle voulait vraiment... [...] Mais je l'ai fait avec mon rôle de soignante, mon cœur de femme de tous les jours. Mais je sais pas si je pourrai le retranscrire dans ma vie personnelle par contre, vous voyez ce que je veux dire ? J'ai pu le faire parce que j'avais la casquette soignante. Ça veut pas dire que j'ai pas pleuré quand je l'ai vue embrasser sa maman et dire "vous avez bien fait d'insister... elle part sereinement et moi je pourrai faire mon deuil sereinement aussi". Mais voilà, c'est des leçons de vie et je me dis "j'ai fait quelques accompagnements de fin de vie sur cette période COVID-19 qui ont été durs pour moi, mais du coup avec plein d'émotion", et finalement, aujourd'hui quand je vous parle, avec plein de choses positives aussi. »

Les propos de NATURE montrent sa très grande conscience de la nécessité de présenter la personne morte du mieux que l'on peut pour accompagner ses proches dans l'adieu. Les paroles de la soignante montrent également à quel point la frontière est ténue entre le rôle de soignante et la femme que l'on est tous les jours, car être soignante, pour les personnes rencontrées, cela ne s'arrête ni à la sortie du lieu d'exercice professionnel ni dans la pensée ou la manière d'être, il y a un cœur soignant. NATURE exprime enfin clairement la manière dont les actions professionnelles soignantes recèlent des choses positives, même dans des situations très douloureuses. Retirer cette dimension positive à l'action soignante, c'était l'amputer gravement.

Les impacts anticipés de la crise sanitaire

À partir du printemps 2022 en France métropolitaine, si la phase aiguë de la crise sanitaire caractérisée entre autres par des saturations de services hospitaliers et par une mortalité supérieure à la normale pouvait être considérée comme passée et que la population avait appris à vivre avec le virus, les soignantes, elles, subissaient une surcharge de travail en raison d'un sous-effectif endémique, aggravé par les démissions de personnels paramédicaux. Au moment où je les ai rencontrées, elles insistaient sur tout le travail qui devait être refait et sur les conséquences graves des retards de prise en charge.

ONAGRE, JOE et JOSÉPHINE ont remarqué des régressions, des aggravations de situations qui étaient parvenues à se stabiliser voire à progresser, progression qu'un arrêt ou une modification substantielle de la prise en charge a annihilée.

« Y a un enfant pour lequel ça a changé des choses parce que lui, ce qu'il aimait, c'était rester chez lui en faisant le moins de choses possible. Donc, il était au paradis ! Et ça lui a été très difficile de réengager le processus. Ça faisait trois mois que je le suivais, et il a fallu que je recommence pratiquement depuis le début, où je fais des jeux avec peu de contraintes et petit à petit j'amène de la contrainte. Il avait régressé et il fallait que je recommence un peu tout le travail éducatif que j'avais commencé à faire. Il avait beaucoup de gros troubles du comportement, donc c'était assez difficile comme travail. Il était désocialisé, plus personne ne voulait de lui et lui, il voulait rester tranquille chez lui. »

« Sur ma profession, on a pas récupéré là, on a perdu du temps. Les enfants, ils ont perdu du temps, ça c'est sûr. »
JOE

« On a eu des enfants qui, après le premier confinement, avaient pris des kilos et des kilos... et du coup, il a fallu recommencer le travail qu'on avait amorcé depuis quelques mois pour certains, parce que sédentaires… »
JOSÉPHINE

Ce travail à recommencer génère chez les soignantes rencontrées du mécontentement et une forme de consternation. Il est, paradoxalement, la preuve de leur efficacité, de l'utilité de leur action, mais ce n'est pas ce qu'elles retiennent.

Les retards de prise en charge inquiètent les soignantes, non pas sur le versant d'une activité qui va s'accroître pour elles, mais parce qu'ils s'avèrent délétères pour les patients et entravent l'essence même du soin : permettre à une personne d'aller mieux. Elles savent que, parfois, il sera trop tard pour que la personne aille mieux. MOTRICE et JEANNE insistent sur le caractère *dramatique, gravissime* de ces retards de prise en charge, leurs conséquences qui vont durer, car rattraper des retards de prise en charge entraîne une saturation de services déjà en tension.

« Bon moi, le plus gros, c'est les retards de prise en charge qu'on a faits et qu'on est en train de refaire là... et ça, c'est dramatique, je l'ai vécu. Le premier confinement, on est revenus à de la médecine ancestrale parce que tout était fermé. Et j'ai fait

des radios du bide, ce qui existe plus depuis des années parce que je pouvais pas avoir un scanner. Finalement, j'ai perdu un mois sur un patient et finalement après, on lui a trouvé un énorme cancer de l'estomac. Et même si ça aurait pas résolu le problème de l'avoir plus tôt, ben on aurait quand même pu soulager des douleurs plus vite, quoi... et des angoisses. Franchement, les retards de prise en charge, c'est dramatique parce que j'ai un nombre de personnes qui viennent en consultation et qui me disent "ben oui, j'avais un rendez-vous mais ça a été retardé". Deux ans après, c'est toujours ça, et c'est dramatique ! Alors un rendez-vous cardio, c'est plus de six mois. Donc, soit t'es en train de crever, soit tu peux attendre. Mais si t'es entre les deux, t'as intérêt à t'accrocher. »
MOTRICE

« Malheureusement, il y a des soins qui ont été retardés, comme les greffes... Comme en plus nous, la majorité des greffes viennent de l'étranger, puisqu'on a très peu de greffes de moelle osseuse en France, les gens sont très peu donneurs... Donc, ça vient souvent des États-Unis, d'Allemagne. En Allemagne, ils paient les donneurs... donc, je vous laisse imaginer avec les frontières fermées... C'est complètement international, alors pendant le confinement… Donc moins de greffes, des patients qu'on a réussi à laisser un petit peu vivoter comme ça, avec des chimios de rattrapage pour laisser durer... il a fallu, et c'était compliqué. Et ceux qui étaient dans la découverte de la pathologie, ben ils sont restés chez eux par peur. Y a ceux qui avaient des signes, qui se disaient "ben, je vais rester chez moi". Et du coup, ils nous arrivent dans des états… pitoyables, parce que trop tard. Ceux qui étaient avec des maladies qu'on dit maintenant un peu chroniques, qui doivent aller en hôpital de jour, etc. Ben certains ont laissé traîner par peur d'aller à l'hôpital, d'attraper le COVID-19. C'était très problématique et je trouve que le poids et la répercussion de ce virus est pire sur toutes les pathologies chroniques et graves. C'est gravissime ce qui a pu se passer et en aucun cas, on s'en rend vraiment compte encore. Et nous, on a des patients qui arrivent dans des états... On se dit "mais il a traîné…" Ou des patients qu'on n'arrive pas à rattraper, récupérer parce que c'est trop tard... alors que c'est quelque chose qui

roulait quand même. Alors, on a toujours des découvertes et des cas gravissimes… Je pense que la prévention qui peut être faite, et le suivi des cas chroniques, ça allait à peu près. Et là, ça a été la dégringolade… Le COVID-19, certes, c'est gravissime, ça a fait beaucoup de mal. Mais je pense que dans toutes les pathologies, en pneumo, en rhumato, c'est pareil. On parle du COVID-19, oui d'accord, mais les répercussions, on va les voir pendant des années, je pense. Il va falloir être vigilants… »
JEANNE

Les soignantes se projettent et projettent leurs patients dans un avenir qui apportera la santé. Il leur est difficile d'accepter, d'une part la gravité d'une situation induite par le COVID-19 comme un effet collatéral, une suradjonction, et d'autre part, les inconnues qui résident dans le fait de ne pas savoir comment cela va évoluer, combien de temps cela va durer, ni combien de personnes seront impactées. Face à une situation de détérioration, de régression, leur impuissance et la limite de leurs actions sont soulignées et ceci se heurte à la fois à leur éthos et au sens de leur travail.

La crise du COVID-19 a permis à des pratiques soignantes et aux ressentis qui les sous-tendent d'émerger, de se révéler ou du moins, de s'exprimer de façon marquée comme lorsqu'il s'agissait de prendre en charge les mourants, les personnes décédées et leurs familles, dans la désobéissance aux recommandations des autorités sanitaires. Elle semble également avoir agi comme une loupe, par exemple sur les relations que ces personnes entretiennent avec leurs collègues ou avec leur entourage proche : ces relations se sont accentuées dans les caractéristiques qui leur étaient propres.

Cette crise a bousculé *la vie 300 % lisse* que définit par exemple POMMINE, et qui semble s'exprimer comme absolument nécessaire pour exercer les métiers soignants, dans ce qui constitue leur singularité, tout en faisant émerger des limites supplémentaires à l'exercice soignant, ce qui a pu fragiliser les praticiennes.

Les soignantes rencontrées ont particulièrement souffert d'un autre effet loupe de la crise : l'exacerbation des ressentis des trop grands dysfonctionnements et de l'éloignement des représentants des sphères politique et médiatique des réalités de terrains professionnels, soudainement placés par eux sous les feux de la rampe.

3. La reconsidération des agendas[1] médiatique, politique et social

Au cours de nos entretiens, les soignantes ont exprimé de vives insatisfactions sur la manière dont la crise sanitaire a été médiatisée[2], sur les effets que cela a pu avoir sur la connaissance par le public de leurs métiers, et sur leurs patients. La gestion de la crise par le gouvernement a également fait l'objet de critiques. Les soignantes ont évoqué les réactions sociales qu'elles ont observées, parfois partagées, et dont les applaudissements de vingt heures étaient une manifestation forte qu'elles ont considérée de manières différentes.

Pour POMMINE, NATURE, LOUISE, MADATI, LINK, FLEUR, JEANNE et GLYCINE – toutes soignantes en institution au moment de notre rencontre – le traitement médiatique de la crise sanitaire a augmenté l'anxiété des patients, entravé les messages de prévention qu'elles s'efforçaient de transmettre et, en donnant la parole à de nombreux non-spécialistes ou spécialistes autoproclamés, mélangé les genres et décrédibilisé la sphère médicale. Ceci a eu de lourds impacts pour elles, d'abord en compliquant leur tâche, puis en généralisant une perception dramatique et erronée des réalités auxquelles elles étaient confrontées. La plupart des soignantes rencontrées se montrent intarissables sur ce sujet, expriment beaucoup de colère, considèrent que le traitement journalistique de la pandémie était au mieux simpliste, voire stupide, au pire mensonger et manipulateur. Cette perception les a parfois amenées à considérer comme une seule entité les sphères politique et médiatique, puisque la seconde relayait le discours de la première.

---

1 À entendre dans l'acception suivante : « L'ensemble des problèmes faisant l'objet d'un traitement, sous quelque forme que ce soit, de la part des autorités publiques et donc susceptibles de faire l'objet d'une ou plusieurs décisions, qu'il y ait controverse publique, médiatisation mobilisation ou demande sociale et mise sur le "marché" politique ou non ». Voir : GARRAUD, P., 2014. « Agenda/Émergence ». Dans : Dictionnaire des politiques publiques, sous la direction de Laurie Boussaguet, Sophie Jacquot, Pauline Ravinet. *Presses de Sciences Po.*

2 GAGNON, E., 2006. « Les promesses du silence. Essai sur la parole ». *Liber.*

« Et les journalistes… Bon moi, pour l'AstraZeneca, là je suis choquée. Non mais à chaque fois, ils saisissent l'opportunité pour faire un petit reportage croustillant, alors que quand tu vas regarder un peu dans les détails… bon, on va voir là, on n'a pas assez de recul… Mais le premier soir, y avait trois pays qui ont stoppé pour trente cas sur cinq millions de vaccinés. On avait aucune preuve de cause à effet sur le truc mais par contre, ils ont saisi l'opportunité direct pour dire "ah là là, et ben quoi…". Le lendemain, 50 % des patients ont annulé leur vaccination ! Alors, peut-être qu'ils ont eu raison, mais peut-être pas. On est en train de faire une campagne et la population est réticente. C'est la catastrophe une communication aussi négative, c'est la catastrophe sur la confiance que les gens ont déjà pas. Moi, je peux que leur en vouloir ! Oui, évidemment il faut en parler, mais il faut savoir mettre de l'eau dans son vin parce que ça va avoir des conséquences tout ça ! Les gens, ils vont pas chercher toutes les études qui ont été faites ! J'ai parfois peur que ça soit que du croustillant et qu'on oublie les conséquences. Faites gaffe à ce que vous dites, quoi… ça fait un an que les gens pensent qu'on leur ment tout le temps ! C'est compliqué, y a énormément de psychoses, de phobies, d'angoisses… des gens qui s'enfoncent alors qu'ils allaient très bien ! »
POMMINE

« Les discours médiatiques et politiques, ça a fait beaucoup de mal pour les résidents et ça nous a fait beaucoup de mal aussi parce que c'était toujours des morts… Et je vous avouerai qu'à un moment, je n'ai plus écouté les médias parce que, au quotidien, on savait très bien ce qui se passait. Et les médias, ils disent aussi ce qu'ils veulent. Ils nous ont acculés avec des nombres de morts, de personnes en réa… Maintenant, ils nous parlent du nombre de vaccinés. Voilà, on est passés par des étapes et des nombres ! C'est aussi les médias qui ont fait peut-être aussi un peu du tort sur l'état psychologique et émotionnel des gens. »
NATURE

« On sent que les médias ont fait beaucoup de mal. À un moment donné, y en a qui arrivaient "je veux le protocole du Professeur Raoult ! – OK, ben nous, on a pas le protocole du Professeur

Raoult". Et c'est pas isolé ce que je vous dis. Ils étaient très influencés par les médias. Ils voulaient BFM, quand ils demandaient la télé c'était toujours BFM, M6, CNews, voilà. Ils étaient très influencés. Et puis, ils y avaient des gens qui croyaient qu'on allait tous mourir, ils l'avaient entendu à la télé "cette maladie elle est terrible, on va tous mourir"… »
LOUISE

« Moi je pense qu'ils [les médias] ont foutu une belle pagaille. Déjà, c'était minant parce qu'on entendait parler que de ça et on aurait bien aimé entendre autre chose. Et les discours étaient différents, alors c'était juste la pagaille. Et l'inquiétude, ça en a rajouté. »
MADATI

« Je n'ai pas la télé et je n'ai rien suivi, je me suis coupée de ça. Plus que d'ordinaire, parce que le peu que j'en entends, je trouve que la désinformation, elle est terrifiante. Je me rends compte que donner une information en oubliant les trois paramètres qu'il y a autour, c'est pas de l'information. Et dans la crise du COVID-19, j'entendais tellement de bêtises ! Un exemple tout bête : nous, on travaille toujours avec la SHA[1], c'est quelque chose qu'on utilise depuis tout le temps. C'est fait pour la peau, on ne peut pas nettoyer une table avec la SHA. Ben, j'entends souvent des faux trucs là-dessus. »
LINK

« Et les médias, on en parlait avec les collègues… Cette surexposition du débat scientifique… tout le monde s'improvise médecin, tout le monde s'improvise infectiologue, tout le monde a un avis sur tout, euh… Alors c'est compliqué parce que le médecin, il a toujours eu un côté "dieu", "je sais mieux que tout le monde". Donc, c'est bien de remettre en cause les médecins, ils sont pas tout puissants. Mais après, c'est quand même eux les professionnels. Mais chacun qui tourne son truc à sa manière et chaque chaîne qui en fait ce qu'elle veut en faire, ça a fait beaucoup

1 Solution hydro-alcoolique.

de mal à la communauté médicale. On remet complètement en cause leur légitimité et ça fait du tort. »
FLEUR

« J'en suis pas revenue. Puis, il y a un déballage de conneries toutes plus grosses les unes que les autres… alors qui dira la plus grosse connerie… Alors moi je me disais "mais qu'est-ce qu'on nous sort encore…!" J'ai vraiment été époustouflée par tout ce déballage de conneries intempestives. Et les patients, pareil, les pauvres… ils sortaient des trucs… Ils disaient "mais moi, j'ai entendu dire ça à la télévision, est-ce que c'est vrai ?" Ils sont isolés les pauvres en plus, alors c'est vrai qu'ils regardent je sais pas quelle chaîne… et j'ai trouvé ça horrible. Alors en plus, on a pas tous le même avis, donc moi je vais leur dire "bon, écoutez, on va déjà s'occuper de votre petite santé, ce qu'ils disent, on verra après". Parce que ça leur fait peur en plus, vous vous rendez compte ? "Ils ont dit ci, ils ont dit ça, et si ça se trouve ça sert à rien… et moi ma famille, elle est dehors, et comment ils vont vivre les trucs ?..." Et je trouvais qu'encore une fois, ça fait que surajouter de l'angoisse et de l'anxiété aux gens. »
JEANNE

« La parole a été donnée beaucoup à des gens qui avaient des conneries à dire… une espèce de course à la surenchère dans le discours médical. Mais j'avoue que j'ai jamais allumé BFM ou une autre une seule fois. On recevait des informations de l'Ordre [des médecins] et j'ai pas regardé d'interviews. Ce que j'ai vu passer, c'est les trucs qui font le buzz, des vidéos d'experts… Mais ce que je retiens, c'est que c'était hyper anxiogène pour des gens qui justement étaient branchés vingt-quatre heures sur vingt-quatre… Et que ce soit sur le plan personnel, dans ma famille, ou chez les patients, il y en avait qui étaient branchés sur les chaînes d'infos en continu, et ils étaient hyper angoissés de regarder tout ça… Ça a compliqué notre tâche parce que c'était une cacophonie sans cesse. Et puis, tout le monde avait regardé machin qui disait des conneries sur la chloroquine à la télé. Donc du coup, tout le monde voulait de la chloroquine, et ça a fait un brouhaha… Et ça, ça a été dur à gérer parce qu'on savait pas. Et quand tu connais pas et que personne ne connaît, c'est hyper anxiogène pour nous aussi. Tu te dis "je ne sais pas !" Alors, y a

plein d'autres cas où tu sais pas et tu le dis au patient mais tu dis "je sais pas mais je vais me renseigner". Alors que là, c'était "je ne sais pas, je ne sais pas, personne ne le sait" Et y a des gens qui disent qu'ils savent mais est-ce qu'on peut les croire ? »
GLYCINE

GLYCINE souligne ici un implicite qui s'est soudain trouvé malmené : le médecin dispose du savoir, des ressources pour y accéder et pour guérir, à tout le moins soigner. Exprimer la réalité des choses – à savoir on ne sait pas – lorsque des interventions médiatiques affirment l'inverse s'est avéré particulièrement lourd et difficile à gérer.

L'emballement médiatique qui a accompagné la crise sanitaire a rendu poreuses les frontières entre travail journalistique, communication politique et paroles d'experts. Sans prise de distance ni mise en perspective de problématiques et d'enjeux complexes, la simplification à laquelle les formats journalistiques – notamment celui des reportages télévisés – contraignent leurs auteurs a d'autant plus heurté les soignantes hospitalières et en institution qu'elle était reçue par des personnes doublement claustrées : par l'isolement social auquel le confinement les condamnait, et par le fait d'être hospitalisées ou résidentes d'Ehpad. Cette situation particulière de réception de produits médiatiques a parfois été qualifiée de violente et de maltraitante par les soignantes, qui ont pu y déceler une abstraction des publics de la part des journalistes, apparemment oublieux de la portée de certaines de leurs assertions pour les victimes du virus, leurs familles, les soignants qui les prenaient en charge et la masse diffuse des personnes potentiellement contaminées dans un futur proche.

Si les prises de parole politiques officielles et les fréquents relais journalistiques des discours politiques ont contribué à la perception d'un lissage entre ces deux instances, il est intéressant d'observer un effet grossissant de la crise, laquelle semble avoir accentué un désenchantement peut-être larvé, et dont l'expression s'est faite vive au cours des entretiens avec les soignantes.

« Alors les discours politique et médiatique, pff... Dans dix ans, je pense qu'on pourra s'en servir comme exemple de manipulation. Quand ce sera passé, quand les gens arrêteront de se soumettre, on pourra dire "ah ben, tu te rappelles comment on a

été manipulés, soit par les médias, soit par les politiques ?" C'est : on vous donne un chiffre, sans unités, sans références. Et puis, y a pas à tortiller, faut faire ça ! »
JOE

« Ah, alors là, ma colère, elle monterait au plafond. Je suis dans une conduite d'évitement total par rapport à tous ces discours, je ne les écoute plus, je ne peux plus les entendre. Je les ai entendus au tout début, et ils m'ont pas fait de bien du tout puisqu'il y avait des soignants qui disaient "mais c'est pas vrai. Les moyens, on les a pas du tout, ça fait des années qu'on les demande, d'ouvrir des lits, etc., et on n'a jamais été entendus". Et aujourd'hui encore, ils nous font croire tellement de choses. Les gens dans les services disent "mais les promesses, on sait plus où elles sont". Et ça m'étonne pas qu'on ait maintenant des désertions dans tous les services. Les gens se barrent pour aller faire autre chose. Je sais pas combien de soignants… même s'ils appréciaient les applaudissements qu'il pouvait y avoir comme ça, de la population… Je sais pas si ça leur faisait pas mal en fait de voir que les politiques, les médias, se servaient de ça pour camoufler, pour éviter, pour détourner de l'essentiel. Ils réclament depuis des décennies on va dire. Donc moi, je suis comme ces soignants, je suis écœurée et je veux plus les entendre. J'ai même plus de confiance par rapport à des mouvements politiques, tu vois. Autant avant, j'étais très branchée à gauche. Autant là, gauche… droite… je suis comme beaucoup de personnes… »
JOSÉPHINE

La perception de la communication gouvernementale par les soignantes questionnées a suscité des colères très marquées, exprimées au prisme du mensonge, de l'incohérence et de l'instrumentalisation. Elle semble avoir ravivé des mécontentements structurels que la conjoncture rendait épidermiques, et les soignantes insistent sur un ressenti de foutage de gueule. La crise sanitaire a, ainsi, peut-être avéré des états de fait :

« Moi, ce que je me reproche, c'est d'avoir pas compris plus tôt, d'avoir pas milité contre cette médecine néolibérale. J'ai eu grand tort de ne pas comprendre que notre métier dépendait

d'options politiques. J'ai manqué totalement de lucidité, j'ai rien vu. »
AZULEJO

« Le discours politique, c'était tout ce que je déteste : la broderie et le mensonge. Nous faire croire des choses, nous flatter. Le gouvernement n'a pas décrit une situation vraie, il n'a pas été honnête, et on a vu les limites de l'ARS et les incohérences administratives. Mais est-ce que ça va amener un déclic pour montrer que l'ARS est incompétente ? Leur organisation est nulle, ils ne savent pas gérer, ils sont à des milliers de lieues de la réalité. Y a trop de gens dedans et l'information, elle ne va pas jusqu'au bout, ou la réponse à la question de départ n'est pas adaptée. »
MADATI

« Avant la COVID-19, y a eu une crise des urgences. Y avait cent chefs des urgences qui démissionnaient en même temps et le gouvernement en face, walou. Au bout d'un moment... mais ça a duré plus d'un an, la grève... Les soignants des urgences, quatre-vingt-dix euros de prime brut par mois, c'est tout ce qu'ils ont lâché, zéro embauche ! Y a pas eu UN soignant d'embauché ! Les médecins ont continué à partir... enfin, c'est assez dramatique. Et la COVID-19 est arrivée, et là ils ont quand même ouvert les robinets. Ça, ça m'a marquée... je me rappelle la petite phrase de Macron : "Quoi qu'il en coûte". Jamais il aurait lâché quoi qu'il en coûte un an plus tôt, c'était impensable. C'était "y a pas d'argent magique". On est passé de "y a pas d'argent magique" à "quoi qu'il en coûte" ! »
FLEUR

« Et je crois qu'il y a jamais eu de reconnaissance du Gouvernement comme quoi en fait, ils savaient pas et que… À un moment, il faut dire les choses et pas se poser en connaisseur et faire comme si on avait toutes les clés alors que c'est pas le cas. Ces discours disant "pas de port de masque, ça peut être dangereux si c'est pas bien mis" et tout ça..., c'est un peu absurde et ça a participé à cet embrouillage de tout le monde ! »
GLYCINE

« Insupportable, c'était insupportable ! Déjà, j'étais déçue depuis longtemps, c'était n'importe quoi. Et là, c'est multiplié par mille ! J'ai même pensé que j'allai arrêter de voter. C'est pas possible ! Parce que là, mais c'était le pompon sur toute la longueur. Je suis très déçue. J'ai l'impression d'être le dindon de la farce, de me dire "mais ils nous prennent vraiment pour des cons !" Bon, le Ségur de la santé, très bien. Mais comment on peut se dire qu'on va faire taire des gens en leur donnant de l'argent ? »
JEANNE

« Moi, je suis très en colère ! Contre les politiques, contre les journalistes, contre la terre entière ! Parce que j'ai pas la solution pour savoir comment il aurait fallu gérer cette crise mais tout ce qu'on a fait, c'était pas bien. Que ce soit sur le plan de l'hypermédiatisation, c'était du grand foutage de gueule. Les politiques, ils parlent d'abord aux médias donc nous, on nous ridiculisait chaque jour parce que les gens qui travaillent pas, ils passent leur temps à regarder la télé et ils savent les choses avant nous parce que toutes les infos médicales sont dans la presse avant qu'on nous avertisse. Moi, j'apprends toutes les grandes nouvelles par les patients. Au niveau crédibilité, c'est génial ! Par exemple, le jour où ils ont retiré AstraZeneca, c'est tout simple, là, l'autre avant qu'il prenne sa décision depuis son trône, je vaccinais un mardi. Et c'était un lundi. J'ai vu un patient à dix-huit heures et il m'a dit "bon, ben du coup, je viens pas demain. – Comment ça vous venez pas demain ? – Ben non, ils ont retiré l'AstraZeneca... – Ah bon, ben je suis pas au courant !" Et ça, c'est juste un exemple, mais c'est comme ça tout le temps, tout le temps, tout le temps ! Et pour protéger ses soignants, le Gouvernement aurait pu faire un peu autrement. »
MOTRICE

« Mais au début, ils se sont quand même foutus de notre gueule parce qu'on a quand même Martin Hirsch qui est venu le jour de notre arrivée [en renfort des équipes sur place] faire des photos. Ils ont fait des posters. Ils nous ont dit "ah ouais, faut nous faire penser... faut qu'on vous donne vos posters avec Martin Hirsch". Et à côté de ça, tu veux même pas me filer onze balles de l'heure… ? Non mais vous nous faites chier à faire des posters avec nous et Martin Hirsch en FFP2. La com, la com, la com ! […] Ça changera jamais, ils auront jamais la vraie vision du terrain

et ils s'en battent les couilles. C'est pas du tout leur priorité, et ils n'y attachent aucune importance à la réalité de terrain. »
POMMINE

Dans ce contexte de dysfonctionnement exacerbé et de colère attisée, les applaudissements de vingt heures ont souvent été mal accueillis. Surgissant dans une situation qui ne permettait pas aux soignantes d'exercer correctement leurs tâches, ils étaient perçus comme le couteau dans la plaie de services de santé inaptes à remplir leur mission. Si la reconnaissance est importante pour les soignantes qui en manquent au niveau institutionnel, elle n'est valable que lorsqu'elle s'exprime dans la sincérité d'une relation issue de situations professionnelles fonctionnantes. L'anonymat ne permet pas l'expression de la reconnaissance : il la dévoie en lui faisant revêtir les oripeaux de la banalisation.

« Les applaudissements, au début, ça m'a foutu la chair de poule. Mais après, ça m'a énervée deux fois plus parce que c'est du foutage de gueule ! Parce que les gens, ils en ont rien à foutre. Ils ont applaudi parce que c'était un effet de mode. »
MOTRICE

Ces applaudissements, lorsqu'ils étaient perçus comme une instrumentalisation politico-médiatique, ont irrité les soignantes au plus haut point.

« Pour quelqu'un qui avait honte d'être parti, c'était insupportable. Et une collègue infirmière m'a beaucoup aidée... ça lui était insupportable aussi. Mais les gens ont vite compris que c'était un piège à cons. Oui, bon, c'est comme l'a écrit G., nous, on n'en a rien à foutre d'être applaudis. On veut des moyens pour faire notre boulot. C'était une façon de nous dire "vous êtes des héros, allez clamser pour nous, mais on vous donnera pas les moyens". La maltraitance continue. »
AZULEJO

« Les applaudissements, moi, ça m'insupportait. Les gens, nous, on veut pas qu'ils nous applaudissent. Nous, on veut des moyens pour travailler ! On est pas des héros, faut pas croire, c'est pas vrai ! Pour moi, c'était complètement déplacé [...]. Ils ont essayé de nous faire passer pour des héros parce que tant que les gens applaudissaient, ils gueulaient pas. Mais moi, je pense que

tout ça est un calcul politique. Comme on a désorganisé l'hôpital et que l'État est désorganisé, pour masquer leur désorganisation, on mobilise les gens sur une cause. Là, c'était la cause des soignants [...]. C'est un manque de respect. Au lieu de nous applaudir, ils feraient mieux de nous donner des instructions claires et puis on n'en parle plus ! »
LOUISE

Dans ses propos, LOUISE amalgame la population qui applaudit et la sphère politique qui prend les décisions, tant il est clair pour elle que la première est instrumentalisée par la seconde, qui lui donne le la à des fins de dissimulation d'une réalité sombre et équivoque. ONAGRE et JOSÉPHINE raisonnent un peu à l'identique :

« Les applaudissements de vingt heures, moi, j'ai trouvé ça... J'ai pas trop compris, en fait. Et d'ailleurs, j'ai jamais applaudi, parce que je trouvais ça pas terrible. Je trouvais ça... comment dire ça... pas très cohérent en fait avec tout ce qui se passait. Je voyais pas pourquoi applaudir des soignants... Je trouvais ça un peu dérisoire. Même s'il y a beaucoup de gens autour de moi qui l'ont fait, mais... moi, j'avais l'impression que c'était un peu du foutage de gueule, parce que ça fait des années qu'on presse sur les effectifs, sur les moyens. Même à l'hôpital, y a pas de moyens. Et puis là, c'était les grands remerciements alors qu'il y a rien qui s'est passé, voilà. Et puis, y a toujours rien qui se passe, ils sont toujours en train de réduire les effectifs. Et je pense que ce qu'ils veulent, c'est qu'il y ait que des trucs privés et ne plus financer le soin. »
ONAGRE

« Je connais certains infirmiers qui ont craqué. Des infirmiers syndiqués, écœurés de ce jeu qui s'est fait justement avec les médias, qui disent "bravo, vous nous applaudissez tous les soirs à vingt heures, c'est formidable, mais je sais pas combien de soignants, même s'ils appréciaient les applaudissements qu'il pouvait y avoir comme ça de la population, je sais pas si ça leur faisait pas mal, en fait, de voir que les politiques, les médias, se servaient de ça pour camoufler, pour éviter, pour détourner de l'essentiel". »
JOSÉPHINE

MADATI a difficilement accepté le geste qu'elle a trouvé facile et déplacé, lorsque c'est autre chose qu'elle attend :

« Ils applaudissaient... je préfère qu'ils nous soutiennent ! Au début, je me suis dit "oh ben, c'est génial". Et après, je me suis dit "ben non, ça va pas du tout !" Moi, je suis descendue dans la rue pour dénoncer ces fermetures de lits, la pression qu'on a, cet écrasement... Et là, dans la rue, y a plus personne. Alors, quand on défile, ils nous disent "bravo". Mais non, pas bravo ! »

Les applaudissements ont parfois été perçus comme dérangeants par leur incongruité : on applaudit la performance d'un artiste, mais pas la mission d'un professionnel du soin. Le mélange des genres a bousculé les repères et généré un sentiment de malaise chez FLEUR et LINK :

« C'est le moment où on était confinés, où on bougeait pas, et on était applaudis… Moi, je te jure, j'ai reçu un message de ma banquière... on se parle jamais... qui m'a dit "je tenais à vous remercier et à vous encourager pour ce que vous faites". Je sais pas quoi penser… à part "merci de vous réveiller, ça fait des années qu'on morfle, nous". On en chiait avant la COVID-19. Donc ces applaudissements, c'était un peu... je sais pas moi... Les premières fois, j'ai trouvé ça rigolo mais ça faisait bizarre ce sentiment, parce qu'il y avait un côté angoissant en fait. »
FLEUR

« Les applaudissements à vingt heures ? Ça avait pas de sens. On peut pas traiter les gens aussi mal d'un côté et puis les applaudir… Bien sûr, y a des gens qui le faisaient avec bon cœur et en nous respectant. C'est pour ça que j'ai jamais été agressive envers des gens qui nous applaudissaient. Par exemple, nous à la maison de retraite, je pense que ça a été fait à beaucoup d'endroits, la direction nous a offert des paquets de farine, de lait, d'œufs, de menthe pour faire des mojitos. On l'a pas très bien pris, nous... Ben, c'est un petit peu pareil, voilà, c'était un peu ridicule. »
LINK

NATURE, MAYA et COQUELICOT se sont montrées relativement indifférentes à ce phénomène populaire tant leurs préoccupations sont ailleurs :

« Nous, notre métier, il a pas changé. Moi, j'ai été valorisée comme tous les soignants à ce moment-là, on était adulés, on s'est dit "enfin, on voit ce qu'on fait ?" Mais tous les jours on est là… »
MAYA

« Après, sur la solidarité, les applaudissements à vingt heures des soignants, bon... Si. Quand même, tu te dis "on nous reconnaît un peu, on est au cœur de l'actualité". C'est que comme ça que tu peux te dire "on nous soutient" ? Bon, j'ai pas adhéré non plus à la hauteur peut-être du remerciement que la population voulait nous donner… »
NATURE

« Le métier, il est très dur parce qu'on travaille sur trois-cent-soixante-cinq jours dans l'année... on peut travailler n'importe quel jour.... Mais je trouve que le métier d'aide-soignante, il est pas du tout reconnu. Il est pas reconnu par l'État. Après, il a été un peu reconnu pendant le COVID-19 parce que les gens, ils nous applaudissaient. Bon, c'est gentil mais en même temps, je trouvais ça con. C'est pas parce qu'il y a un virus qu'on est utiles... alors que non, on s'occupe de vos parents tous les jours, des personnes à l'hôpital... »
COQUELICOT

Lorsqu'ils ont été appréciés, ces applaudissements ont été relativisés et mis en perspective avec les conditions dans lesquelles exercent les soignantes :

« Les applaudissements à vingt heures : j'en ai pas pensé quelque chose en fait parce que je connais trop la réalité du système de santé. Et c'est pas ça, les applaudissements, dont ils ont besoin. Et puis dans le quartier, personne applaudissait, enfin j'ai pas entendu… »
TUNIS

« Les applaudissements... pfffffff... je... j'ai trouvé ça mignon, sympathique. Mais je pensais pas forcément aux applaudissements de vingt heures quand j'allais en garde en secteur COVID-19 !! C'était sympa, bon. C'est vite retombé. Mais c'est pas pour ça qu'il y a pas de soucis d'agression de patients au cabinet, c'est

pas pour ça que tout le monde s'est dit qu'on faisait du bon boulot... »
GLYCINE

« Moi, j'ai été hyper touchée quand j'étais à C. Pendant tout notre trajet, les gens ils nous attendaient le soir pour nous applaudir quand on rentrait à l'hôtel. C'était hyper touchant, c'était hyper mignon. Moi, j'ai adoré et j'ai applaudi aussi mes collègues mais on a jamais eu besoin de cette reconnaissance-là pour faire bien notre travail... Moi, j'ai fait sept ans de réanimation. J'étais pas applaudie le soir et j'allais quand même travailler tous les matins avec l'envie de soigner mes patients et de les prendre en charge le mieux possible ! [...] Et bon, chacun fait son métier. On applaudit pas les éboueurs... Et tout le monde fait un métier galère, voilà. On va pas tous s'applaudir, c'est comme ça. On a tous choisi notre boulot, ça nous apporte ce que ça nous apporte... »
POMMINE

La mise à distance qu'opère MATSYA au sujet des applaudissements, replace chacun dans son rôle, sa fonction et ses besoins :

« Les applaudissements... Moi, j'ai pas ressenti grand-chose parce que je sais que certains en étaient satisfaits et d'autres en éprouvaient de la colère. Moi, je crois surtout que c'est les gens qui applaudissaient qui en avaient besoin. Parce que les soignants, ils avaient pas besoin de ça pour travailler, ils le faisaient quand même, c'est leur essence. Donc certainement, ça faisait du bien aux gens qui applaudissaient de se dire que c'était comme ça qu'ils étaient utiles. »
MATSYA

La crise sanitaire a mis les soignants sous les feux de la rampe. Elle a permis d'observer leur grande réactivité, leur capacité à réorganiser leur activité, de manière techniquement fonctionnelle et respectueuse de l'humain, en bousculant, lorsque c'était jugé nécessaire, des ordres établis, des procédures formelles, des protocoles, et en faisant preuve d'un très fort sens de la mission.

Cette mise en lumière de professionnels en manque de reconnaissance a, dans un premier temps, redonné du sens à leur travail et à leur engagement. Les soignantes ne se montrent cependant pas dupes en ce qui concerne la dimension très provisoire de cette soudaine reconnaissance institutionnelle et elles le rapportent avec colère.

De manière cohérente avec ce que leurs propos permettent d'identifier, en termes de représentations modèles ou de ressorts de l'identité soignante, elles se disent satisfaites du lourd travail qu'elles ont accompli et expriment des formes de fierté professionnelle d'avoir pu donner le meilleur d'elles-mêmes, au moment où c'était nécessaire.

POUR TENTER DE CONCLURE...

La parole plurielle est d'une très grande richesse. Elle porte ce que chaque locuteur est, et pense à un moment donné. Recueillie au cours d'un échange suffisamment long – celui qui convient à la personne questionnée – elle permet d'accéder à des ressentis, des expériences, des manières de voir et de donner du sens aux choses. La mise en perspective des paroles de différentes soignantes donne accès à quelques photographies du panorama constitué par leurs environnements de travail et la manière dont elles le vivent. Le recueil de cette parole s'est effectué dans le contexte particulier de la crise sanitaire qui a frappé le monde au début de l'année 2020 : une partie de ce que cette crise a fait aux soignantes est ainsi rendue accessible.

Les soignantes rencontrées ont exprimé plusieurs des raisons pour lesquelles elles ont répondu à mon appel. La nécessité de dire, de faire savoir, de dénoncer était très prégnante. Le besoin d'être écoutées[1] était tangible autant que, parfois, celui de verbaliser des souffrances pour les surmonter. L'apport d'un contrepoint aux discours médiatiques et politiques comptait également pour ces femmes. Enfin, l'intérêt porté à des personnes et à leur exercice professionnel les a motivées.

Avant de donner au lecteur des nouvelles de mes interlocutrices, environ un an après notre rencontre, j'ai souhaité exprimer la manière dont, après ce travail, je vois les métiers du soin. Ils m'apparaissent comme des métiers du fragile : fragilité des conditions d'exercice, de la considération institutionnelle. Fragilité encore des motivations à les exercer dans la durée. Fragilité enfin de la satisfaction relationnelle, pourtant centrale. Ces différents registres de fragilité me semblent, en partie et de manière – encore une fois – fragile, compensés par la stabilité des valeurs personnelles et professionnelles des personnes qui s'engagent dans les métiers du soin, et sur lesquelles se base très largement la solidité qui leur permet d'exercer.

1 Voir les propos de LOUISE dans le chapitre : Soignantes du public - soignantes du privé (p. 32)

AZULEJO exprime le fait qu'elle s'est remise de différentes choses, qu'elle en a guéri. Elle trouve qu'elle a manqué de lucidité pendant des années « en ce qui concerne la dérive néolibérale du système de santé et le cynisme jusqu'à la maltraitance qui lui est associé » et que le COVID-19 a permis de justifier des fermetures d'établissements qui n'auraient pas pu être justifiées autrement. Elle en cite deux, fermés en raison du manque de soignants, des nombreux postes qui ne sont pas pourvus (« mais si on les traite comme on les traite… »). Pour AZULEJO, la démographie médicale est catastrophique, les médecins se soutiennent comme ils peuvent. Pendant longtemps, ils étaient heureux de travailler et donnaient beaucoup d'eux-mêmes. Maintenant, les arrêts maladie s'enchaînent. Elle ajoute que « les départs du public vers le libéral, la désaffection des plus jeunes pour la carrière hospitalière alimentent une sous-médicalisation dont les plus démunis des patients souffrent les premiers ».

GLYCINE a terminé ses études mais n'a pas encore soutenu sa thèse : elle exerce en tant que généraliste remplaçante. Le COVID-19 a amputé sa formation : réquisitionnée en tant qu'interne pour soutenir les services hospitaliers en tension, elle n'a pas pu réaliser l'un de ses stages et envisage de s'inscrire à une formation complémentaire (DU[1]), en l'absence de dispositif de compensation mis en place par l'université. La crise sanitaire a pour elle, généré un surplus de travail et de fatigue, et son impact sur les relations avec les patients a été négatif, notamment en ce qui concerne la réticence aux vaccins.

Le COVID-19, ce n'est pas fini pour TUNIS, mais les médias n'en parlent plus beaucoup. Elle a repris avec satisfaction les formations en présence et les groupes de pairs. TUNIS note la désertion de personnels paramédicaux des structures type SSIAD[2] et précise que celui situé près du cabinet où elle exerce vient de fermer pour cette raison et qu'il est difficile de trouver des infirmiers en libéral pour compenser cette perte de service. Pour la première fois, cet été, elle et ses deux collègues n'ont pas trouvé de médecin remplaçant. TUNIS observe l'augmentation de la population dans son quartier et la diminution du nombre de

1 Diplôme universitaire.
2 Services de soins infirmiers à domicile.

médecins, ce qui engorge les urgences. Elle continue à porter un masque pendant ses consultations, ce qui complique les échanges avec les personnes âgées ou maîtrisant mal le français.

FLEUR est désormais en voie de titularisation. Infirmière remplaçante dans un CHU, elle s'était portée volontaire pour renforcer l'unité COVID-19. Elle a beaucoup apprécié le travail pointu qui s'exerce en service de réanimation, où « les soignants ne sont pas oubliés ». Les compétences qu'elle y a développées lui ont permis d'être recrutée sur un mi-temps en réanimation et un mi-temps en salle de réveil post-opératoire. Pour FLEUR, le COVID-19 est toujours dans les esprits et l'évolution de la situation des services d'urgence l'inquiète. Les polémiques à l'égard de la vaccination l'ont beaucoup irritée, notamment chez des familles de patients hospitalisés en réanimation. C'est un sujet qu'elle évite désormais. FLEUR indique que dans le CHU où elle travaille, un plan blanc avait été anticipé sur le risque d'attentat, mais jamais le risque pandémique n'avait été pensé.

MADATI a pris sa retraite avant d'avoir cotisé le nombre total de trimestres pour accéder à une pension à taux plein : elle ne pouvait pas imaginer passer un nouvel été comme celui de 2021. Elle précise que depuis, elle a l'esprit léger, elle s'est débarrassée d'un poids énorme. Elle observe les modernes qui ne renouvellent pas leur contrat, entrecoupent les périodes de travail avec des périodes de voyages, ne restent que peu de temps infirmières à l'hôpital ; et pense que, même si des compétences se perdent, la manière dont ces soignantes considèrent la place du travail permet peut-être de le rendre supportable. MADATI s'inquiète de voir beaucoup de fermetures de lits et surtout, de la raison de ces fermetures : décidées auparavant pour des raisons économiques, les fermetures le sont désormais en raison du manque de soignants.

JOSÉPHINE prendra sa retraite dans quelques mois. Si elle n'a plus envie de s'investir dans de nouveaux projets, elle reste très impliquée auprès des personnes qu'elle reçoit en consultation et prépare la séparation avec ses patients. JOSÉPHINE estime que la crise sanitaire est « à 95 % sortie de nos têtes ». Elle remarque qu'une confiance s'est installée entre la direction et les employés municipaux : ces derniers ont, dans la mesure du possible, acquis un droit à télétravailler deux jours par semaine, droit qu'ils apprécient beaucoup. Il a pour cela fallu un combat syndical et la preuve que ces agents ont faite de leur capacité à travailler à distance.

L'activité de K. n'a pas changé. Pour elle, la pénurie de soignants est le fait du manque de considération inhérent à une politique soi-disant sanitaire. K. observe que chacun est de plus en plus engagé dans son système de pensée : il n'y a donc plus de heurts puisque chacun sait qui pense quoi. Pour K., les esprits sont restés marqués, notamment en raison des drames issus de la vaccination obligatoire, mais la peur immédiate a disparu. K. ne souscrit pas à « toute cette histoire » et dénonce l'absence de sens critique en vertu de laquelle on a cru qu'on « allait tous mourir ». La soignante précise que ce n'est pas par la peur que l'on renforce son immunité.

COQUELICOT est maintenant aide-soignante volante dans un CHU et intervient dans différents services. Elle est satisfaite d'avoir quitté l'Ehpad mais l'équipe lui manque. Ses relations avec ORCHIDÉE et LINK sont inchangées. En travaillant dans différents services, elle observe des équipes très soudées et d'autres en conflit permanent. Le port du masque complique son travail et retire un aspect du soin : les patients âgés par exemple ne peuvent plus lire sur les lèvres et les échanges sont plus difficiles : « Les patients ne peuvent plus voir nos émotions et notre empathie ».

ORCHIDÉE est restée à l'Ehpad mais a commencé une VAE[1] pour obtenir le diplôme d'aide-soignante et, potentiellement, quitter cet établissement. Elle déplore l'accueil de résidents de plus en plus jeunes – « à peine la soixantaine » – que l'Ehpad « accepte pour remplir les lits ». Ces patients sont orientés suite à une hospitalisation due au COVID-19, ils présentent une perte d'autonomie et des troubles mentaux que les soignantes de l'établissement ne sont pas formées pour prendre en charge ; ils sont également refusés par d'autres établissements, précise ORCHIDÉE.

NATURE a eu besoin de s'éloigner des Ehpad : dans son emploi d'infirmière en centre municipal de santé au travail, elle a choisi de ne pas inclure les agents de ces établissements dans son quota

1 Validation des acquis de l'expérience.

de salariés à prendre en charge. Elle se dit plus vigilante dans sa manière de prendre soin des autres et de profiter de l'instant présent, et s'attache à faire de son expérience de la crise sanitaire une ressource pour potentiellement revenir travailler auprès de personnes âgées : « Je suis devenue plus forte, je suis capable de gérer des choses compliquées et des équipes ».

POMMINE va donner naissance à son premier enfant. Elle indique que l'activité des blocs opératoires en clinique s'est accrue car ces établissements compensent l'allongement des délais du CHU pour ce qui concerne la chirurgie programmée. Membre de la réserve sanitaire, elle est encore régulièrement sollicitée pour les DOM TOM ou la métropole, en raison de la défection de nombreux soignants dans le secteur public (« ils ont été sursollicités, ils ont perdu le goût du métier »). POMMINE trouve qu'il est très lourd de s'adapter aux recommandations sans cesse changeantes des autorités de santé concernant les prises en charge hospitalières (nécessité ou non d'un test COVID-19, du passe vaccinal, de la quatrième dose…).

Suite à un changement dans l'activité professionnelle de son conjoint, MAYA s'est trouvée dans l'impossibilité d'effectuer des journées de douze heures. Son employeur lui a proposé un emploi en maternité et chirurgie pédiatrique en journée, du lundi au vendredi, qu'elle a accepté et qui lui plaît beaucoup. MAYA ne subit plus le stress du service de néonatologie. Plus sereine, elle indique que la revalorisation du salaire des soignants n'est « pas négligeable » et qu'en cas de nouvelle crise sanitaire, « on saura comment s'y prendre, on n'a plus peur ».

ROSE termine son internat d'anesthésie et réanimation. Pour elle, les conditions de travail sont redevenues agréables. ROSE observe que les mésententes au sujet de la vaccination, qui ont parfois opposé de manière houleuse médecins et personnels paramédicaux, sont à l'origine de la désaffection de nombre de ces derniers. Elle souligne cependant que la tendance à quitter l'hôpital dépasse cet état de fait et qu'un ras-le-bol s'exprime chez les infirmières qui passent en moyenne trois ans à l'hôpital avant de le quitter. Des lits sont donc fermés en raison du manque de personnel. ROSE remarque que la crise sanitaire a fait émerger des besoins en termes de qualité de vie dans sa spécialité, comme par exemple la demande de respect des semaines de quarante-huit heures, telles qu'elles sont prévues contractuellement, et non de soixante ou soixante-dix heures.

Avec le recul, RANI réalise à quel point la crise sanitaire l'avait impactée. Elle a donc décidé de s'octroyer du temps en utilisant son compte personnel de formation pour réaliser des stages dans des activités manuelles et artistiques. Elle a aussi entamé un diplôme universitaire en art-thérapie. Elle se dit moins énervée et plus lucide « sur un système de santé qui ne convient pas ». RANI observe de nombreux départs de paramédicaux dans les services et donc, un alourdissement du travail et des fermetures de services. Des discussions virulentes ont parfois eu lieu au moment de la vaccination, entre des soignants « qui ne sont pourtant pas censés être dans le jugement » et des patients.

Pour JOE, les souffrances et les pathologies de la patientèle « ont augmenté d'un cran ». Sa situation professionnelle est inchangée, mais elle souligne qu'il a été plus long et difficile en 2021 de mettre fin à certaines prises en charge. Elle ressent une forme de méfiance ou crainte du COVID-19 chez ses jeunes collègues, lorsqu'elle a besoin elle, de considérer que c'est fini pour cesser de s'inquiéter et exercer sereinement.

COQCYGRUE a fait valoir ses droits à la retraite, avant d'avoir cotisé le nombre total de trimestres pour accéder à une pension à taux plein, afin de « s'extraire d'un contexte professionnel non reconnu par les tutelles politiques » et profiter d'une vie en dehors du travail. Elle observe chez ses anciens collègues, une situation de plus en plus « corsée », des délais d'attente qui explosent et de nombreux ados suicidaires qui ne peuvent pas être pris en charge. Pour COQCYGRUE, la gestion ministérielle des personnels a été extrêmement violente, notamment au moment de l'exclusion des personnels non vaccinés. Pour elle, la nuance, la tolérance, l'ouverture et la compréhension auraient été nécessaires.

La situation professionnelle de MOTRICE est inchangée. Elle observe que le climat de confiance avec la patientèle est revenu, mais qu'il est trop tôt pour conclure sur la crise sanitaire. Pour MOTRICE, les décisions des autorités de santé – comme l'abandon du masque pendant l'été et son retour à la rentrée – et les modalités de diffusion de l'information aux praticiens décrédibilisent les soignants. MOTRICE précise que le turnover des personnels dans les Ehpad est énorme.

JEANNE exerce toujours en hématologie, mais sa structure a été absorbée par le CHU. Huit oncologues sur dix, en désaccord avec les termes de cette restructuration, « sont partis dans le privé » avec pour conséquence, la probable fermeture d'un service d'oncologie de l'hôpital. JEANNE observe que les patients, perdus par l'hôpital, doivent dorénavant être suivis dans la clinique où exerce leur praticien. Pour elle, la crise sanitaire a majoré les dysfonctionnements et le démantèlement de l'hôpital public : « Le CHU est malade, je ne sais pas ce que va devenir l'hôpital ». Elle souhaite rester à l'hôpital où une bonne équipe permet de tenir, mais s'inquiète du départ de ses membres. Elle et ses collègues se sont lancées dans un « auto-audit » pour démontrer la nécessité d'embauche de personnel.

ONAGRE n'a pas changé d'activité mais le nombre d'enfants dont elle s'occupe a augmenté. Elle précise que ses collègues dans la métropole voisine ne parviennent pas à répondre à la demande croissante d'aides médico-psychologiques en libéral. Elle observe que la crise sanitaire a accentué les difficultés des enfants autistes, qui présentent parfois des troubles du comportement aggravés, notamment dans les familles qui ont eu du mal à affronter la garde à temps complet de leur enfant pendant le confinement. Le questionnement sur son avenir professionnel s'est lui aussi accentué : ONAGRE se laisse un an pour prendre une décision.

LOUISE est en arrêt maladie longue durée. Elle est suivie en clinique pour surmonter des stress post-traumatiques que la crise sanitaire semble avoir exacerbés ou réveillés. Les retours de ses collègues sur la situation à l'hôpital l'inquiètent et la désolent : les relations se sont dégradées depuis le vote sur le passage en douze heures. Des intérimaires ont fait leur apparition mais ne restent que peu de temps, le manque de personnel est endémique et les soignants effectuent des heures supplémentaires sur leurs jours de repos.

Pour LINK, « le COVID-19 n'existe plus, mais les blessures, oui ». À la lourdeur des protocoles mis en œuvre au cœur de la pandémie a succédé « une absence totale de rigueur sur les entrées des résidents, les recrutements, l'hygiène : il s'agit de faire des entrées et de rentabiliser, dans un sous-effectif gravissime ». LINK va quitter son métier « à moyen terme ». Elle sait que dans n'importe quel autre Ehpad, les conditions de travail seront équivalentes et qu'il ne s'agit pas seulement de quitter un emploi mais un fonctionnement qui vise la rentabilité et obère la qualité de vie des résidents et des professionnels.

BIBLIOGRAPHIE

- Abord de Chatillon, E. & Commeiras, N., 17 juillet 2018. « Hôpital : quand les soignants inventent eux-mêmes des solutions à leur mal-être ». *The Conversation.*
- Aloisio Alves, C., Prot, B., Pacquola, M., Cavaco, C., Breton, H. & Fernandez, N., 2020. « Mobiliser les savoirs expérientiels pour la recherche et la formation des professionnels de la santé : concepts et méthodologies ». *Pédagogie médicale, vol. 21, n° 1.*
- Arborio, A. M., 2001, rééd. 2012. « Un personnel invisible. Les aides-soignantes à l'hôpital ». Coll. Sociologiques. *Anthropos-Economica.*
- Auslander, V., 2017. « Omerta à l'hôpital. Le livre noir des maltraitances faites aux étudiants en santé ». *Michalon.*
- Barro, K., Malone, A., Mokede, A., & Chevance, C., 2020. « Gestion de l'épidémie de la COVID-19 par les établissements publics de santé — analyse de la Fédération hospitalière de France ». *Journal de chirurgie viscérale.*
- Béguin, F., 14 janvier 2020. « Crise de l'hôpital public : 1200 médecins hospitaliers démissionnent de leur fonction d'encadrement ». *Le Monde.*
- Bonastre, J., Journeau, F., Nestrigue, C. & Or Z., 2013. « Activité, productivité et qualité des soins des hôpitaux avant et après la T2A ». Questions d'économie de la santé, n° 188. *Institut de recherche et documentation en économie de la santé (Irdes).*
- Brasseur, M., & Mejri S., 2020. « Les réactions des salariés face aux conflits de valeurs dans les métiers du soin ». Journal de gestion et d'économie de la santé, n° 3. *Eska.*
- Brocq, E., 2021. « Impacts psychologiques de la pandémie COVID-19 et des mesures barrières : la question des soignants ». Médecine de catastrophe - Urgences collectives. *Elsevier Masson.*
- Canouï, P., 2003. « La souffrance des soignants : un risque humain, des enjeux éthiques ». *InfoKara, vol. 18.*
- Castro, D., 2020. « Aider psychologiquement les soignants dans la crise de la COVID-19 ». Le Journal des psychologues, n° 379. *Martin Média.*
- Charaudeau, P. & Maingueneau. D. (sous la direction de), 2002. « Dictionnaire d'analyse du discours ». *Seuil.*
- Charlier, P., 2020. « COVID-19, dignité humaine et traumatisme psychologique pour les soignants : une lettre ouverte aux autorités sanitaires ». Éthique, Médecine & Santé publique, vol. 14. *Elsevier Masson.*
- Clause-Verdreau, A.C. & Weil-Dubuc P.L., 2022. « Enquête sur la première vague de la Covid-19. Pendant la pandémie et après. Vécus et

analyses de professionnels du soin et de l'accompagnement », n°3. Repères et ressources en éthique. *L'Espace éthique/Région Île-de-France.*

- CLOT, Y., 2019. « Prendre ses responsabilités ? De la santé au droit ». *Sociologie du travail, vol. 61, n° 2.*
- CORDINA-DUVERGER, E., MENEGAUX, F., POPA, A., RABSTEIN, S., HARTH, V., PESCH, B., BRÜNING, T., FRITSCHI, L., GLASS, D.C., HEYWORTH, J.S., ERREN, T.C., CASTAÑO-VINYALS, G., PAPANTONIOU, K., ESPINOSA, A., KOGEVINAS, M., GRUNDY, A., SPINELLI, J.J., ARONSON, K.J. & GUÉNEL, P., 2018. « Night shift work and breast cancer: a pooled analysis of population-based case-control studies with complete work history ». *European Journal of Epidemiology.*
- COSTALAT-FOUNEAU, A.M., 2019. « Identité professionnelle ». Dans : Psychologie du Travail et des Organisations : 110 notions clés, sous la direction de Gérard Vallery, Marc-Éric Bobillier-Chaumon, Éric Brangier et Michel Dubois. Psycho Sup. *Dunod.*
- COURTEL, Y., 2008. « La lutte pour la reconnaissance dans la philosophie sociale d'Axel Honneth ». *Revue des sciences religieuses, n° 82/1.*
- COUTINER, N., & DOMIN, J.P., 2020. « L'hôpital public à l'épreuve du néolibéralisme. Pourquoi l'hôpital public n'est-il plus en mesure de répondre aux urgences sanitaires ? » *Les économistes atterrés.*
- COUTY, E., 2013. « Financer l'hôpital, le professionnel ou le parcours du patient ? » Les tribunes de la santé, n° 140. *Presses de Sciences Po.*
- CURCHOD, R., 2018. « Prévenir et dénouer les conflits dans les relations soignants-soignés ». *Elsevier Masson.*
- DALOZ, L., BALAS, M.L. & BÉNONY, H., 2007. « Sentiment de non-reconnaissance au travail, déception et burnout : une exploration qualitative ? » *Santé mentale au Québec, vol. 32, n°2.*
- DARIEL, O., 15 septembre 2021. « Crise des paramédicaux : des hôpitaux « magnétiques » pour attirer et retenir les soignants ? » *The Conversation.*
- DE BROCA, A. & NUYTENS, K., 2020. « Paroles de soignants des unités COVID en période aiguë ». Éthique & Santé, vol. 17. *Elsevier Masson.*
- DE PAEPE, A., 2019. « Quelles sont les répercussions du travail de nuit sur la santé du personnel infirmier ? Existe-t-il un lien entre leur état de santé et les conditions de travail de nuit ? » Faculté de santé publique. *Université catholique de Louvain.*
- DELHAYE, M. & LOTSTRA, F., 2007. « Soignants... soignés, un rapport complexe. Une réflexion « chemin faisant » quant au statut émotionnel du soignant ». Cahiers de psychologie clinique, n° 28. *De Boeck Supérieur.*
- DIVAY, S., 2013. « Soignantes dans un hôpital local. Des gens de métier confrontés à la rationalisation et à la précarisation ». Métiers Santé Social. *Presses de l'EHEPS.*

- DIVAY, S. & GIRARD, L., 2019. « Éléments pour l'ébauche d'une socio-histoire du groupe professionnel infirmier. Un fil conducteur : la formation des infirmières et de leurs cheffes ». *Recherche en soins infirmiers.*

- DUJARDIN, P.P. & LÉPINE, V., 2013. « Quelles compétences et ressources pour les cadres de santé dans la gestion des situations à forte charge émotionnelle ? » Santé publique. *Société française de santé publique.*

- DUJARIER, M.A., 2015. « Le management désincarné. Enquête sur les nouveaux cadres du travail ». *La Découverte.*

- EL-HAGE, W., HINGRAY, C., LEMOGNE, C., YRONDI, A., BRUNAULT, P., BIENVENU, T., ETAIN, B., PAQUET, C., GOHIER, B., BENNABI, D., BIRMES, P., SAUVAGET, A., FAKRA, E., PRIETO, N., BULTEAU, S., VIDAILHET, P., CAMUS, V., LEBOYER, M., KREBS, M.O. & AOUIZERATE, B., 2020. « Les professionnels de santé face à la pandémie de la maladie à Coronavirus (COVID-19) : quels risques pour leur santé mentale ? » L'Encéphale. *Elsevier Masson.*

- FERRAND, A., 2004. « La tension normative : un état à la fois personnel et interpersonnel ». Dans : Normes et valeurs dans le champ de la santé, sous la direction de François-Xavier Schweyer, Simone Pennec, Geneviève Cresson et Françoise Bouchayer. *Éditions de l'ENSP.*

- FISCHER, G.N., 1999. « Le concept de relation en psychologie sociale ». *Recherche en soins infirmiers, n° 56.*

- FOUREL, D., SEGONDI, A., DELAUNAY, M. & GALLEGO, C., 2021. « États d'âme en réanimation COVID-19 : des émotions aux devoirs moraux des acteurs du soin ». Éthique & Santé. *Elsevier Masson.*

- GAGNON, E., 2006. « Les promesses du silence. Essai sur la parole ». *Liber.*

- GARFINKEL, H., 2007. « Recherches en ethnométhodologie. » (M. Barthélémy & L. Quéré, Trad.). Quadrige. *Presses universitaires de France (Puf).*

- GARRAUD, P., 2014. « Agenda/Émergence ». Dans : Dictionnaire des politiques publiques, sous la direction de Laurie Boussaguet, Sophie Jacquot et Pauline Ravinet. *Presses de Sciences Po.*

- GHEORGHIU, M.D., GUILLEMOT, D. & MOATTY, F., 2012. « Ressources humaines (RH) et tarification à l'activité (T2A) ». Entretiens avec des membres des directions des hôpitaux. Rapport de recherche. Centre d'étude et d'emploi (CEE), n° 121. *Direction de la recherche, des études, de l'évaluation et des statistiques (Drees).*

- GOLLAC, M. & BODIER, M., 2011. « Mesurer les facteurs psychosociaux de risque au travail pour les maîtriser. » *Rapport du Collège d'expertise sur le suivi des risques psychosociaux au travail, faisant suite à la demande du Ministre du travail, de l'emploi et de la santé.*

- GRIMALDI, A., 2021. « Manifeste pour la santé 2022 ». *Odile Jacob.*

- Guibet Lafaye, C., 2007. « Bien-être ». Dans : Dictionnaire du corps, sous la direction de Michela Marzano. Quadrige. *Presses universitaires de France (Puf).*

- Guillot-Soulez, C. & Roussillon Soyer, C., 21 octobre 2020. « Qu'est-ce qui motive le personnel en Ehpad ? » *The Conversation.*

- Holcman, R. (sous la direction de)., 2018. « La souffrance des soignants, stress, burn-out, violences… du constat à la prévention ». Guides Santé Social, n° 140. *Dunod.*

- Kaufmann, J.C., 1996. « L'entretien compréhensif ». *Armand Colin.*

- Marmilloud, L., 2019. « Donner vie à la relation de soin. Expérience pratique et enjeux éthiques de réciprocité ». *Érès.*

- Maupetit, C. & Fondras, M., 2011. « Patient, famille, soignant : un vécu commun, une (in)compréhension réciproque ». Médecine palliative : Soins de support - Accompagnement - Éthique. *Elsevier Masson.*

- Molinier, P., 2013. « Le travail du care ». Le genre du monde. *La Dispute.*

- Moulin, A.M., 2004. « Ordre et désordre dans le champ de la santé ». Dans : Normes et valeurs dans le champ de la santé, sous la direction de François-Xavier Schweyer, Simone Pennec, Geneviève Cresson et Françoise Bouchayer. *Éditions de l'ENSP.*

- Mucchielli, A. & Noy, C., 2005. « Étude des communications : Approches constructivistes ». Collection U. *Armand Colin.*

- Nafiaa, H. & Ouanass, A., 2015. « Qualité de vie chez les travailleurs de nuit ». *European Psychiatry, vol. 30, issue S2 : HS1. Congrès français de psychiatrie.*

- Olivier de Sardan, J.P., 2008. « La rigueur du qualitatif. Les contraintes empiriques de l'interprétation socio-anthropologique ». Anthropologie prospective. *Academia.*

- Paillé, P., 2017. Chapitre 3. « L'analyse par théorisation ancrée ». Dans : Les méthodes qualitatives en psychologie et sciences humaines de la santé. Psycho Sup. *Dunod.*

- Pierron, J.P., 2007. « Une nouvelle figure du patient ? Les transformations contemporaines de la relation de soin ». Sciences sociales et santé. *John Libbey Eurotext.*

- Pierron, J.P., 2020. « Les métiers du soin dans la tourmente ». Études, n° 4268. *Société d'édition de revues (SER).*

- Pisarik, J., 2021. « L'exposition à de nombreuses contraintes liées aux conditions de travail demeure, en 2019, nettement plus marquée dans le secteur hospitalier qu'ailleurs ». Études et résultats. *Direction de la recherche, des études, de l'évaluation et des statistiques (Drees).*

- RIVIÈRE, A., COMMEIRAS, N. & LOUBÈS, A., 2013. « Tensions de rôle et stratégies d'ajustement : une étude auprès de cadres de santé à l'hôpital ». *Journal de gestion et d'économie médicales, vol. 13.*

- ROBIN, F., 2020. « Quelques réflexions sur la souffrance des soignants français dans la crise sanitaire du COVID-19. » Psychiatrie, Sciences Humaines, Neurosciences (PSN). *Éditions matériologiques.*

- ROTHIER BAUTZER, E., 2016. Chapitre 2. « Une approche sociologique du soin comme travail relationnel. » Journal international de bioéthique et d'éthique des sciences, vol. 7. *Eska.*

- ROUTELOUS, C., 2013. « L'hôpital à l'épreuve de la performance économique : doctrines, instruments et hybridations des valeurs. » *Quaderni.*

- ROUTELOUS, C., RUILLER, C. & LUX, G., 2021. « La pénibilité au travail dans les EHPAD… et si le management « salutogénique » était une solution ? » Gestion et management public, vol. 9, n° 1. *Airmap.*

- SAFY-GODINEAU, F., 2013. « La souffrance au travail des soignants : une analyse des conséquences délétères des outils de gestion ». *La Nouvelle Revue du travail.*

- SAINSAULIEU, I., 2006. « Les appartenances collectives à l'hôpital ». *Sociologie du travail, vol. 48, n° 1.*

- SAINSAULIEU, I., 2008. « Le collectif soignant : mythe ou réalité ? Regards croisés des cadres et des infirmiers ». Revue française d'administration publique. *Institut national du service public.*

- SAINSAULIEU, I., 2012. « La mobilisation collective à l'hôpital : contestataire ou consensuelle ? » Revue française de sociologie, vol. 53. *Presses de Sciences Po.*

- SAINSAULIEU, I., 25 juin 2020. « Le collectif soignant, un engagement en redéfinition perpétuelle ». *The Conversation.*

- SAINSAULIEU, R., 2019. « L'identité au travail. Les effets culturels de l'organisation ». Références. *Presses de Sciences Po.*

- SALICRU, R., 2021. « Les stratégies défensives des soignants face au Coronavirus ». Le Journal des psychologues. *Martin Média.*

- STIEFEL, F. & GUEX, P., 2008. « Le stress du soignant ou comment se soigner soi-même ». *Revue médicale suisse, n° 144.*

- STRAUSS, A.L., 1992. « La trame de la négociation. Sociologie qualitative et interactionnisme ». Logiques sociales. *L'Harmattan.*

- SUCHIER, M. & MICHEL, L., 2021. « Pratiques paramédicales en soins primaires. Étude qualitative auprès d'infirmières, d'aides-soignantes et d'aides à domicile ». Les Rapports de l'Irdes. *Institut de recherche et documentation en économie de la santé (Irdes).*

- TAVERNIER, A., 2002. « Patrick Charaudeau et Dominique Maingueneau : Dictionnaire d'Analyse du Discours ». Études de communication. *Seuil.*
- THÉVENOT, L., 2006. « L'action au pluriel. Sociologie des régimes d'engagement. » TAP / Politique et société. *La Découverte.*
- VERDON, C., LAVOIE, M. & BLONDEAU, D., 2013. « Relation et communication : une différence conceptuelle pouvant influencer l'exercice infirmier par le lien infirmière/soigné. » *Recherche en soins infirmiers, n° 114.*
- VIGIL-RIPOCHE, M.A., 2011. « Prendre soin entre sollicitude et nécessité ». *Recherche en soins infirmiers, n° 107.*
- WILLEMIN, B., 2018. « Numérisation des données de soin : impact sur l'élaboration et les fonctions du dossier médical ». Droit, Santé et Société, n°5-6. *Eska.*

TABLE DES MATIÈRES

Structures éditoriales du groupe L'Harmattan

L'Harmattan Italie
Via degli Artisti, 15
10124 Torino
harmattan.italia@gmail.com

L'Harmattan Hongrie
Kossuth l. u. 14-16.
1053 Budapest
harmattan@harmattan.hu

L'Harmattan Sénégal
10 VDN en face Mermoz
BP 45034 Dakar-Fann
senharmattan@gmail.com

L'Harmattan Cameroun
TSINGA/FECAFOOT
BP 11486 Yaoundé
inkoukam@gmail.com

L'Harmattan Burkina Faso
Achille Somé – tengnule@hotmail.fr

L'Harmattan Guinée
Almamya, rue KA 028 OKB Agency
BP 3470 Conakry
harmattanguinee@yahoo.fr

L'Harmattan RDC
185, avenue Nyangwe
Commune de Lingwala – Kinshasa
matangilamusadila@yahoo.fr

L'Harmattan Congo
219, avenue Nelson Mandela
BP 2874 Brazzaville
harmattan.congo@yahoo.fr

L'Harmattan Mali
ACI 2000 - Immeuble Mgr Jean Marie Cisse
Bureau 10
BP 145 Bamako-Mali
mali@harmattan.fr

L'Harmattan Togo
Djidjole – Lomé
Maison Amela
face EPP BATOME
ddamela@aol.com

L'Harmattan Côte d'Ivoire
Résidence Karl – Cité des Arts
Abidjan-Cocody
03 BP 1588 Abidjan
espace_harmattan.ci@hotmail.fr

Nos librairies en France

Librairie internationale
16, rue des Écoles
75005 Paris
librairie.internationale@harmattan.fr
01 40 46 79 11
www.librairieharmattan.com

Librairie des savoirs
21, rue des Écoles
75005 Paris
librairie.sh@harmattan.fr
01 46 34 13 71
www.librairieharmattansh.com

Librairie Le Lucernaire
53, rue Notre-Dame-des-Champs
75006 Paris
librairie@lucernaire.fr
01 42 22 67 13

www.ingramcontent.com/pod-product-compliance
Lightning Source LLC
LaVergne TN
LVHW011019061026
849535LV00006B/1966
* 9 7 8 2 1 4 0 3 2 9 2 6 5 *